全国医药高等职业教育药学类规划教材

# 药用无机化学

第二版

主编　伍伟杰　王志江

中国医药科技出版社

## 内容提要

本书是全国医药高等职业教育药学类规划教材之一，是依照教育部教育发展规划纲要等相关文件要求，根据《药用无机化学》教学大纲编写而成。

全书分为六大模块：结构模块（包括原子结构、分子结构）；化学反应模块（包括化学反应速率、化学平衡和氧化还原反应）；溶液模块（包括溶液、电解质溶液、胶体溶液与表面现象）；元素模块（元素）；化合物模块（配位化合物）；实验模块。每章后均附有学习指导和习题。

本书供药学及其相关专业高职层次教学使用，也可作为医药行业培训和自学用书。

**图书在版编目（CIP）数据**

药用无机化学/伍伟杰，王志江主编．—2版．—北京：中国医药科技出版社，2013.2
全国医药高等职业教育药学类规划教材
ISBN 978－7－5067－5792－8

Ⅰ.①药… Ⅱ.①伍… ②王… Ⅲ.①医用化学－无机化学－高等职业教育－教材
Ⅳ.①R313

中国版本图书馆CIP数据核字（2012）第317552号

**美术编辑** 陈君杞
**版式设计** 郭小平

出版 中国医药科技出版社
地址 北京市海淀区文慧园北路甲22号
邮编 100082
电话 发行：010－62227427 邮购：010－62236938
网址 www.cmstp.com
规格 787×1092mm $^{1}/_{16}$
印张 16 $^{1}/_{2}$
字数 344千字
初版 2008年9月第1版
版次 2013年2月第2版
印次 2013年2月第2版第1次印刷
印刷 北京昌平百善印刷厂
经销 全国各地新华书店
书号 ISBN 978－7－5067－5792－8
**定价 32.00元**

# 全国医药高等职业教育药学类规划教材建设委员会

# 本书编委会

**主　编**　伍伟杰　王志江

**副主编**　林　珍　王　宁

**编　者**　(按姓氏笔画排序)

王　宁（盐城卫生职业技术学院）

王志江（山东中医药高等专科学校）

王　丽（重庆医药高等专科学校）

孙荣梅（中国药科大学高等职业技术学院）

伍伟杰（广东食品药品职业学院）

林　珍（山西药科职业学院）

崔　英（广东食品药品职业学院）

曾平莉（浙江医药高等专科学校）

# 出版说明

全国医药高等职业教育药学类规划教材自2008年出版以来，由于其行业特点鲜明、编排设计新颖独到、体现行业发展要求，深受广大教师和学生的欢迎。2012年2月，为了适应我国经济社会和职业教育发展的实际需要，在调查和总结上轮教材质量和使用情况的基础上，在全国食品药品职业教育教学指导委员会指导下，由全国医药高等职业教育药学类规划教材建设委员会统一组织规划，启动了第二轮规划教材的编写修订工作。全国医药高等职业教育药学类规划教材建设委员会由国家食品药品监督管理局组织全国数十所医药高职高专院校的院校长、教学分管领导和职业教育专家组建而成。

本套教材的主要编写依据是：①全国教育工作会议精神；②《国家中长期教育改革和发展规划纲要（2010－2020年）》相关精神；③《医药卫生中长期人才发展规划（2011－2020年）》相关精神；④《教育部关于“十二五”职业教育教材建设的若干意见》的指导精神；⑤医药行业技能型人才的需求情况。加强教材建设是提高职业教育人才培养质量的关键环节，也是加快推进职业教育教学改革创新的重要抓手。本套教材建设遵循以服务为宗旨，以就业为导向，遵循技能型人才成长规律，在具体编写过程中注意把握以下特色：

1. 把握医药行业发展趋势，汇集了医药行业发展的最新成果、技术要点、操作规范、管理经验和法律法规，进行科学的结构设计和内容安排，符合高职高专教育课程改革要求。

2. 模块式结构教学体系，注重基本理论和基本知识的系统性，注重实践教学内容与理论知识的编排和衔接，便于不同地区教师根据实际教学需求组装教学，为任课老师创新教学模式提供方便，为学生拓展知识和技能创造条件。

3. 突出职业能力培养，教学内容的岗位针对性强，参考职业技能鉴定标准编写，实用性强，具有可操作性，有利于学生考取职业资格证书。

4. 创新教材结构和内容，体现工学结合的特点，应用最新科技成果提升教材的先进性和实用性。

本套教材可作为高职高专院校药学类专业及其相关专业的教学用书，也可供医药行业从业人员继续教育和培训使用。教材建设是一项长期而艰巨的系统工程，它还需要接受教学实践的检验。为此，恳请各院校专家、一线教师和学生及时提出宝贵意见，以便我们进一步的修订。

**全国医药高等职业教育药学类规划教材建设委员会**

**2013年1月**

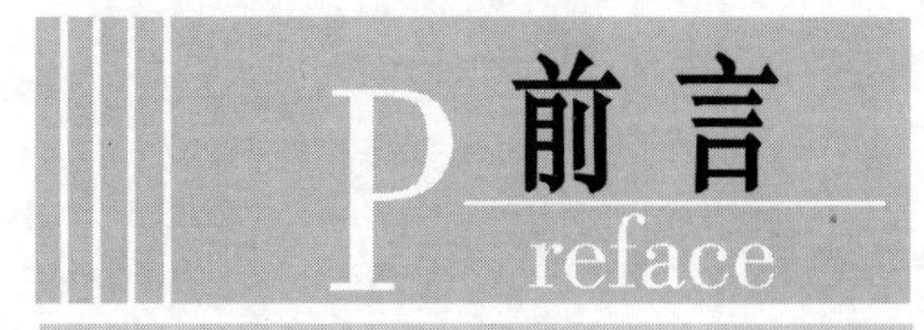

# 前言

医药学类职业教育是我国医药教育和职业教育的重要组成部分。无机化学是医药学类教育的一门重要的专业基础课，《药用无机化学》是根据医药类专业学生学习专业课程及其他相关课程的需要，遵照全国医药高等职业教育药学类规划教材的基本编写要求，根据高职高专教育和高职高专院校的特点而编写。其目标是培养技能型、应用型、符合市场需要的专业技术人才。其任务是使学生获得无机化学的基本理论、基础知识和化学实验的基本操作技能，提高观察、分析、解决问题的能力，为专业课的学习和走向社会奠定基础。

本教材编写的指导思想为：市场需求→岗位特点→技能需求→课程体系→课程内容→知识模块构建。

本教材主要体现以下特点：

1. 以认知规律为主线，将相关内容进行模块整合。全书分为六大模块：结构模块（包括原子结构、分子结构）；化学反应模块（包括化学反应速率、化学平衡和氧化还原反应）；溶液模块（包括溶液、电解质溶液、胶体溶液与表面现象）；元素模块（元素）；化合物模块（配位化合物）；实验模块。

2. 突出“职业性”，理论知识适度，把握化学学科理论的深度与广度，力求理论知识与职业岗位、与生产实践、与社会需求接轨。

3. 注重“药用”二字，各章节内容都尽量选用与医药相关的案例、例题、习题或知识链接。

4. 以“必需”、“够用”为宗旨，教材内容充分考虑社会和岗位的需求，力求简明扼要。为了提高学习者的兴趣，教材尽量做到通俗易懂。

5. 实验项目的编写以就业为导向，以后续课程、工作岗位所需以及各种职业资格证书考核或技能鉴定标准要求相衔接。

由于编者水平有限，加上时间仓促，教材中难免有不足之处，恳请读者和同行给予批评指正。

编者

2012 年 10 月

[illegible]

编者

2012年10月

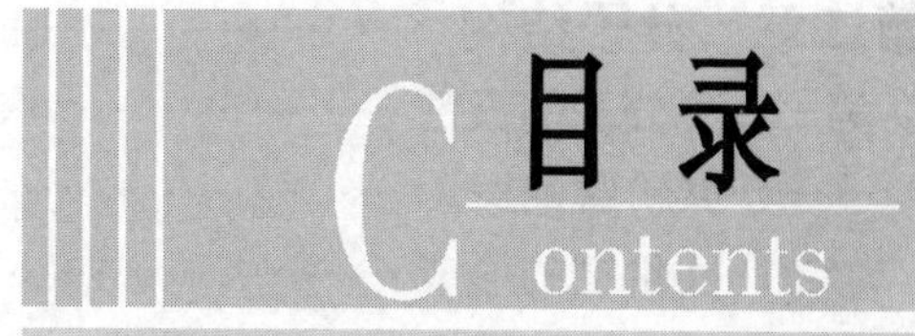

# 目录

Contents



## 结构模块　漫步于物质的微观世界

## 化学反应模块　探讨化学反应的基本规律

## 溶液模块 揭开溶液的面纱

## 元素模块　寻找生理因子

## 化合物模块　揭示复杂化合物的奥秘



## 实验模块

# 绪 论

**◎知识目标**

1. 了解化学研究的对象和研究的内容。
2. 认识化学在社会发展中的地位和作用。
3. 熟悉本学科六大基本组成模块的内容。

**◎技能目标**

1. 能知道化学在本专业研究的对象和研究的内容。
2. 能清晰知道化学在社会发展中特别是本专业中的地位和作用。
3. 能知道本教材的基本内容和教学目标。

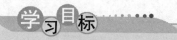

## 第一节 化学研究的对象与内容

### 一、化学研究的对象

化学是自然科学中的一门重要学科，是一门研究物质的组成、结构、性质、应用及其变化规律的基础学科，也是药学类及相关专业不可缺少的基础学科。

从古老的制陶、金属的冶炼、造纸的发明、火药的使用，到现代人类的衣食住行、环境的保护与改善、药品的开发与使用、食品的生产与加工、化妆品的研发与使用、能源的开发与利用、新型材料的研究与应用，以及工农业生产、国防建设等，无不与化学工业的发展密切相关。

### 二、化学的分支学科

化学的研究范围十分广泛，根据研究的对象和研究的目的不同，一般将化学分为无机化学、有机化学、分析化学、物理化学和高分子化学等分支学科。

**1. 无机化学**

无机化学研究的是除碳氢化合物及其衍生物以外的所有元素及其化合物的组成、结构、性质、制备及应用技术。它是化学最早发展起来的一门学科，是所有化学分支学科的基础，也是药学、食品、化妆品等专业的重要基础学科。

知识链接

### 现代无机化学的发展

19 世纪 60 年代元素周期律的发展，奠定了现代无机化学的基础。20 世纪 40 年代以来，原子能工业、半导体材料工业的崛起，使无机化学迈进了一个新台阶。从 20 世纪 70 年代以来，随着宇航、能源、催化、生化等领域的出现和发展，无机化学无论在理论还是实践方面又有了许多新的突破。当今无机材料化学、生物无机化学、有机金属化学已经成为无机化学中最活跃的一些领域，而物理无机化学、无机高分子化学、地球化学、宇宙化学、稀有元素化学等新型边缘学科也都生机勃勃。

无机化学作为药学、食品、化妆品等专业的一门基础学科，它是以原子、离子、原子团、分子为研究对象，通过研究它们的性质、结构，并在此基础上有效地考虑各种药物、化妆品的合成、开发与应用，以及食品的生产、保存与安全，更加合理、最大限度地利用无机化学的知识，服务于人类。

**2. 有机化学**

有机化学研究的对象是碳氢化合物及其衍生物。有机化学的种类繁多，高达几千万甚至上亿种，世界上每年合成的新化合物中，有机化合物就占了 70% 以上。人类赖以生存的大量食物和必需品绝大部分都是有机化合物。有机化学包括元素有机、金属有机、天然有机、有机合成、有机催化、有机方向和有机立体化学等分支学科。

**3. 分析化学**

分析化学研究的是物质化学组成的定性鉴定、定量测定、物理性能的测试、化学结构的测定及有关理论。分析化学包括化学分析（容量分析）和仪器分析。分析化学是人类认识自然、探讨宇宙变化规律的“眼睛”。

**4. 物理化学**

物理化学研究的是物质的化学性质与物理性质间本质联系的普遍规律。其主要内容包括化学热力学、化学动力学和结构化学几个方面。化学热力学研究化学反应发生的方向和限度。化学动力学研究化学反应的速率和机制。结构化学研究原子、分子水平的微观结构以及这种结构与物质宏观性质之间的内在联系。

**5. 高分子化学**

高分子化学研究的是高分子化合物的结构、性能、合成方法、反应历程、制备和应用等。与人类生活密切相关的高分子化合物主要有蛋白质、淀粉、核酸以及塑料、橡胶、纤维三大合成材料。

## 第二节　化学在社会发展中的地位和作用

化学在社会发展中占据着重要的地位并发挥着积极的作用。

“民以食为天”，食品是人类从事一切活动的能量来源，食品在人体内转化为各种所需的能量过程，就是发生化学反应的过程。

化学是解决食物短缺问题的主要科学之一，它将在分子层次阐明和研究食物过程（如光合作用、动植物生长）的机制，以及食品的化学组成、结构、理化性质、营养和安全，研发高效安全的肥料和农药、食品添加剂、保鲜剂等。从而改善食品的品质，为人类提供安全、营养的食物，为人类的生存提供坚实的保障。

能源是人类生存的重要物质。化学在能源和资源方面的合理开发以及高效利用中起着关键作用。随着世界人口的不断膨胀，人类赖以生存的能源如石油、天然气、煤矿等不可再生的物质变得越来越稀缺。化学将在解决能源这一与人类生存息息相关方面大显身手，研究高效洁净的转化技术和控制低品位燃料的化学反应，开发高效、洁净、经济、安全的新能源，以满足人类的需要。

健康是人类生存质量的重要标志。维护健康状态的手段靠防治。化学可以从分子水平了解病理过程，提出行之有效的检测方法，给出预防途径；人们通过化学手段对“三废”进行治理，为人类创造一个安全的生活环境；化学学科理论和实验技术的高度发展，人们已经可以从分子水平角度去认识药物作用机制，以至调节、控制药物作用机理，不断创造与研究具有良好疗效的各种新药、特药，进而延伸到保健品、化妆品的研制以及健康食品的开发、应用。可以预见，化学在人类攻克各种疾病、美容与保健，提高生存质量与长寿等诸多领域中将发挥重要作用。

化妆品的使用是人类生活水平提高的表现。化妆品包括基础化妆品、美容化妆品和特殊用途化妆品三大部分。化妆品与化学科学紧密关联，化妆品的研制、开发、使用等等，离不开化学科学的应用，如无机化学、有机化学、分析化学、界面化学、胶体化学、生物化学、物理化学、染料化学等等。

国防是人民安居乐业的保障，而化学是国防现代化的重要支撑。导弹的研制、隐形飞机的建造、航天飞船的发射、宇宙通信站的建立、月球和火星等星球的探索等所需要的特殊性能的化学产品，如隐形材料、耐高温耐辐射材料、高能电池、高能燃料、特殊合金等都是化学的产物。

## 第三节　药用无机化学的内容

药用无机化学是一门为高职高专药学及相关专业开设的基础课程，重点介绍无机化学的基本理论、实验方法和各项基本技能以及相关应用。本课程的教学目的是给予学生高素质的化学通才教育，使学生能全面掌握相关的无机化学基本理论以及化学操作技能，培养学生对与化学有关的实际问题的分析能力和解决能力。

为了适应不同的院校以及不同专业的需求，本教材以模块的形式编写，主要由结构模块、化学反应模块、溶液模块、元素模块、化合物模块及实验模块组成。不同的院校、不同的专业、不同的学者可根据实际需要进行组合或者选用。

**1. 结构模块**

结构模块引领人们漫步于物质的微观世界，它包括原子结构和分子结构两章的内容，以元素→原子结构→元素周期律→分子结构→价键理论为主线，研究原子的结构、元素的变化规律、物质的性质、生物活性等与物质结构的内在关系，领会化学反应的实质，并延伸到元素、化合物的化学检验、鉴定等相关理论与方法。

**2. 化学反应模块**

化学反应模块指引探讨化学反应的基本规律。它包括化学反应速率、化学平衡和氧化还原反应三章的内容，主要研究化学反应能否进行→进行的方向→反应速度的快慢→进行的程度等。例如，对药物研究、开发与应用来说，其中，关系到药物的生产、质量、疗效等以及药物的生产和保存环境（例如浓度、温度、压强等）、对药物质量监控、药物在体内的反应速率、药物的失效等一系列问题，需要有化学反应、化学动力学理论的支持。

**3. 溶液模块**

溶液模块用以揭开溶液的面纱。它包括溶液、电解质溶液、胶体溶液和表面现象三章的内容。主要以溶液的组成、性质→溶液配制、应用→电解质溶液→胶体溶液→化学四大反应（酸碱反应、沉淀反应、氧化还原反应、配位反应）为基本元素，内容涵盖化学中关于溶液的应知理论和必须技能。生物体内的各项生理、生化反应都是在液相体系中完成，各种药物的研究、生产和使用，也大多离不开溶液环境。例如，人体内许多生化现象都与胶体性质有关。药物的生产和提取、食物的制作或化妆品的研制过程，也大多与胶体和表面现象有关。

**4. 元素模块**

元素模块为人们寻找生理因子。通过对元素的研究，认识药品、食品、化妆品中的有益成分和有害有毒成分，了解不同元素和物质的生理功能，研究药物的防病和治病功效，开发美容产品、控制食品安全。

**5. 化合物模块**

化合物模块揭示复杂化合物的奥秘。很多金属元素在人体内都是以生物体配合物的形式存在，人体内某些金属元素的缺乏或增多，会导致某些疾病的产生。许多金属配合物具有杀菌、消炎、抗病毒、抗癌等作用。认识配合物，将打开健康长寿的大门。

**6. 实验模块**

实验模块为人们对相关知识理论的验证提供了平台和手段。通过实验，提高人们的认知水平和实操技能。

## 本章小结

1. 化学研究的对象

| 化学研究的对象：研究物质的组成、结构、性质、应用及其变化规律。 |
|---|

2. 化学的分支

化学的分支

1.无机化学:研究的是除碳氢化合物及其衍生物以外的所有元素及其化合物的组成、结构、性质、制备及应用技术。

2.有机化学:研究的对象是碳氢化合物及其衍生物。

3.分析化学:研究的是物质化学组成的定性鉴定、定量测定、物理性能的测试、化学结构的测定及有关理论。

4.物理化学:研究的是物质的化学性质与物理性质间本质联系的普遍规律。

5.高分子化学:研究的是高分子化合物的结构、性能、合成方法、反应历程、制备和应用等。

3. 化学在社会发展中的地位和作用

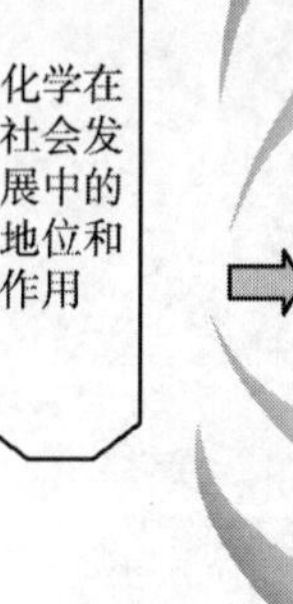
化学在社会发展中的地位和作用

食品在人体内转化为各种所需的能量过程，就是发生化学反应的过程。

化学在能源和资源方面的合理开发以及高效利用中起着关键作用。

化学在人类攻克各种疾病、美容与保健，提高生存质量与长寿等诸多领域中将发挥重要作用。

化妆品与化学科学紧密关联，化妆品的研制、开发、使用等等，离不开化学科学的应用。

国防是人民安居乐业的保障，而化学是国防现代化的重要支撑。

4. 药用无机化学的内容

药用无机化学的内容

1.结构模块:引领人们漫步于物质的微观世界。它包括原子结构和分子结构两章的内容。

2.化学反应模块:指引探讨化学反应的基本规律。它包括化学反应的速率、化学平衡和氧化还原反应三章的内容。

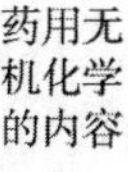

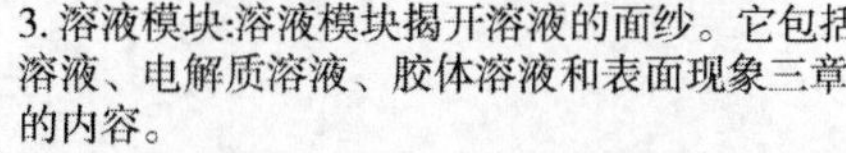
3. 溶液模块:溶液模块揭开溶液的面纱。它包括溶液、电解质溶液、胶体溶液和表面现象三章的内容。

4. 元素模块:元素模块为人们寻找生理因子。

5. 化合物模块:化合物模块揭示复杂化合物的奥秘。

6. 实验模块:提高人们的认知水平和实操能力

## 目标检测

1. 化学研究的对象和内容是什么？
2. 简要说明化学学科在社会发展中的地位和作用。
3. 本教材包含哪几个结构模块？每个模块的主要内容是什么？

（伍伟杰）

# 结构模块

## 漫步于物质的微观世界

大自然之所以绚丽多彩而又千变万化，这是因为，大自然是由千千万万形态各异、性质不同的物质组成。要认识大自然，保护大自然，首先就要走进物质的微观世界，探讨物质的微观结构。

自然界的物质种类繁多，不同的物质性质千差万别，其根本原因都与物质的结构和组成有关。大多数物质都是由分子组成，而分子又由原子组成，因此，要了解和掌握物质的性质及其变化规律，首先就要掌握原子结构和分子结构的有关知识。

# 第一章 原子结构

学习目标

◎**知识目标**

1. 理解质量数、同位素、电子云、原子轨道、能级、有效核电荷、原子半径、电离能、电子亲合能、电负性等基本概念。

2. 认识原子的组成；熟悉元素的原子序数、质量数、核电荷数、核外电子数的关系。

3. 熟悉描述核外电子运动状态的“四个量子数”。

4. 掌握元素原子核外电子排布的“两原理”、“一规则”、“一规律”。

5. 熟悉核外电子排布的三种表示方式：电子排布式、轨道式和价电子构型。

◎**技能目标**

1. 能根据主量子数 $n$ 与副量子数 $l$ 的关系以及副量子数 $l$ 与角量子数 $m$ 的关系，准确判断所给出的一组量子数是否正确。或根据能级符号，正确写出它的一组量子数。

2. 能根据元素原子核外电子排布的“两原理”、“一规则”、“一规律”，准确判断所给出的原子核外电子排布式是否正确。

3. 能根据元素的原子序数或价电子构型准确写出原子核外电子排布式，并指出元素所在的周期、族和区。

原子结构是指原子核的结构以及原子核外电子的运动状态。化学反应取决于物质的性质，而物质的性质则取决于组成物质的分子或原子的结构。分子是由原子组成的，要研究物质的性质与其结构的关系，首先要了解原子结构。

## 第一节 原子的组成

原子是化学变化的最小微粒，它由原子核和核外电子两部分组成。

### 一、原子核

原子核是原子的中心，由带正电荷的质子和不带电荷的中子构成，一个质子带一个单位的正电荷，质子数等于原子核所带的电荷数。

## 二、核外电子

核外电子带负电，一个电子带一个单位的负电荷。核外电子的数目取决于核电荷数。

## 三、元素与同位素

元素是原子核内具有相同质子数（核电荷数）的同一类原子的总称。同一元素可以有质子数相同而中子数不同的多种原子存在。例如，核电荷数为 8 的氧元素就有$^{16}_{8}O$（质子数为 8，中子数为 8）和$^{18}_{8}O$（质子数为 8，中子数为 10）两种原子；自然界中核电荷数为 17 的氯元素就有$^{35}_{17}Cl$（质子数为 17，中子数为 18）和$^{37}_{17}Cl$（质子数为 17，中子数为 20）两种原子。我们把原子核内具有相同的质子数而中子数不同的同种元素的不同原子互称为同位素。$^{16}_{8}O$ 与$^{18}_{8}O$；$^{35}_{17}Cl$ 与$^{37}_{17}Cl$ 就互为同位素。氢元素有三种同位素：$^{1}_{1}H$ 即通常所指的氢（H），又称氕（音“撇”），其核内只有一个质子，无中子；$^{2}_{1}H$ 称为重氢，又称氘（音“刀”），常用符号 D 表示，核内有一个中子和一个质子；$^{3}_{1}H$ 称为超重氢，又称氚（音“川”），常用符号 T 表示，核内有一个质子和两个中子。由于它们的质子数相同而中子数不同，因此它们具有不同的质量数。到目前为止，几乎所有的元素都有同位素，少则几种，多则几十种。同一种元素的各种同位素虽然质量数不同，但由于核电荷数相同，因而它们的化学性质基本相同。

同位素按它们的性质分为稳定同位素和放射性同位素两类，它们的化学性质相同，但放射性同位素能放射出特殊的射线，广泛应用于经济建设、科学研究和医药领域。例如，临床上，可以让甲状腺病人服用放射性碘$_{131}$来检测诊断甲状腺的病变。

自然界中的绝大多数元素里，各同位素的含量（丰度）是固定的。元素周期表中各元素的相对原子量是指该元素的各种天然同位素原子相对质量与其相应自然界丰度的平均值，简称元素的原子量。元素的原子量可以通过下式求得：

$$\text{元素的原子量} = \sum_{i=1}^{n} \text{同位素的原子相对质量} \times \text{丰度} \tag{1-1}$$

例如，普通的 Cl 是由 75.53% 的$^{35}_{17}Cl$ 和 24.47% 的$^{37}_{17}Cl$ 组成的，故 Cl 的平均原子量为：

$$35 \times 75.53\% + 37 \times 24.47\% = 35.45$$

元素的原子量通常不是整数，这是因为原子量是根据元素的同位素按一定比例所表现的平均原子量。

所有原子的原子核的质量都接近于整数，约为质子和中子之和，称为原子的质量数。原子的原子序数、核电荷数、核内质子数、核内中子数、核外电子数、原子的质量数间的关系如下：

$$\text{原子序数} = \text{核电荷数} = \text{核内质子数} = \text{核外电子数} \tag{1-2}$$

$$\text{原子的质量数}（A） = \text{质子数}（Z） + \text{中子数}（N） \tag{1-3}$$

组成原子的粒子间的关系如下：

$$\text{原子}\begin{cases}\text{原子核}\begin{cases}\text{质子 } Z \text{ 个}\\ \text{中子 }(A-Z\text{ 个})\end{cases}\\ \text{核外电子 } Z \text{ 个}\end{cases}$$

在化学反应中，原子核是不会发生改变的，而发生变化的是原子核外的电子。因此，要揭开物质的面纱，首先就要了解原子核外电子的运动状态和变化规律。

大多数物质都是由分子组成，而分子又由原子组成，因此，要了解和掌握物质的性质及其变化规律，首先就要掌握原子结构和分子结构的有关知识。在医药学迅猛发展的今天，学习和认识原子结构和分子结构的基本知识和基本理论，是从事现代医药学研究的必要基础。

知识链接

**原子结构的揭秘**

1897 年，英国物理学家汤姆逊发现了阴极射线，证明了电子的存在，它是原子的一部分，带有负电。

1911 年，英国的另一位物理学家卢瑟福用 α 粒子轰击原子，确定了原子核的存在，提出了原子的天体模型：每一个原子的中心都有一个带正电荷的原子核，核外有若干绕核高速旋转的电子。核外的电子数取决于原子核所带的正电荷数。

20 世纪初，科学领域实现了人工的核裂变，从而发现了原子核是由质子和中子组成的。质子带一个单位的正电荷，电子带一个单位的负电荷，中子不带电。

## 第二节　原子核外电子的运动状态

### 一、电子云的概念

电子是一种极微小的粒子，它就像人造卫星围绕地球运转一样围绕着原子核高速旋转。但两者不同的是：人造卫星有固定的轨道，人们可以在任何时间内同时准确测出它的位置和速度；而电子在原子核外的运动具有波粒二象性，根据测不准原理，无法同时准确地测出其在某一瞬间的具体位置和速度，因而其运动的轨迹无法像宏观物体那样确定，只能用统计的方法推算出电子在空间某一区域出现的概率，或它在空间某一区域单位体积内出现的概率，即概率密度。为了形象地表示电子在原子中的概率密度分布情况，常用密度不同的小黑点来表示，这种图像称之为“电子云”，1s 电子云如图 1－1 所示。小黑点的疏密并不代表电子数目的多少，而是表明电子出现概率大小。图 1－1 表明：离核越近，单位体积空间内电子出现的概率越大；离核越远，单位体积空间内电子出现的概率越小。

把电子云概率密度相等的各点连接起来，就得到一个曲面，称之为等概率密度，如图 1－2 所示。

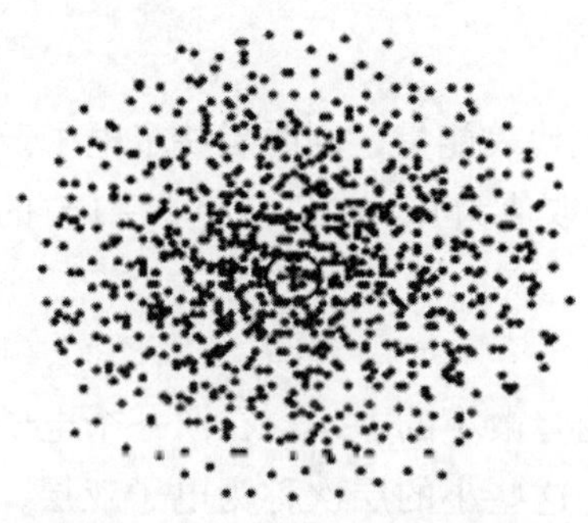
图 1－1　1s 电子云示意图

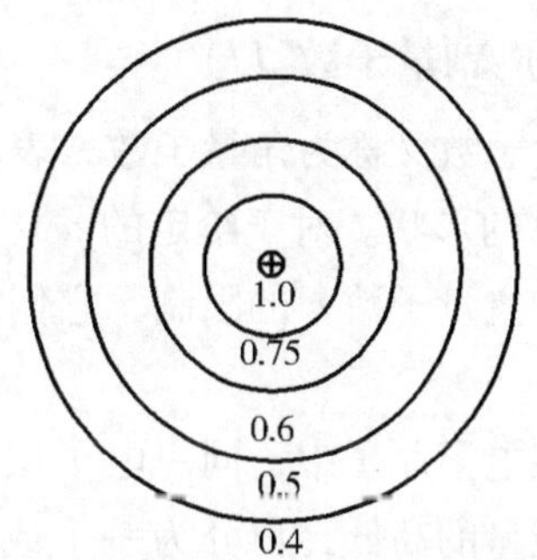

图 1－2　氢原子电子云等概率密度剖面示意图

如果将核外电子在空间出现的总概率的 90% 以上包括在内的地方做一等密度图，就得到电子云界面图。1s 电子云界面图如图 1－3 所示。

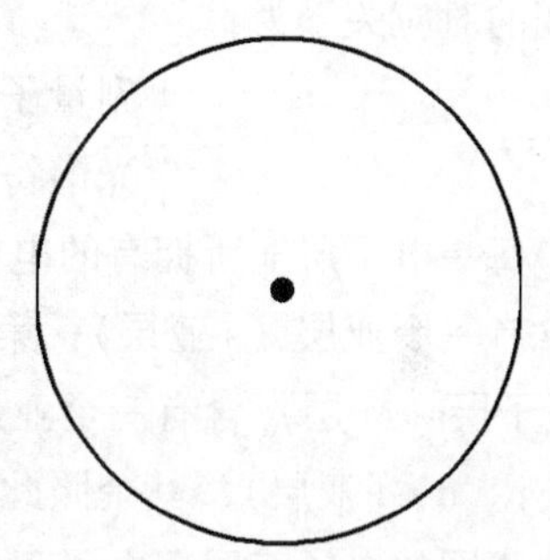
图 1－3　1s 电子云界面的剖视图

因此，电子云是表示电子在核外空间出现的几率密度，它能形象化地描述核外电子运动状态。人们为了更形象化地描述电子在核外出现概率较大的区域，借助经典的宏观物体运动轨道的概念，习惯将电子在核外出现概率较大的区域形象地称为“原子轨道”。事实上，真正的原子轨道是不存在的，只是电子在原子核外出现概率密度的一种表示方式。

## 二、原子核外电子运动状态的描述

原子核外电子的运动状态用四个参数（量子数）来描述，它们各自反映着电子的不同运动状态及能量关系。

### （一）主量子数（$n$）

在多电子原子里，因电子间的相互影响，各电子的能量不尽相同。主量子数 $n$ 表示电子所在的电子层，它代表电子的能量。主量子数 $n$ 的取值为从 1 开始的正整数，即 $n=1, 2, 3\cdots$，也就是电子层序号。主量子数 $n$ 描述电子在原子核外空间出现最大区域离核的远近，它是决定电子能量的主要因素。$n$ 值越大，该电子层离核越远，该电子层上运动的电子具有的能量越高。

在光谱学中，另有一套符号表示电子层。电子层序数、光谱学符号及相应的能量关系见表 1－1。

**表 1－1　电子层序数、光谱符号和能量三者的关系**

| 项目名称 | 相互关系 | | | | | | | |
|---|---|---|---|---|---|---|---|---|
| 电子层序数 $n$ | 1 | 2 | 3 | 4 | 5 | 6 | 7 | … |
| 光谱符号 | K | L | M | N | O | P | Q | … |
| 离核距离 | 近⟵⟶远 | | | | | | | |
| 电子能量 | 低⟵⟶高 | | | | | | | |

### （二）副量子数（$l$）

副量子数又称为角量子数，表示电子亚层，$l$ 也代表能量，同时反映了电子云（原子轨道）的形状。对于给定的 $n$ 值，副量子数 $l$ 的取值为 0，1，2…（$n-1$）的正整数，它受主量子数 $n$ 的限制，它们之间的关系为：

$$n \geqslant l+1 \tag{1-4}$$

在多电子原子中，同一电子层上的电子能量也有微小的差别。在同一个电子层中按电子能量的高低，再分为一个或几个小的层次，这些小的层次称为电子亚层，通常用光谱符号 s、p、d、f 等符号来代表不同的电子亚层。副量子数（$l$）与光谱符号两者之间的对应关系为：

| 副量子数（$l$） | 0 | 1 | 2 | 3… |
|---|---|---|---|---|
| 光谱符号 | s | p | d | f… |

每一电子层上所拥有的电子亚层数等于该电子层的序数，即：第 1 电子层（K 层）只含有一个亚层（s 亚层）；第 2 电子层（L 层）含有两个亚层（s 亚层和 p 亚层）；第 3 电子层（M 层）含有三个亚层（s、p、d 亚层）；第 4 电子层（N 层）含有四个亚层（s、p、d、f 亚层），其余照此类推。

不同的电子亚层，电子云的形状也不相同。如图 1－4 所示，s 亚层电子云的形状是以原子核为中心的球体，p 亚层电子云的形状呈无柄哑铃形，d 亚层电子云的形状呈花瓣形，f 亚层电子云的形状较复杂，在此不作介绍。

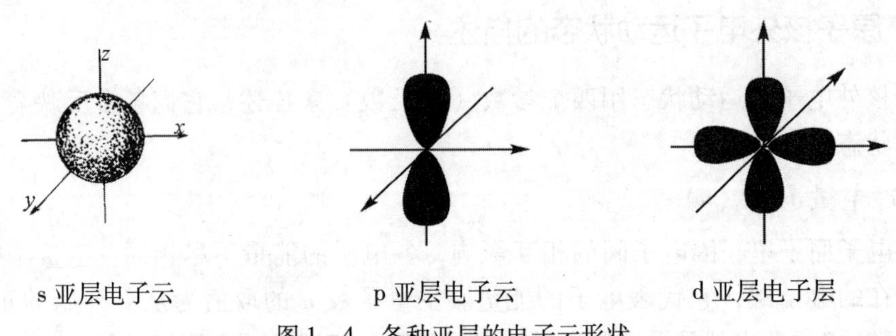


图 1－4　各种亚层的电子云形状

### （三）磁量子数（$m$）

磁量子数 $m$ 代表原子轨道在空间的伸展方向。$m$ 的取值受副量子数 $l$ 的限制，它们之间的关系为：

$$l \geqslant |m| \tag{1-5}$$

当 $l$ 的取值确定后，$m$ 的取值为 0，$\pm1$，$\pm2$，$\pm3$ – – –，$\pm l$，共（$2l+1$）个数值。每个数值代表原子轨道在空间的一个伸展方向。一个亚层中的磁量子数 $m$ 有几个数值，则该亚层中就有几个伸展方向不同的原子轨道。根据式（1－4）和（1－5）可知，当 $n=1$ 时，$l=0$，$m$ 只能取 0 一个数值，表示 s 亚层只有一个轨道，用 1s 表示；当 $n=3$，$l=1$ 时，$m$ 的取值为 0、$\pm1$，有 $-1$、0、$+1$ 三个数值，表示 p 亚层有三个轨道（三个伸展方向），分别用 $3p_x$、$3p_y$ 和 $3p_Z$ 表示；由于 $3p_x$、$3p_y$ 和 $3p_Z$ 轨道

的 $n$ 和 $l$ 都相同，所以它们的能量也就相同。像这样，同一亚层能量相同的轨道，称之为等价轨道或简并轨道。

**（四）自旋量子数（$m_S$）**

自旋量子数 $m_S$ 代表电子在空间的自旋方向。原子光谱研究表明，电子在核外空间高速绕核运动的同时，也在做自旋运动。其自旋运动的方向只可能是顺时针或逆时针两种，用 $m_S = +1/2$ 或 $m_S = -1/2$ 表示，通常也用"↑"或"↓"来表示。由于自旋量子数 $m_S$ 只有两个取值，因此每个原子轨道最多只能容纳两个电子。

综上所述，原子中的任何一个电子的运动状态，都需要用（$n$、$l$、$m$、$m_S$）来确定。缺一不可。

**课堂互动**

1. 下列各组量子数中，哪些不合理？为什么？

（1）$n=3$ $l=1$ $m=+1$ $m_s=+1/2$

（2）$n=2$ $l=2$ $m=-1$ $m_s=-1/2$

（3）$n=3$ $l=4$ $m=+1$ $m_s=-1/2$

（4）$n=2$ $l=0$ $m=-1$ $m_s=-1/2$

2. 写出 $3d^1$ 的四个量子数。

# 第三节 原子核外电子的排布规律

## 一、原子轨道的能级

### （一）多电子原子轨道能级组和近似能级图

中国化学家徐光宪根据光谱数据总结出一条经验规律：对原子的外层电子来说，原子轨道的（$n+0.7l$）值越大，能级越高。徐光宪把（$n+0.7l$）值的整数部分相同的能级归为相应的能级组。例如：

对于 3d 能级，$n=3$，$l=2$。即 $n+0.7l=3+0.7\times2=4.4$，整数部分为4，所以归为第 4 能级组。

对于 4s 能级，$n=4$，$l=0$，即 $n+0.7l=4+0.7\times0=4.0$，整数部分为 4，也就归为第 4 能级组。

对于 4p 能级，$n=4$，$l=1$，即 $n+0.7l=4+0.7\times1=4.7$，整数部分为4，同样归为第 4 能级组。

这就是为什么 3d 能级属于第 4 能级组而不是第 3 能级组的原因。

各能级的 $n+0.7l$ 值、分组情况以及组内电子数见表 1-2。

表 1-2 各能级的 $n+0.7l$ 值、分组情况以及组内电子数

| 原子轨道 | $n+0.7l$ 值 | 能级组 | 组内电子数 |
|---|---|---|---|
| 1s | 1.0 | 1 | 2 |
| 2s | 2.0 | 2 | 8 |
| 2p | 2.7 | | |
| 3s | 3.0 | 3 | 8 |
| 3p | 3.7 | | |
| 4s | 4.0 | 4 | 18 |
| 3d | 4.4 | | |
| 4p | 4.7 | | |
| 5s | 5.0 | 5 | 18 |
| 4d | 5.4 | | |
| 5p | 5.7 | | |
| 6s | 6.0 | 32 | |
| 4f | 6.1 | | |
| 5d | 6.4 | | |
| 6p | 6.7 | | |

可见，同一能级组内能级之间的能量间隔较小，而组与组之间的能量间隔较大。

1939 年，美国化学家鲍林（L. Pauling）根据大量的光谱实验结果，绘画出多电子原子轨道的近似能级图，如图 1-5 所示。

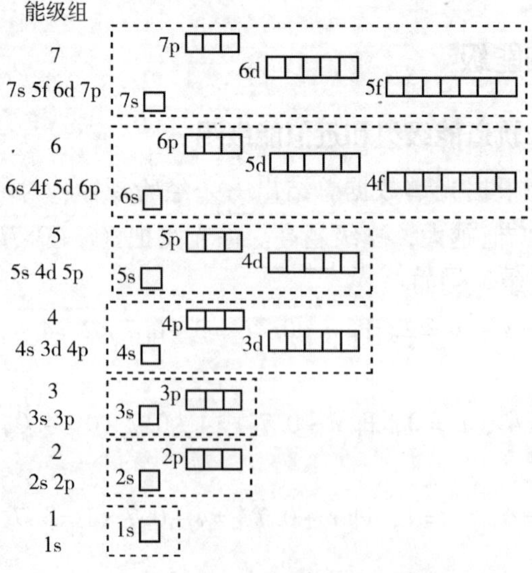


图 1-5 鲍林原子轨道近似能级图

从图1-5可以看出：

①当主量子数 $n$ 相同时，副量子数 $l$ 越大，能量越高。例如 $E_{4s}<E_{4p}<E_{4d}<E_{4f}$。

②当副量子数 $l$ 相同时，主量子数 $n$ 越大，能量越高。例如 $E_{2p}<E_{3p}<E_{4p}$。

③当主量子数 $n$ 和副量子数 $l$ 都不相同时，某些 $n$ 值较大的轨道的能量可能低于 $n$ 值较小的轨道。例如 $E_{4s}<E_{3d}$；$E_{6s}<E_{4f}$。这种现象称为能量交错。

其中，第四能级和第五能级出现一位交叉（4s3d4p，5s4d5p）；第六能级和第七能级出现二位交叉（6s4f5d6p，7s5f6d7p）。

在多电子原子轨道能级中出现能量交错现象，主要有如下两个因素。

**1. 屏蔽效应**

以氢原子为例，它的核外只有一个电子，它只受到原子核的吸引作用，原子轨道的能量只决定于主量子数 $n$，即此电子的能量是由其所处的电子层决定。但对于核电荷为 $Z$ 的多电子原子来讲，核外有 $Z$ 个电子，这些电子在受到原子核吸引作用的同时，同时受到内层和同亚层其余（$Z-1$）个电子的排斥作用，就相当于抵消一部分核电荷对该电子的吸引作用，这种效应称为屏蔽效应，而实际起到吸引作用的核电荷称为有效核电荷，常用 $Z^*$ 表示。屏蔽效应的程度用屏蔽常数 $\sigma$ 来衡量。核电荷数 $Z$、有效核电荷 $Z^*$ 和屏蔽常数 $\sigma$ 三者的关系如下：

$$Z^*=Z-\sigma \tag{1-6}$$

**2. 钻穿效应**

在多电子原子中，外层电子并不总是在离核远的区域内运动，也会在原子核附近有一定的出现概率。当其在原子核附近运动时，受到原子核的吸引力强一些，可更多地避免其余电子屏蔽作用。通常把外层电子穿过内层电子空间钻入原子核附近，回避或减弱了其他电子屏蔽作用的现象称为钻穿效应。钻穿效应使轨道的能量降低，正因为钻穿效应的影响，而出现能量交错现象。

## 二、原子核外电子的排布

在多电子原子中，核外电子的排布需要遵循“两原理”、“一规则”、“一规律”。

### （一）能量最低原理

原子核外电子排布时，总是优先占据能量最低的原子轨道，占满后，才依次进入能量较高的轨道。这就是能量最低原理。

根据近似能级图和能量最低原理，核外电子填入原子轨道的顺序如图1-6所示：

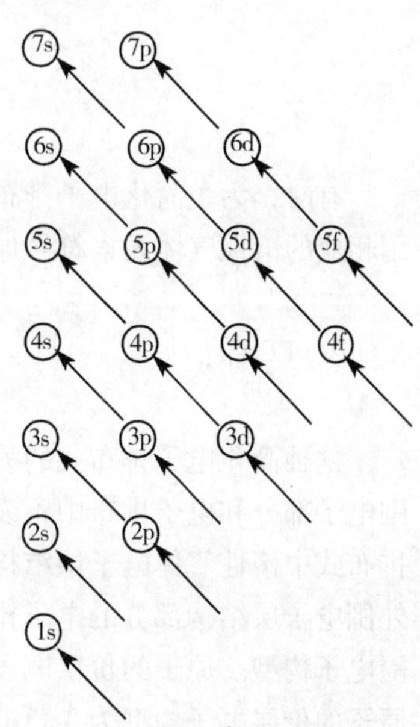

图1-6　电子进入轨道的顺序

如$_4$Be，

电子排布式：$1s^2 2s^2$

轨道式：

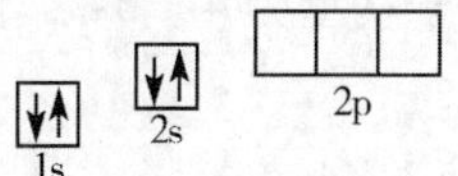

像上面这种用小方框（或圆圈）代表原子轨道，在小方框（或圆圈）的上方或下方标注原子轨道的符号，用“↑”和“↓”代表电子自旋方向和数目的电子排布方式，称为原子核外电子排布轨道表示式，简称轨道表示式。

## （二）泡利不相容原理

1925 年，奥地利物理学家泡利（W. Pauli）指出，在同一个原子中不可能有四个量子数完全相同的 2 个电子同时存在。换句话说，在同一个原子中，运动状态完全相同的两个电子是不相容的。所以称为泡利不相容原理。根据泡利不相容原理可知，每一个原子轨道中最多只能容纳 2 个电子。在同一原子中的任何两个电子，如果四个量子数（$n$、$l$、$m$、$m_s$）中的任三个量子数相同，则第四个量子数就一定不同。

例如$_3$Li，原子核外共有 3 个电子（$e_1$、$e_2$、$e_3$），其电子排布式为：$1s^2 2s^1$，三个电子的量子数见表 1-3。

**表 1-3　Li 原子核外各电子的量子数**

| 电子序号 | $e_1$ | $e_2$ | $e_3$ |
|---|---|---|---|
| 量子数 | $n=1$, $l=0$, $m=0$, $m_s=+1/2$ | $n=1$, $l=0$, $m=0$, $m_s=-1/2$ | $n=2$, $l=0$, $m=0$, $m_s=+1/2(-1/2)$ |

其中，$e_1$和 $e_2$ 的 $n$、$l$、$m$ 都相同，但 $m_s$ 不同；$e_1$和 $e_3$ 的 $l$、$m$、$m_s$ 都相同，但 $n$ 不同；$e_2$和 $e_3$ 的 $l$、$m$ 相同，但 $n$ 则不同，$m_s$ 可能相同，也可能不相同。

将电子亚层（用亚层符号表示）按能量由低到高依次排列（同一电子层的亚层要连在一起），在亚层符号前用阿拉伯数字注明电子层序，在亚层符号右上角用阿拉伯数字标出该亚层的电子数，这种排布方式称为原子核外电子排布式，简称为电子排布式。例如：$_7$N 的核外电子排布式：

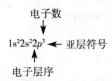

电子数
↓
$1s^2 2s^2 2p^3$ ← 亚层符号
↑
电子层序

有时，为了简化电子排布式，通常把内层已达到惰性气体元素电子层结构的部分，用相应的惰性气体元素符号加方括号表示，称为原子实。例如，Fe 的电子排布式为：

$$1s^2 2s^2 2p^6 3s^2 3p^6 3d^6 4s^2$$

又可写作：

$$[Ar]\ 3d^6 4s^2$$

这种简化电子排布式的另一优点是突出了原子在化学反应中参与形成化学键的外围电子部分和电子排布中不发生变化的结构部分，使其一目了然。如将原子核外电子排布式中惰性气体电子层结构部分去除，只写出原子在化学反应中参与形成化学键的外围电子层结构部分的电子排布式，则此种电子排布式称为原子的价层电子构型或外围电子构型。原子的价层电子构型或外围电子构型所容纳的电子又称为价电子。如氯原子的价层电子构型为 $3s^2 3p^5$，价电子数是 7；银原子的价层电子构型为 $4d^{10} 5s^1$，价电子数是 11。

量子数 $n$、$l$、$m$ 与原子轨道数和电子最多容纳数的关系见表 1-4。

表 1－4　$n$、$l$、$m$ 与原子轨道数和电子最多容纳数的关系

| $n$ | $l$ | $m$ | 亚层（轨道）符号 | 轨道在空间取向数 | 亚层总数 | 电子层轨道总数 | 最多容纳电子数 |
|---|---|---|---|---|---|---|---|
| 1（K） | 0 | 0 | 1s | 1 | 1 | 1 | 2 |
| 2（L） | 0 | 0 | 2s | 1 | 1 | 4 | 8 |
| | 1 | +1，0，−1 | 2p | 3 | 3 | | |
| 3（M） | 0 | 0 | 3s | 1 | 1 | 9 | 18 |
| | 1 | +1，0，−1 | 3p | 3 | 3 | | |
| | 2 | +2 +1，0，−1，−2 | 3d | 5 | 5 | | |
| 4（N） | 0 | 0 | 4s | 1 | 1 | 16 | 32 |
| | 1 | +1，0，−1 | 4p | 3 | 3 | | |
| | 2 | +2 +1，0，−1，−2 | 4d | 5 | 5 | | |
| | 3 | +3，+2 +1，0，−1，−2，−3 | 4f | 7 | 7 | | |
| …… | … | …… | …… | … | … | …… | …… |
| $n$ | | | | | | $n^2$ | $2n^2$ |

**（三）洪特规则**

1925 年，德国物理学家洪特（F. Hund）根据大量光谱数据总结出一条普遍规则，即：电子在进入同一亚层的等价轨道时，总是尽可能分占不同的轨道，并且自旋方向相同。这就是洪特规则。

例如$_7$N，

电子排布式为：$1s^22s^22p^3$（$1s^22s^22p_x^12p_y^12p_z^1$）

轨道式为：

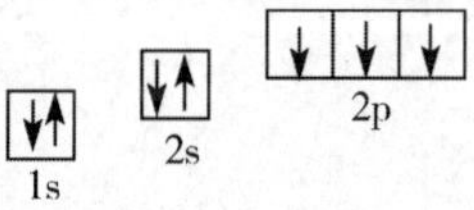

1s　2s　2p

而不是：

1s　2s　2p

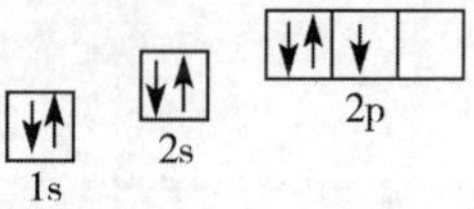

**（四）稳定规律（洪特规则的特例）**

此外，根据光谱实验的结果，人们又归纳出一条规律：当等价轨道中的电子处于全空（$p^0$、$d^0$、$f^0$）、半充满（$p^3$、$d^5$、$f^7$）或全充满（$p^6$、$d^{10}$、$f^{14}$）时，体系具有较高的稳定性。这就是稳定规律（洪特规则的特例）。

例如：$_{24}$Cr，

电子排布式为：$1s^22s^22p^63s^23p^63d^54s^1$，

而不是：$1s^22s^22p^63p^63d^44s^2$；

$_{29}$Cu，

电子排布式为：$1s^22s^22p^63s^23p^63d^{10}4s^1$，

而不是：$1s^2 2s^2 2p^6 3s^2 3p^6 3d^9 4s^2$。

根据光谱实验的结果，表1－5列出了1～109号元素基态原子的电子排布情况。其中，绝大多数元素的原子核外电子排布式与“两原理”、“一规则”、“一规律”是一致的，但也有个别不相符，我们必须尊重事实，并在此基础上去探讨事实的真相。

**表1－5　1～109号元素原子的核外电子排布**

| 原子序数 | 元素符号 | 元素名称 | 电子层结构 | | | | | | | | | | | | | | | | | |
|---|---|---|---|---|---|---|---|---|---|---|---|---|---|---|---|---|---|---|---|---|
| | | | K | L | | M | | | N | | | | O | | | | P | | | Q |
| | | | 1s | 2s | 2p | 3s | 3p | 3d | 4s | 4p | 4d | 4f | 5s | 5p | 5d | 5f | 6s | 6p | 6d | 7s |
| 1 | H | 氢 | 1 | | | | | | | | | | | | | | | | | |
| 2 | He | 氦 | 2 | | | | | | | | | | | | | | | | | |
| 3 | Li | 锂 | 2 | 1 | | | | | | | | | | | | | | | | |
| 4 | Be | 铍 | 2 | 2 | | | | | | | | | | | | | | | | |
| 5 | B | 硼 | 2 | 2 | 1 | | | | | | | | | | | | | | | |
| 6 | C | 碳 | 2 | 2 | 2 | | | | | | | | | | | | | | | |
| 7 | N | 氮 | 2 | 2 | 3 | | | | | | | | | | | | | | | |
| 8 | O | 氧 | 2 | 2 | 4 | | | | | | | | | | | | | | | |
| 9 | F | 氟 | 2 | 2 | 5 | | | | | | | | | | | | | | | |
| 10 | Ne | 氖 | 2 | 2 | 6 | | | | | | | | | | | | | | | |
| 11 | Na | 钠 | 2 | 2 | 6 | 1 | | | | | | | | | | | | | | |
| 12 | Mg | 镁 | 2 | 2 | 6 | 2 | | | | | | | | | | | | | | |
| 13 | Al | 铝 | 2 | 2 | 6 | 2 | 1 | | | | | | | | | | | | | |
| 14 | Si | 硅 | 2 | 2 | 6 | 2 | 2 | | | | | | | | | | | | | |
| 15 | P | 磷 | 2 | 2 | 6 | 2 | 3 | | | | | | | | | | | | | |
| 16 | S | 硫 | 2 | 2 | 6 | 2 | 4 | | | | | | | | | | | | | |
| 17 | Cl | 氯 | 2 | 2 | 6 | 2 | 5 | | | | | | | | | | | | | |
| 18 | Ar | 氩 | 2 | 2 | 6 | 2 | 6 | | | | | | | | | | | | | |
| 19 | K | 钾 | 2 | 2 | 6 | 2 | 6 | | 1 | | | | | | | | | | | |
| 20 | Ca | 钙 | 2 | 2 | 6 | 2 | 6 | | 2 | | | | | | | | | | | |
| 21 | Sc | 钪 | 2 | 2 | 6 | 2 | 6 | 1 | 2 | | | | | | | | | | | |
| 22 | Ti | 钛 | 2 | 2 | 6 | 2 | 6 | 2 | 2 | | | | | | | | | | | |
| 23 | V | 钒 | 2 | 2 | 6 | 2 | 6 | 3 | 2 | | | | | | | | | | | |
| 24 | Cr | 铬 | 2 | 2 | 6 | 2 | 6 | 5 | 1 | | | | | | | | | | | |
| 25 | Mn | 锰 | 2 | 2 | 6 | 2 | 6 | 5 | 2 | | | | | | | | | | | |
| 26 | Fe | 铁 | 2 | 2 | 6 | 2 | 6 | 6 | 2 | | | | | | | | | | | |
| 27 | Co | 钴 | 2 | 2 | 6 | 2 | 6 | 7 | 2 | | | | | | | | | | | |
| 28 | Ni | 镍 | 2 | 2 | 6 | 2 | 6 | 8 | 2 | | | | | | | | | | | |
| 29 | Cu | 铜 | 2 | 2 | 6 | 2 | 6 | 10 | 1 | | | | | | | | | | | |
| 30 | Zn | 锌 | 2 | 2 | 6 | 2 | 6 | 10 | 2 | | | | | | | | | | | |

续表

| 原子序数 | 元素符号 | 元素名称 | 电子层结构 | | | | | | | | | | | | | | | | | |
|---|---|---|---|---|---|---|---|---|---|---|---|---|---|---|---|---|---|---|---|---|
| | | | K | L | | M | | | N | | | | O | | | | P | | | Q |
| | | | 1s | 2s | 2p | 3s | 3p | 3d | 4s | 4p | 4d | 4f | 5s | 5p | 5d | 5f | 6s | 6p | 6d | 7s |
| 31 | Ga | 镓 | 2 | 2 | 6 | 2 | 6 | 10 | 2 | 1 | | | | | | | | | | |
| 32 | Ge | 锗 | 2 | 2 | 6 | 2 | 6 | 10 | 2 | 2 | | | | | | | | | | |
| 33 | As | 砷 | 2 | 2 | 6 | 2 | 6 | 10 | 2 | 3 | | | | | | | | | | |
| 34 | Se | 硒 | 2 | 2 | 6 | 2 | 6 | 10 | 2 | 4 | | | | | | | | | | |
| 35 | Br | 溴 | 2 | 2 | 6 | 2 | 6 | 10 | 2 | 5 | | | | | | | | | | |
| 36 | Kr | 氪 | 2 | 2 | 6 | 2 | 6 | 10 | 2 | 6 | | | | | | | | | | |
| 37 | Rb | 铷 | 2 | 2 | 6 | 2 | 6 | 10 | 2 | 6 | | 1 | | | | | | | | |
| 38 | Sr | 锶 | 2 | 2 | 6 | 2 | 6 | 10 | 2 | 6 | | 2 | | | | | | | | |
| 39 | Y | 钇 | 2 | 2 | 6 | 2 | 6 | 10 | 2 | 6 | 1 | 2 | | | | | | | | |
| 40 | Zr | 锆 | 2 | 2 | 6 | 2 | 6 | 10 | 2 | 6 | 2 | 2 | | | | | | | | |
| 41 | Nb | 铌 | 2 | 2 | 6 | 2 | 6 | 10 | 2 | 6 | 4 | 1 | | | | | | | | |
| 42 | Mo | 钼 | 2 | 2 | 6 | 2 | 6 | 10 | 2 | 6 | 5 | 1 | | | | | | | | |
| 43 | Tc | 锝 | 2 | 2 | 6 | 2 | 6 | 10 | 2 | 6 | 5 | 2 | | | | | | | | |
| 44 | Ru | 钌 | 2 | 2 | 6 | 2 | 6 | 10 | 2 | 6 | 7 | 1 | | | | | | | | |
| 45 | Rh | 铑 | 2 | 2 | 6 | 2 | 6 | 10 | 2 | 6 | 8 | 1 | | | | | | | | |
| 46 | Pd | 钯 | 2 | 2 | 6 | 2 | 6 | 10 | 2 | 6 | 10 | | | | | | | | | |
| 47 | Ag | 银 | 2 | 2 | 6 | 2 | 6 | 10 | 2 | 6 | 10 | 1 | | | | | | | | |
| 48 | Cd | 镉 | 2 | 2 | 6 | 2 | 6 | 10 | 2 | 6 | 10 | 2 | | | | | | | | |
| 49 | In | 铟 | 2 | 2 | 6 | 2 | 6 | 10 | 2 | 6 | 10 | 2 | 1 | | | | | | | |
| 50 | Sn | 锡 | 2 | 2 | 6 | 2 | 6 | 10 | 2 | 6 | 10 | 2 | 2 | | | | | | | |
| 51 | Sb | 锑 | 2 | 2 | 6 | 2 | 6 | 10 | 2 | 6 | 10 | 2 | 3 | | | | | | | |
| 52 | Te | 碲 | 2 | 2 | 6 | 2 | 6 | 10 | 2 | 6 | 10 | 2 | 4 | | | | | | | |
| 53 | I | 碘 | 2 | 2 | 6 | 2 | 6 | 10 | 2 | 6 | 10 | 2 | 5 | | | | | | | |
| 54 | Xe | 氙 | 2 | 2 | 6 | 2 | 6 | 10 | 2 | 6 | 10 | 2 | 6 | | | | | | | |
| 55 | Cs | 铯 | 2 | 2 | 6 | 2 | 6 | 10 | 2 | 6 | 10 | 2 | 6 | | 1 | | | | | |
| 56 | Ba | 钡 | 2 | 2 | 6 | 2 | 6 | 10 | 2 | 6 | 10 | 2 | 6 | | 2 | | | | | |
| 57 | La | 镧 | 2 | 2 | 6 | 2 | 6 | 10 | 2 | 6 | 10 | 2 | 6 | 1 | 2 | | | | | |
| 58 | Ce | 铈 | 2 | 2 | 6 | 2 | 6 | 10 | 2 | 6 | 10 | 1 | 2 | 6 | 1 | 2 | | | | |
| 59 | Pr | 镨 | 2 | 2 | 6 | 2 | 6 | 10 | 2 | 6 | 10 | 3 | 2 | 6 | | 2 | | | | |
| 60 | Nd | 钕 | 2 | 2 | 6 | 2 | 6 | 10 | 2 | 6 | 10 | 4 | 2 | 6 | | 2 | | | | |
| 61 | Pm | 钷 | 2 | 2 | 6 | 2 | 6 | 10 | 2 | 6 | 10 | 5 | 2 | 6 | | 2 | | | | |
| 62 | Sm | 钐 | 2 | 2 | 6 | 2 | 6 | 10 | 2 | 6 | 10 | 6 | 2 | 6 | | 2 | | | | |
| 63 | Eu | 铕 | 2 | 2 | 6 | 2 | 6 | 10 | 2 | 6 | 10 | 7 | 2 | 6 | | 2 | | | | |
| 64 | Gd | 钆 | 2 | 2 | 6 | 2 | 6 | 10 | 2 | 6 | 10 | 7 | 2 | 6 | 1 | 2 | | | | |

续表

| 原子序数 | 元素符号 | 元素名称 | 电子层结构 | | | | | | | | | | | | | | | | | |
|---|---|---|---|---|---|---|---|---|---|---|---|---|---|---|---|---|---|---|---|---|
| | | | K | L | | M | | | N | | | | O | | | | P | | | Q |
| | | | 1s | 2s | 2p | 3s | 3p | 3d | 4s | 4p | 4d | 4f | 5s | 5p | 5d | 5f | 6s | 6p | 6d | 7s |
| 66 | Dy | 镝 | 2 | 2 | 6 | 2 | 6 | 10 | 2 | 6 | 10 | 10 | 2 | 6 | | 2 | | | | |
| 67 | Ho | 钬 | 2 | 2 | 6 | 2 | 6 | 10 | 2 | 6 | 10 | 11 | 2 | 6 | | 2 | | | | |
| 68 | Er | 铒 | 2 | 2 | 6 | 2 | 6 | 10 | 2 | 6 | 10 | 12 | 2 | 6 | | 2 | | | | |
| 69 | Tm | 铥 | 2 | 2 | 6 | 2 | 6 | 10 | 2 | 6 | 10 | 13 | 2 | 6 | | 2 | | | | |
| 70 | Yb | 镱 | 2 | 2 | 6 | 2 | 6 | 10 | 2 | 6 | 10 | 14 | 2 | 6 | | 2 | | | | |
| 71 | Lu | 镥 | 2 | 2 | 6 | 2 | 6 | 10 | 2 | 6 | 10 | 14 | 2 | 6 | 1 | 2 | | | | |
| 72 | Hf | 铪 | 2 | 2 | 6 | 2 | 6 | 10 | 2 | 6 | 10 | 14 | 2 | 6 | 2 | 2 | | | | |
| 73 | Ta | 钽 | 2 | 2 | 6 | 2 | 6 | 10 | 2 | 6 | 10 | 14 | 2 | 6 | 3 | 2 | | | | |
| 74 | W | 钨 | 2 | 2 | 6 | 2 | 6 | 10 | 2 | 6 | 10 | 14 | 2 | 6 | 4 | 2 | | | | |
| 75 | Re | 铼 | 2 | 2 | 6 | 2 | 6 | 10 | 2 | 6 | 10 | 14 | 2 | 6 | 5 | 2 | | | | |
| 76 | Os | 锇 | 2 | 2 | 6 | 2 | 6 | 10 | 2 | 6 | 10 | 14 | 2 | 6 | 6 | 2 | | | | |
| 77 | Ir | 铱 | 2 | 2 | 6 | 2 | 6 | 10 | 2 | 6 | 10 | 14 | 2 | 6 | 7 | 2 | | | | |
| 78 | Pt | 铂 | 2 | 2 | 6 | 2 | 6 | 10 | 2 | 6 | 10 | 14 | 2 | 6 | 9 | 1 | | | | |
| 79 | Au | 金 | 2 | 2 | 6 | 2 | 6 | 10 | 2 | 6 | 10 | 14 | 2 | 6 | 10 | 1 | | | | |
| 80 | Hg | 汞 | 2 | 2 | 6 | 2 | 6 | 10 | 2 | 6 | 10 | 14 | 2 | 6 | 10 | 2 | | | | |
| 81 | Tl | 铊 | 2 | 2 | 6 | 2 | 6 | 10 | 2 | 6 | 10 | 14 | 2 | 6 | 10 | 2 | 1 | | | |
| 82 | Pb | 铅 | 2 | 2 | 6 | 2 | 6 | 10 | 2 | 6 | 10 | 14 | 2 | 6 | 10 | 2 | 2 | | | |
| 83 | Bi | 铋 | 2 | 2 | 6 | 2 | 6 | 10 | 2 | 6 | 10 | 14 | 2 | 6 | 10 | 2 | 3 | | | |
| 84 | Po | 钋 | 2 | 2 | 6 | 2 | 6 | 10 | 2 | 6 | 10 | 14 | 2 | 6 | 10 | 2 | 4 | | | |
| 85 | At | 砹 | 2 | 2 | 6 | 2 | 6 | 10 | 2 | 6 | 10 | 14 | 2 | 6 | 10 | 2 | 5 | | | |
| 86 | Rn | 氡 | 2 | 2 | 6 | 2 | 6 | 10 | 2 | 6 | 10 | 14 | 2 | 6 | 10 | 2 | 6 | | | |
| 87 | Fr | 钫 | 2 | 2 | 6 | 2 | 6 | 10 | 2 | 6 | 10 | 14 | 2 | 6 | 10 | 2 | 6 | | 1 | |
| 88 | Ra | 镭 | 2 | 2 | 6 | 2 | 6 | 10 | 2 | 6 | 10 | 14 | 2 | 6 | 10 | 2 | 6 | | 2 | |
| 89 | Ac | 锕 | 2 | 2 | 6 | 2 | 6 | 10 | 2 | 6 | 10 | 14 | 2 | 6 | 10 | 2 | 6 | 1 | 2 | |
| 90 | Th | 钍 | 2 | 2 | 6 | 2 | 6 | 10 | 2 | 6 | 10 | 14 | 2 | 6 | 10 | 2 | 6 | 2 | 2 | |
| 91 | Pa | 镤 | 2 | 2 | 6 | 2 | 6 | 10 | 2 | 6 | 10 | 14 | 2 | 6 | 10 | 2 | 2 | 6 | 1 | 2 |
| 92 | U | 铀 | 2 | 2 | 6 | 2 | 6 | 10 | 2 | 6 | 10 | 14 | 2 | 6 | 10 | 3 | 2 | 6 | 1 | 2 |
| 93 | Np | 镎 | 2 | 2 | 6 | 2 | 6 | 10 | 2 | 6 | 10 | 14 | 2 | 6 | 10 | 4 | 2 | 6 | 1 | 2 |
| 94 | Pu | 钚 | 2 | 2 | 6 | 2 | 6 | 10 | 2 | 6 | 10 | 14 | 2 | 6 | 10 | 6 | 2 | 6 | | 2 |
| 95 | Am | 镅 | 2 | 2 | 6 | 2 | 6 | 10 | 2 | 6 | 10 | 14 | 2 | 6 | 10 | 7 | 2 | 6 | | 2 |

续表

| 原子序数 | 元素符号 | 元素名称 | 电子层结构 | | | | | | | | | | | | | | | | | |
|---|---|---|---|---|---|---|---|---|---|---|---|---|---|---|---|---|---|---|---|---|
| | | | K | L | | M | | | N | | | | O | | | | P | | | Q |
| | | | 1s | 2s | 2p | 3s | 3p | 3d | 4s | 4p | 4d | 4f | 5s | 5p | 5d | 5f | 6s | 6p | 6d | 7s |
| 96 | Cm | 锔 | 2 | 2 | 6 | 2 | 6 | 10 | 2 | 6 | 10 | 14 | 2 | 6 | 10 | 7 | 2 | 6 | 1 | 2 |
| 97 | Bk | 锫 | 2 | 2 | 6 | 2 | 6 | 10 | 2 | 6 | 10 | 14 | 2 | 6 | 10 | 9 | 2 | 6 | | 2 |
| 98 | Cf | 锎 | 2 | 2 | 6 | 2 | 6 | 10 | 2 | 6 | 10 | 14 | 2 | 6 | 10 | 10 | 2 | 6 | | 2 |
| 99 | Es | 锿 | 2 | 2 | 6 | 2 | 6 | 10 | 2 | 6 | 10 | 14 | 2 | 6 | 10 | 11 | 2 | 6 | | 2 |
| 100 | Fm | 镄 | 2 | 2 | 6 | 2 | 6 | 10 | 2 | 6 | 10 | 14 | 2 | 6 | 10 | 12 | 2 | 6 | | 2 |
| 101 | Md | 钔 | 2 | 2 | 6 | 2 | 6 | 10 | 2 | 6 | 10 | 14 | 2 | 6 | 10 | 13 | 2 | 6 | | 2 |
| 102 | No | 锘 | 2 | 2 | 6 | 2 | 6 | 10 | 2 | 6 | 10 | 14 | 2 | 6 | 10 | 14 | 2 | 6 | | 2 |
| 103 | Lr | 铹 | 2 | 2 | 6 | 2 | 6 | 10 | 2 | 6 | 10 | 14 | 2 | 6 | 10 | 14 | 2 | 6 | 1 | 2 |
| 104 | Rf | | 2 | 2 | 6 | 2 | 6 | 10 | 2 | 6 | 10 | 14 | 2 | 6 | 10 | 14 | 2 | 6 | 2 | 2 |
| 105 | Db | | 2 | 2 | 6 | 2 | 6 | 10 | 2 | 6 | 10 | 14 | 2 | 6 | 10 | 14 | 2 | 6 | 3 | 2 |
| 106 | Sg | | 2 | 2 | 6 | 2 | 6 | 10 | 2 | 6 | 10 | 14 | 2 | 6 | 10 | 14 | 2 | 6 | 4 | 2 |
| 107 | Bh | | 2 | 2 | 6 | | | 2 | 2 | 6 | 10 | 14 | 2 | 6 | 10 | 14 | 2 | 6 | 5 | 2 |
| 108 | Hs | | 2 | 2 | 6 | | | 2 | 2 | 6 | 10 | 14 | 2 | 6 | 10 | 14 | 2 | 6 | 6 | 2 |
| 109 | Mt | | 2 | 2 | 6 | | | 2 | 2 | 6 | 10 | 14 | 2 | 6 | 10 | 14 | 2 | 6 | 7 | 2 |

## 第四节　电子层结构与元素周期律

到目前为止，人们已经发现了元素115种，已命名109种。大量实验证明：元素以及其形成的单质与化合物的性质，随原子序数（核电荷数）的递增而呈周期性的变化，这一规律称为元素周期律。各种元素所形成的这种有规律的体系称为元素周期系，元素周期表则是元素周期系的具体表现形式。原子结构的研究还证明，原子的电子层结构特别是外电子层构型是随原子序数的递增而呈周期性排列的，因此，原子核外电子排布的周期性变化就是元素周期律的本质所在。

### 一、周期与能级

元素周期表中，除了第一周期外，元素的价电子层结构每重复一次（从 $ns^1$ 到 $ns^2np^6$），称为一个周期。同一周期元素的特点是：电子层数相同，从左到右，最外层电子的填充都是从 $ns^1$ 开始，到 $np^6$ 结束，即从碱金属开始，到惰性气体结束。周期表中每一新周期的出现，相当于原子中一个新的能级组的建立。

在周期表中共有七个周期，各周期所含的元素的数目分别是：第一周期2种，第二和第三周期各有8种，这三个周期含有的元素数目较少，也称为短周期；第四和第五周期各有 18 种，第六周期有 32 种，这三个周期含有的元素数目较多，也称为长周期；第 7 周期现在只有 29 种，尚未填满，故称为不完全周期。每周期元素的最外层的电子数最多不超过 8 个，次外层的电子数最多不超过 18 个。这是多电子原子中轨道能量交错的结果。

周期与能级之间存在如下关系：

①周期表中的周期数 = 能级组数

原子结构中能级组有 7 个，周期表相应有七个周期。元素周期的划分，实质上是按原子结构中能级组能量高低顺序划分的结果。

②元素所在的周期序数 = 该元素原子最外层电子所处的最高能级序数 = 该元素原子最外电子层的主量子数（$n$）

例如$_{17}Cl$，其电子排布式为 $1s^22s^22p^63s^23p^5$。可知它最外电子层的主量子数 $n=3$，它最外层电子所处的最高能级数也就是 3，则该元素位于第三周期。

③每一周期元素的数目 = 相应能级中所有轨道所能容纳的电子数

例如，第 3 能级组内包含 3s（1 个）、3p（3 个）共 4 个轨道，共可容纳 8 个电子（每个轨道最多能容纳 2 个电子），故第 3 周期共有 8 种元素；第 4 能级组内有 3d、4s、4p 共 9 个轨道，可容纳 18 个电子，故第 4 周期共有 18 种元素。

要注意的是：第 3 电子层包含 3s（1 个）、3p（3 个）、3d（5 个）共 9 个轨道，但 3d 的 5 个轨道属于第四能级组而不是第三能级组，所以第 3 能级组内只包含 3s（1 个）、3p（3 个）共 4 个轨道。可见，电子层与能级是两个不同的概念。

## 二、族

将元素原子的价电子层相同或相似的元素排成一纵列，称为族。族序数用罗马数字标记。

在周期表中，有 18 个纵列分为 16 个族：8 个主族和 8 个副族。主族和副族分别用符号 A 和 B 代表。8 个主族是指ⅠA ~ ⅧA（ⅧA 也称 0 族或零族）；8 个副族是指ⅠB ~ ⅧB，（ⅧB 可写成Ⅷ族），其中ⅧB 占有三个纵列，其余副族每一个纵列为一个族，副族元素又称过渡元素，ⅢB 第 57 号元素 La（镧）的位置实际上代表着 57 ~ 71 号的 15 种元素，称为镧系元素；第 89 号元素 Ac（锕）的位置亦代表 89 ~ 103 号的 15 种元素，称为锕系元素。镧系和锕系称为内过渡元素。

主族和副族元素的族序数与价电子层结构的关系见表 1 -6。

**表 1 -6 主族和副族元素的族序数与价电子层结构的关系**

| 族 | 价电子构型 | 族序数 | 说明 |
|---|---|---|---|
| 主族 | $ns^xnp^y$ | 等于价电子数（$x+y$） | $x=1\sim2$；$y=0\sim6$ |
| 副族 | $(n-1)d^x ns^y$ | 等于价电子数（$x+y$）。如果总电子数 8 ~ 10 个均为ⅧB；总电子数超过 10 个者，则个位数目为副族数 | $x=1\sim10$；$y=1\sim2$ |

注明：镧系和锕系元素均属于ⅢB 族。

例如：

$_{17}Cl$，电子排布式为$1s^22s^2p^63s^23p^5$，价电子构型为$3s^23p^5$，最外层有7个电子，故其族序数为ⅦA族。

$_{24}Cr$，电子排布式为$1s^22s^2p^63s^23p^63d^54s^1$，价电子构型为$3d^54s^1$，价电子总数6个，故其族序数为ⅥB族。

$_{27}Co$，电子排布式为$1s^22s^2p^63s^23p^63d^74s^2$，价电子构型为$3d^74s^2$，价电子总数9个，故其族序数为Ⅷ族。

$_{29}Cu$，电子排布式为$1s^22s^2p^63s^23p^63d^{10}4s^1$，价电子构型为$3d^{10}4s^1$，价电子总数11个，个位数为1，故其族序数为ⅠB族。

## 三、区

根据元素原子的价电子构型，元素周期表划分为五个区。

**1. s区**

s区元素原子的价电子构型为$ns^{1\sim2}$，最后一个电子填充于ns轨道。s区包括ⅠA和ⅡA，该区元素的原子容易失去最外层的电子而形成+1或+2价的离子，其单质是活泼金属（氢元素除外）。

**2. p区**

p区元素原子的价电子构型为$ns^2np^{1\sim6}$，最后一个电子填充于np轨道上。p区包括ⅢA～ⅦA和0族，该区元素大部分为非金属元素，大多数有可变的化合价。

**3. d区和ds区**

d区元素原子的价电子构型为$(n-1)d^{1\sim9}ns^{1\sim2}$，最后1个电子基本都是填充在次外层$(n-1)$层d轨道上。d区包括ⅢB～ⅦB和Ⅷ族。ds区元素原子的价电子构型为$(n-1)d^{1\sim10}ns^{1\sim2}$，即次外层d轨道是充满的，包括ⅠB～ⅡB。d区和ds区的元素又称为过渡元素，都是金属元素，每种元素都有多种化合价。

**4. f区**

镧系和锕系元素原子的价电子构型为$(n-2)f^{1\sim14}(n-1)d^{0\sim2}ns^2$，包括镧系和锕系元素，又称为内过渡元素，都是金属元素。该区元素的结构特点是：最外层电子数目相同，次外层电子数目也大部分相同，只有外数第三层的电子数目不同。所以，每个系内各元素的化学性质极为相似。

可见，元素原子的电子层构型与其在元素周期表中的位置密切相关，元素周期表实际上是各元素原子电子层构型周期性变化的反映。掌握了这种关系，就可以根据元素的原子序数写出它的原子核外电子排布式，或根据元素原子的价电子层构型推知元素在周期表中的位置（周期、族和区），从而了解元素的性质。

**【例1-1】**试写出元素$_{33}M$的电子排布式，并指出它位于周期表中哪个周期，哪个族，属于什么区？

解：该元素的原子序数为33，可知原子核外有33个电子，它的电子排布式应为$1s^22s^22p^63s^23p^63d^{10}4s^24p^3$。

因为价电子构型为$4s^2 4p^3$，属于$ns^x np^y$，故为主族元素；其最外层电子层序数$n=4$，所以它位于第4周期；价电子总数$(x+y)=2+3=5$，所以它位于ⅤA族；最后一个电子填充于$n$p轨道上，应属于p区元素。

**课堂互动**

已知某元素原子的价电子构型为$3d^5 4s^2$，请问该元素位于周期表中哪个周期，哪个族，属于什么区？

## 第五节　原子结构与元素性质的关系

元素的性质由元素的原子结构决定。下面通过元素的一些主要性质的周期性变化规律来揭示这种内在的联系。

### 一、有效核电荷

我们在前面已经讨论过，对核外电子实际起到吸引作用的核电荷称为有效核电荷。有效核电荷的周期性变化规律为：

（1）同一周期主族元素，从左到右，随着原子序数的增加，有效核电荷明显的增加，而副族元素的增加不明显。

（2）同族元素，从上到下，有效核电荷增加不明显。这是因为，同族元素，从上到下，虽然核电荷增加得较多，但原子的电子层数增多，使屏蔽作用增大，结果使有效核电荷增加不明显。

### 二、电离能

电离能（$I$）是指气态的基态原子或阳离子失去一个电子成为气态一价阳离子或更高价态阳离子时所需要的能量。常用符号“$I$”表示，单位常用$kJ \cdot mol^{-1}$。对于多电子原子来说，基态的气态原子失去一个电子形成一价气态阳离子所需的能量称为第一电离能，标记为$I_1$；一价气态阳离子再失去一个电子形成二价气态阳离子所需要的能量称为第二电离能，标记为$I_2$，其余的依此类推。同一种元素原子的逐级电离能是依次增大的，即：$I_1 < I_2 < I_3 \cdots$。例如，Mg的第一、第二、第三电离能分别为737.7、1450.7、7732.8 $kJ \cdot mol^{-1}$。这是因为，随着阳离子电荷数的增多，有效核电荷明显增大，离子半径越小，核对外层电子的吸引能力越强，失去电子所需的能量也就依次增大，因而外层电子更难失去。

可见，元素原子的电离能越小，原子越容易失去电子。根据电离能的大小可以判断原子失去电子的难易程度。通常只用第一电离能来判断原子失去电子的难易程度。各元素原子的第一电离能见表1－7。

表 1 -7 各元素原子的第一电离能（kJ · mol$^{-1}$）

| H | | | | | | | | | | | | | | | | | He |
|---|---|---|---|---|---|---|---|---|---|---|---|---|---|---|---|---|---|
| 1312 | | | | | | | | | | | | | | | | | 2372 |
| Li | Be | | | | | | | | | | | B | C | N | O | F | Ne |
| 520 | 900 | | | | | | | | | | | 801 | 1086 | 1402 | 1314 | 1681 | 2081 |
| Na | Mg | | | | | | | | | | | Al | Sl | P | S | Cl | Ar |
| 496 | 738 | | | | | | | | | | | 578 | 787 | 1012 | 1000 | 1251 | 1521 |
| K | Ca | Sc | Ti | V | Cr | Mn | Fe | Co | Ni | Cu | Zn | Ga | Ge | As | Se | Br | Kr |
| 419 | 590 | 631 | 658 | 650 | 653 | 717 | 759 | 758 | 737 | 745 | 906 | 579 | 762 | 944 | 941 | 1140 | 1351 |
| Rb | Sr | Y | Zr | Nb | Mo | Te | Ru | Rh | Pd | Ag | Cd | In | Sn | b | Te | I | Xe |
| 403 | 550 | 616 | 660 | 664 | 685 | 702 | 711 | 720 | 805 | 731 | 868 | 588 | 709 | 832 | 869 | 1008 | 1170 |
| Cs | Ba | La | Hf | Ta | W | Re | Os | Ir | Pt | Au | Hg | Ti | Pb | Bi | Po | At | Rn |
| 376 | 503 | 538 | 654 | 761 | 770 | 760 | 840 | 880 | 870 | 890 | 1007 | 589 | 716 | 703 | 812 | 912 | 1037 |

| La | Ce | Pr | Nd | Pm | Eu | Gd | Tb | Dy | Ho | Er | Tm | Yb | Lu |
|---|---|---|---|---|---|---|---|---|---|---|---|---|---|
| 538 | 528 | 523 | 530 | 536 | 547 | 592 | 564 | 572 | 581 | 589 | 597 | 603 | 524 |

从表 1 -7 可知，元素原子电离能的变化有如下规律：

（1）同一周期，从左到右，元素原子的第一电离能逐渐增加。其中稍有起伏，例如第三周期的 Mg 和 P，比左右的元素高。这是由于原子轨道全充满和半充满的缘故。

（2）同一主族，从上到下，元素原子的第一电离能逐渐减小。这是因为随着电子层的增加，使得核对外层电子的吸引力逐渐减弱。

副族元素的电离能变化幅度较小，且不太规则。

## 三、电子亲和能

与电离能相反，电子亲和能（$E$）是指气态的基态原子或阴离子获得电子而成为气态一价阴离子或更低价态阴离子所释放（或吸收）的能量。常用符号“$E$”表示，单位kJ · mol$^{-1}$。对于多电子原子来说，气态原子获得一个电子成为气态一价阴离子所释放的能量称为第一电子亲合能，标记为 $E_1$；一价气态阴离子再获得一个电子形成二价气态阴离子所吸收的能量称为第二电子亲合能，标记为 $E_2$，其余的依此类推。

通常所说的电子亲和能是指第一电子亲和能。各元素原子的 $E_1$ 一般为负值，这是由于基态原子获得第一个电子时系统能量降低，要释放出能量。而 $E_2$、$E_3$…一般为正值，这是由于已带负电的阴离子要再结合一个电子，则需要克服阴离子电荷的排斥力，必须吸收能量。

要注意的是：本书使用的电子亲和能的数据采用热力学表示方法，即吸热为正，放热为负；而手册上的电子亲和能的数据符号相反，即吸热为负，放热为正。因此，在使用电子亲和能的数据时要弄清楚所使用的表示方法。

电子亲和能的大小反映了原子获得电子的难易，电子亲和能越负，原子获得电子的能力就越强，变成阴离子的可能性也就越大。

电子亲和能难以测定，因而数据较少，尤其是副族元素尚无完整数据，准确性也较差，有些数据还只是计算值。部分元素原子的电子亲和能见表1-8。

表1-8 部分元素原子的电子亲和能（$kJ \cdot mol^{-1}$）

| | | | | | | | |
|---|---|---|---|---|---|---|---|
| H | | | | | | | He |
| -72.0 | | | | | | | (+20) |
| Li | Be | B | C | N | O | F | Ne |
| -59.8 | (-240) | -23 | -122 | 0 | -141 | -322 | (+29) |
| Na | Mg | Al | Si | P | S | Cl | Ar |
| -52.9 | (-230) | -44 | -120 | -74 | -200 | -348 | (+35) |
| K | Ca | Ga | Ge | As | Se | Br | Kr |
| -48.4 | (-156) | -36 | -116 | -77 | -195 | -324 | (+39) |
| Rb | —— | In | Sn | Sb | Te | I | Xe |
| -46.9 | (Ba) | -34 | -121 | -101 | -183 | -295 | (+40) |
| Cs | -52 | Ti | Pb | Bi | Po | At | Rn |
| -45.5 | | -48 | -100 | -100 | (-174) | (-270) | (+20) |

元素原子的电子亲和能在元素周期表中的变化规律为：

（1）同一周期，从左到右，电子亲和能具有相应减小的趋势。这是因为同一周期，核外电子层数相同，随着原子序数的递增，有效核电荷数逐渐增加，原子半径逐渐变小，原子核对核外电子的吸引力逐渐增大，失去电子的倾向逐渐减弱而获得电子的倾向逐渐增强的缘故。

（2）同一主族，从上到下，电子亲和能有相应增大的趋势。这是因为随着原子核外电子层数的增加，原子半径增大，原子核对核外电子的吸引力减弱，失去电子的倾向逐渐增大而获得电子的倾向逐渐减小的缘故。当原子半径很小，外层电子数目较多时，元素的电子亲和能会出现反常（例如氧元素和氟元素）。这是因为原子半径很小，核外电子的密度很大，电子之间的斥力很强，当再结合一个电子时由于排斥力较大而使放出的能量减小。

总之，随着原子序数的递增，每间隔相应数目的元素后，元素的电子亲和能就周期性出现上述变化的趋势。

## 四、电负性

电离能和电子亲和能适用于孤立的原子，分别从不同的侧面反映原子失去或得到电子的能力。但有些元素的原子结合成为化合物时，其结合的成键方式与电离能、电子亲和能都有关系。为了全面地反映元素原子在分子中对成键电子的吸引能力，1932年，鲍林（Pauling）提出了电负性的概念：元素的电负性（$X_p$）是指在分子中原子吸引成键电子的能力。并人为指定最活泼的非金属元素氟（F）的电负性为4.0，然后通过计算得出其他元素电负性的相对值。元素的电负性越大，表示该元素原子在分子中吸引成键电子的能力越强；反之，则越弱。部分元素的电负性见表1-9。

**表1-9 部分元素电负性**

| H | | | | | | | | | | | | | | | | |
|---|---|---|---|---|---|---|---|---|---|---|---|---|---|---|---|---|
| 2.2 | | | | | | | | | | | | | | | | |
| Li | Be | | | | | | | | | | | B | C | N | O | F |
| 0.98 | 1.57 | | | | | | | | | | | 2.04 | 2.55 | 3.04 | 3.44 | 3.98 |
| Na | Mg | | | | | | | | | | | Al | Si | P | S | Cl |
| 0.93 | 1.31 | | | | | | | | | | | 1.61 | 1.90 | 2.19 | 2.58 | 3.16 |
| K | Ca | Sc | Ti | V | Cr | Mu | Fe | Co | Ni | Cu | Zn | Ca | Ge | As | Se | Br |
| 0.82 | 1.00 | 1.3 | 1.54 | 1.63 | 1.66 | 1.55 | 1.83 | 1.88 | 1.91 | 1.90 | 1.65 | 1.81 | 2.01 | 2.18 | 2.55 | 2.96 |
| Rb | Sr | Y | Zr | Nb | Mo | Te | Ru | Rh | Rd | Ag | Cd | In | Sn | Sb | Te | I |
| 0.82 | 0.95 | 1.2 | 1.33 | 1.6 | 2.16 | 1.90 | 2.2 | 2.28 | 2.20 | 1.93 | 1.69 | 1.78 | 1.80 | 2.05 | 2.1 | 2.66 |
| Cs | Ba | La | Hf | Ta | W | Re | Os | Ir | Pt | Au | Hg | Ti | Pb | Bi | Po | At |
| 0.79 | 0.89 | 1.1 | 1.3 | 1.5 | 2.36 | 1.9 | 2.2 | 2.20 | 2.28 | 2.54 | 2.00 | 1.62 | 1.87 | 2.02 | 2.0 | 2.2 |

由表1-9可见，元素电负性的变化规律如下。

（1）同周期元素，从左到右，电负性逐渐增大。这是由于原子的有效核电荷数逐渐增多，原子半径逐渐减小，原子在分子中吸引成键电子的能力逐渐增强的缘故。

（2）同族元素，从上到下，电负性逐渐减小。这是由于原子半径逐渐增大，原子在分子中吸引成键电子的能力逐渐减弱的缘故。

过渡元素电负性的变化没有明显的规律。

元素的金属性是指原子失去电子成为阳离子的能力，通常可用电离能来衡量；元素的非金属性是指原子得到电子成为阴离子的能力，通常可用电子亲和能来衡量；而元素的电负性综合反映了原子得失电子的能力，故作为金属性和非金属性强弱的统一衡量依据。

元素的电负性越大，该元素的原子越易得到电子，越难失去电子，元素的非金属性越强，金属性则越弱；反之，电负性越小，该元素的原子越易失去电子，越难得到电子，元素的金属性越强，非金属性则越弱。一般地说，金属元素的电负性在2.0以下，非金属元素的电负性在2.0以上，但这不是一个严格的界限。

要强调的是，某元素的电负性不是一个固定不变的值，它与元素的氧化态有关。例如，$Fe^{2+}$的电负性是1.8，而$Fe^{3+}$的电负性是1.9。

## 五、原子半径

原子半径是指分子或晶体中，相邻同种原子的核间距离的一半。根据原子间成键的类型不同，通常将原子半径分为共价半径、金属半径和范德华半径三种。

### （一）共价半径

同种元素的两个原子以共价单键结合时，两原子核间距离的一半称为共价半径。

### （二）金属半径

金属晶体中相邻的两个原子核间距离的一半称为金属半径。

### （三）范德华半径

在分子晶体中，分子间以范德华力结合，这时相邻分子间，两个非键合的同种原子核间距离的一半称为范德华半径。

原子半径的大小主要取决于核外电子层数和有效核电荷。同一种元素的三种原子半径的数值不同，一般来说，共价半径最小，金属半径较大，范德华半径最大。在进行原子半径比较时，原子半径取值应采用相同形式的原子半径，才能进行比较。在讨论原子半径的变化规律时，通常采用的是原子的共价半径。稀有气体通常为单原子分子，只能采用范德华半径。周期表中各元素的原子半径见表 1－10。

**表 1－10　周期表中各元素的原子半径**

| H | | | | | | | | | | | | | | | | | He |
|---|---|---|---|---|---|---|---|---|---|---|---|---|---|---|---|---|---|
| 32 | | | | | | | | | | | | | | | | | 93 |
| Li | Be | | | | | | | | | | | B | C | N | O | F | Ne |
| 123 | 89 | | | | | | | | | | | 82 | 77 | 70 | 66 | 64 | 112 |
| Na | Mg | | | | | | | | | | | Al | Sl | P | S | Cl | Ar |
| 154 | 136 | | | | | | | | | | | 118 | 117 | 110 | 104 | 99 | 154 |
| K | Ca | Sc | Ti | V | Cr | Mn | Fe | Co | Ni | Cu | Zn | Ga | Ge | As | Se | Br | Kr |
| 203 | 174 | 144 | 132 | 122 | 118 | 117 | 117 | 116 | 115 | 117 | 125 | 126 | 122 | 121 | 117 | 114 | 169 |
| Rb | Sr | Y | Zr | Nb | Mo | Te | Ru | Rh | Pd | Ag | Cd | In | Sn | Sb | Te | I | Xe |
| 216 | 191 | 162 | 145 | 134 | 130 | 127 | 125 | 125 | 123 | 134 | 148 | 114 | 140 | 141 | 137 | 133 | 190 |
| Cs | Ba | 镧系 | Hf | Ta | W | Re | Os | Ir | Pt | Au | Hg | Ti | Pb | Bi | Po | At | Rn |
| 235 | 198 | | 144 | 134 | 130 | 128 | 126 | 127 | 130 | 134 | 144 | 148 | 147 | 146 | 146 | 145 | 220 |

镧系元素

| La | Ce | Pr | Nd | Pm | Sm | Eu | Gd | Tb | Dy | Ho | Er | Tm | Yb | Lu |
|---|---|---|---|---|---|---|---|---|---|---|---|---|---|---|
| 169 | 165 | 164 | 164 | 163 | 162 | 185 | 162 | 161 | 160 | 158 | 158 | 158 | 170 | 158 |

从表 1－10 可以看出，原子半径的变化有如下规律：

（1）同一周期的主族元素，从左到右，原子半径由大逐渐变小。这是因为，同一周期的主族元素具有相同的电子层数，元素原子核电荷数的增加远大于同层电子间的屏蔽效应，造成有效核电荷净增加，原子核对外层电子的束缚能力增强，造成外层电子运动区域相应收缩。

（2）同一周期的副族元素，从左到右，原子半径略有减小。这是因为，从左到右，随着核电荷数的增加，增加的电子排布在（$n-1$）d 轨道上，增加的核电荷几乎被新增加的（$n-1$）d 电子抵消，使核对最外层电子的吸引力增加很小。同一周期的 f 区元素，新增电子填充在（$n-2$）f 轨道上，原子半径减小得更少。这个变化称为镧系收缩。

（3）同一主族的元素，从上到下，原子半径增大。这是因为，从上到下，电子层数增多，外围电子受到内层电子的屏蔽作用增大，有效核电荷数减小，原子核束缚能力减小，造成外层电子运动的区域相应增大。

（4）同一副族的元素（钪分族除外），原子半径的变化趋势与主族元素的变化趋势相同。但由于新增加的电子排布在内层（$n-1$）d 或（$n-2$）f 轨道上，使原子半径增大的幅度减小。特别是第五周期和第六周期的同一副族之间，原子半径非常接近。

原子半径这种变化趋势在每间隔相应数目的元素后，会重复出现，我们称之为原子半径变化的周期性，但也有少部分元素的原子半径并不顺应这种变化的趋势，其中原因比较复杂，这里不加以讨论。

知识链接

### 元素周期律与元素周期表

元素周期律是俄国门捷列夫于 1869 年发现的。

最初的元素周期表是按相对原子质量排序的。门捷列夫认为：元素的性质比元素的相对原子质量更为重要。所以，在研究的过程中，当某一元素的性质按相对原子质量排列性质差别较大时，他根据自己发现的元素周期律大胆地把其位置调换一下。例如，碲的相对原子质量是 127.6，如果按相对原子质量排列，它应排在碘（相对原子质量是 126.9）的后面。而在后来的元素周期表中，门捷列夫把碲放在碘的前面，以便使它位于性质和它极为相似的硒的下面，并使碘位于性质和碘极为相似的溴下面。后来的事实证明，他这样做是正确的。

在排列不致违背元素周期律的前提下，门捷列夫在元素周期表中预留空位，并预示空位的元素将会被发现。另外，它还用元素周期表中待填补元素的上下两个元素的特征作为参考，指出待填补元素的大致性状。他所预言的三种元素，都在他在世时全部被发现：1875 年，法国化学家布瓦博德朗发现了第一个待填补的元素镓；1879 年，瑞典化学家尼尔森发现了第二个待填补的元素钪；1886 年，德国化学家文克勒又发现了第三个待填补的元素锗。这三个元素的性状都和门捷列夫的预言几乎完全相符。门捷列夫由于发现了元素周期律并排出了元素周期表而闻名世界。

## 本章小结

1. 原子的组成

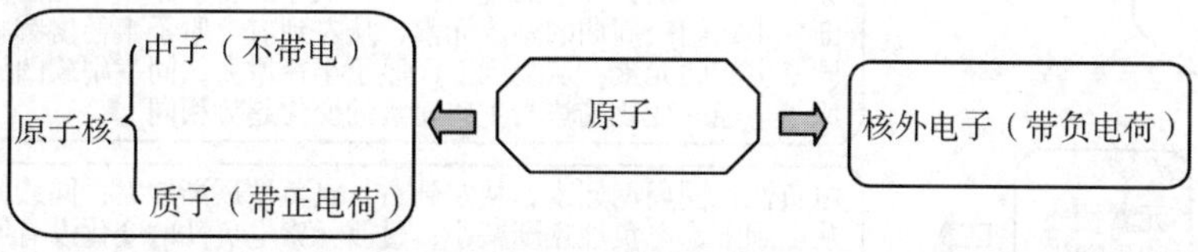


2. 原子核外电子的运动状态由主量子数 $n$、副量子数 $l$、磁量子数 $m$ 和自旋量子数 $m_s$ 决定

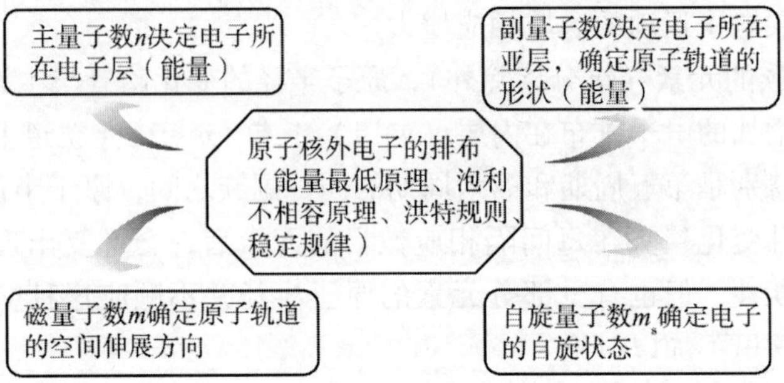

主量子数$n$决定电子所在电子层（能量）

副量子数$l$决定电子所在亚层，确定原子轨道的形状（能量）

原子核外电子的排布（能量最低原理、泡利不相容原理、洪特规则、稳定规律）

磁量子数$m$确定原子轨道的空间伸展方向

自旋量子数$m_s$确定电子的自旋状态

3. 原子核外电子的排布

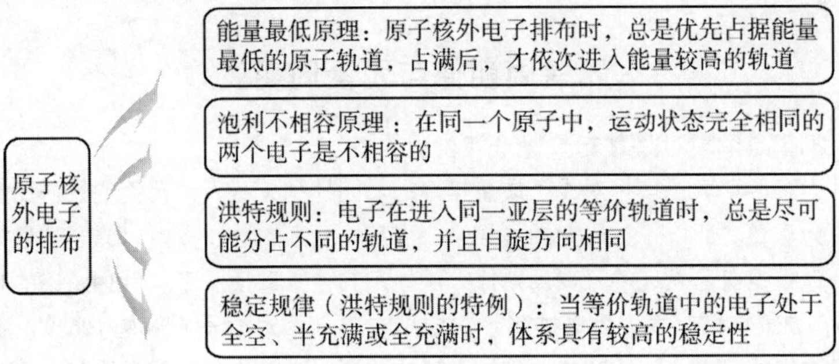

原子核外电子的排布

能量最低原理：原子核外电子排布时，总是优先占据能量最低的原子轨道，占满后，才依次进入能量较高的轨道

泡利不相容原理：在同一个原子中，运动状态完全相同的两个电子是不相容的

洪特规则：电子在进入同一亚层的等价轨道时，总是尽可能分占不同的轨道，并且自旋方向相同

稳定规律（洪特规则的特例）：当等价轨道中的电子处于全空、半充满或全充满时，体系具有较高的稳定性

4. 元素周期系

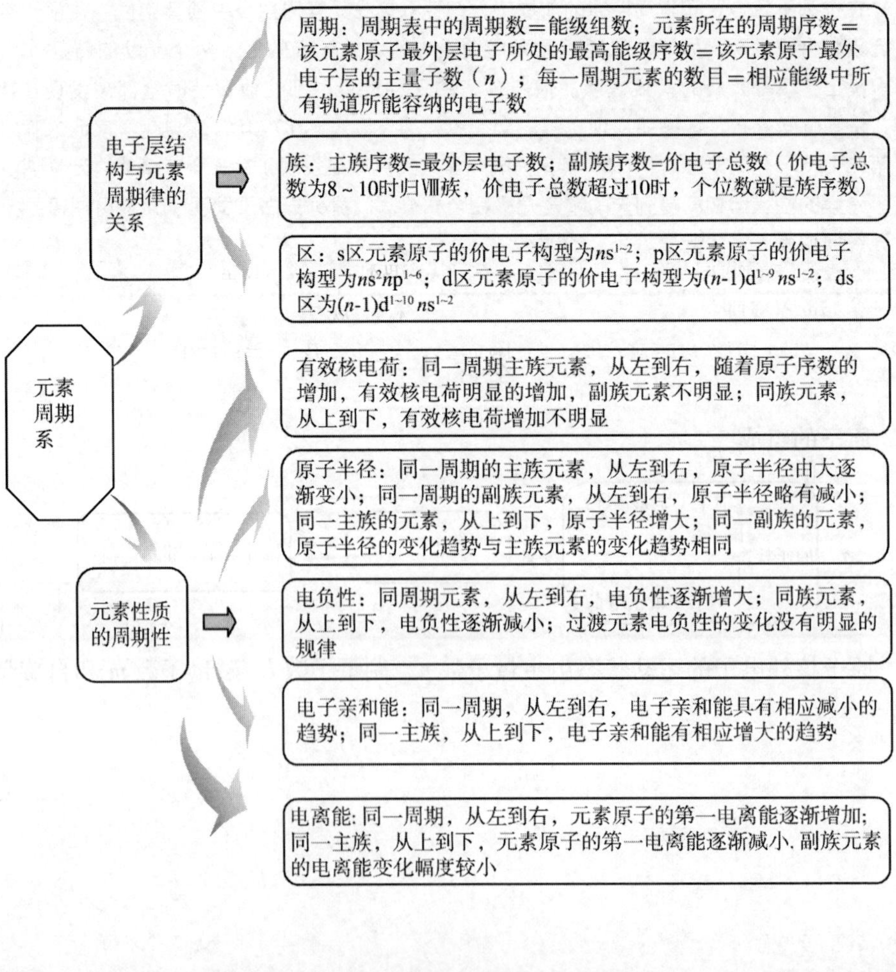

元素周期系

电子层结构与元素周期律的关系

周期：周期表中的周期数＝能级组数；元素所在的周期序数＝该元素原子最外层电子所处的最高能级序数＝该元素原子最外电子层的主量子数（$n$）；每一周期元素的数目＝相应能级中所有轨道所能容纳的电子数

族：主族序数=最外层电子数；副族序数=价电子总数（价电子总数为8～10时归Ⅷ族，价电子总数超过10时，个位数就是族序数）

区：s区元素原子的价电子构型为$ns^{1\sim2}$；p区元素原子的价电子构型为$ns^2np^{1\sim6}$；d区元素原子的价电子构型为$(n\text{-}1)d^{1\sim9}ns^{1\sim2}$；ds区为$(n\text{-}1)d^{1\sim10}ns^{1\sim2}$

元素性质的周期性

有效核电荷：同一周期主族元素，从左到右，随着原子序数的增加，有效核电荷明显的增加，副族元素不明显；同族元素，从上到下，有效核电荷增加不明显

原子半径：同一周期的主族元素，从左到右，原子半径由大逐渐变小；同一周期的副族元素，从左到右，原子半径略有减小；同一主族的元素，从上到下，原子半径增大；同一副族的元素，原子半径的变化趋势与主族元素的变化趋势相同

电负性：同周期元素，从左到右，电负性逐渐增大；同族元素，从上到下，电负性逐渐减小；过渡元素电负性的变化没有明显的规律

电子亲和能：同一周期，从左到右，电子亲和能具有相应减小的趋势；同一主族，从上到下，电子亲和能有相应增大的趋势

电离能：同一周期，从左到右，元素原子的第一电离能逐渐增加；同一主族，从上到下，元素原子的第一电离能逐渐减小.副族元素的电离能变化幅度较小

# 目标检测

## 一、单项选择题

1. 原子轨道是指

A. 原子核外电子出现的几率　　B. 原子核外电子出现的几率密度分布

C. 原子核外电子运动的轨迹　　D. 原子核外电子的电子云

2. 在多电子原子中，决定电子能量的量子数是

A. $n$　　B. $n$ 和 $l$

C. $n$ 、$l$ 和 $m$　　D. $n$ 、$l$、$m$ 和 $m_s$

3. 下列各组量子数中，合理的是

A. $n=1$，$l=0$，$m=-1$　　B. $n=2$，$l=3$，$m=1$

C. $n=3$，$l=2$，$m=0$　　D. $n=4$，$l=4$，$m=0$

4. 电子排布式 $1s^3$ 违背了

A. 泡利不相容原理　　B. 能量最低原理

C. 洪特规则　　D. 稳定规律

5. $_6C$ 的电子排布式：$1s^22s^22p_x^2$ 违背了

A. 能量最低原理　　B. 泡利不相容原理

C. 洪特规则　　D. 稳定规律

6. 电子排布式 $1s^22s^22p^63s^23p^63d^2$ 违背了

A. 能量最低原理　　B. 泡利不相容原理

C. 洪特规则　　D. 稳定规律

7. 电子排布式$_{24}Cr$ ：$1s^22s^22p^63s^23p^63d^44s^2$ 违背了

A. 能量最低原理　　B. 泡利不相容原理

C. 洪特规则　　D. 稳定规律

8. 元素的性质随着原子序数的递增而呈周期性变化的主要原因是

A. 元素原子的半径呈周期性变化

B. 元素的化合价呈周期性变化

C. 元素原子的核外电子排布呈周期性变化

D. 元素的相对原子质量呈周期性变化

## 二、填空题

1. 原子序数、质子数、核电荷数以及原子核外电子数四者之间的关系为________________。

2. 原子核外电子的运动状态应由________________、________________、________________和________________四个方面来描述。

3. 已知某元素的原子序数为19，则该元素正二价离子的核外电子排布式为________________________。

4. 对于 $4d^1$ 的一组量子数，$n$ 为________，$l$ 为________，$m$ 为________，$m_s$ 为________。

5. 填写下表

| 原子序数 | 核外电子排布式 | 价电子构型 | 元素所在周期 | 元素所在族 | 元素所在区 |
| --- | --- | --- | --- | --- | --- |
| | $1s^22s^22p^63s^23p^5$ | | | | |
| | | $4s^2$ | | | |
| | | | 4 | ⅤB | |
| 29 | | | | | |

## 三、判断题

1. 3d 轨道的能量比 4s 轨道要低。(　)

2. 原子核外电子的能量只由电子所在的电子层数 $n$ 决定。(　)

3. 元素所在的周期数，等于该元素原子最外层电子所处的电子层序数。(　)

4. 电子在进行核外电子排布时，总是先占据序数小的电子层，占满后，然后才依次进入序数大的电子层。(　)

5. 核外电子排布时，最后一个电子填充在 p 轨道的元素一定属于 p 区。(　)

（伍伟杰）

# 第二章 分子结构

◎**知识目标**

1. 理解共价键的概念、共价键的极性、分子的极性、偶极矩、现代共价键理论、杂化轨道理论、分子间作用力和氢键等基本概念。

2. 掌握共价键的形成、共价键极性与分子极性的关系、氢键的形成及特点。

3. 熟悉共价键的类型、共价键的特性、σ 键和 π 键的特点、杂化轨道类型、取向力、诱导力和色散力。

◎**技能目标**

1. 会判断化学键的类型、分子间的作用力。

2. 能正确表示共价键、配位键。

3. 能应用化学键参数判断分子的稳定性和极性强弱。

4. 能根据分子间作用力的特点，判断物质主要物理性质如状态、颜色、熔点、沸点、溶解度等。

5. 根据杂化轨道类型，会判断简单分子的空间构型。

自然界的物质，除稀有气体以单原子的状态存在以外，大多数物质由原子之间相互结合形成的分子形式存在。分子是参加化学反应的基本单元，物质的化学性质主要取决于分子的性质。化学上把分子或晶体中相邻两原子间强烈的相互作用力称为化学键。根据原子之间相互作用力的不同，化学键可分为离子键、共价键和金属键三种类型。本章在原子结构理论的基础上，重点讨论共价键及分子间的作用力。

## 第一节 分子的极性

### 一、共价键的概念

1916 年美国化学家路易斯（Lewis）提出共价键的概念，建立了经典的共价键理论。他认为 $N_2$、$O_2$、$H_2$、HCl 等分子中，两个原子之间是通过共用电子对吸引原子核，从而使两个原子结合在一起构成了分子，这种通过共用电子对（电子云重叠）产生的原子间的强烈相互作用力称为共价键。电负性相差不大的元素的原子间通常形成共价键。

## 二、共价键的形成

下面以氯化氢（HCl）为例，分析共价键的形成。

H 的价电子构型是 $1s^1$，Cl 的价电子构型是 $3s^23p^5$，两个原子都容易得到 1 个电子形成稀有气体稳定的电子层结构。当 H、Cl 两原子靠近成键时，各自提供外层的一个电子，形成共用电子对，即

$$H^{\times} + \cdot\ddot{\underset{\cdot\cdot}{Cl}}: \longrightarrow H\overset{\times}{\cdot}Cl$$

共用电子对共同围绕两个成键原子核运动，为两个成键原子所共有。共用电子对偏向电负性较大的 Cl 原子。这样 H 原子与 Cl 原子间通过共用电子对产生了共价键，形成了 HCl 的分子。

## 三、共价键的极性与分子的极性

### （一）共价键的极性

根据共价键的电性分布，共价键可分为极性共价键和非极性共价键。通常从成键原子的电负性差值估计键的极性大小。同种元素的原子电负性相同，双方吸引电子的能力一致，共用电子对均匀地出现在两个原子之间，即电子云密度大的区域恰好在两个原子核中央，这样形成的共价键称为非极性共价键，简称非极性键。例如 $H_2$、$Cl_2$、$N_2$、$O_2$ 等同种原子形成的共价键都是非极性键。

不同元素的原子形成的共价键，双方吸引电子的能力不同，共用电子对偏向于吸引电子能力较强的一方，其原子带负电；共用电子对远离吸引电子能力较弱的一方，其原子带正电。这样形成的共价键称为极性共价键，简称极性键。例如，HCl 分子中的 H—Cl 键，Cl 的电负性大于 H，所以，H 原子带有部分正电荷，Cl 原子带有部分负电荷，H—Cl 键两端出现了“正极”和“负极”，故 H—Cl 键是极性共价键。

### （二）分子的极性

根据共价分子中正、负电荷中心是否重合，可将分子分为极性分子和非极性分子。正、负电荷中心不重合的分子是极性分子，如图 2－1（a）所示；正、负电荷中心重合的分子是非极性分子，如图 2－1（b）所示。

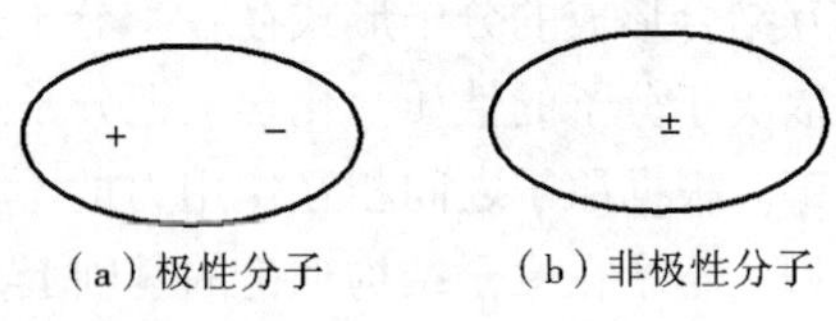


图 2－1　分子的极性结构示意图

对于双原子分子，键的极性就是分子的极性。两个相同的原子，由于电负性相同，所以吸引电子能力一样，两原子间的化学键是非极性键，分子中正、负电荷中心重合而不显极性，形成的分子是非极性分子。例如，$H_2$、$Cl_2$、$N_2$、$O_2$ 等都是非极性分子。如果是两个不同的原子组成的分子，两原子电负性不同，形成了极性共价键，负电荷中心向电负性大的原子偏移，而正电荷中心向电负性小的原子偏移，正、负电荷中心不重合使分子表现出极性。例如 HCl、CO 等都是极性分子。

多原子分子的极性不仅取决于键的极性，还与分子的空间构型有关。例如，$CO_2$ 分子，C—O 键是极性键，$CO_2$ 分子空间构型为直线形，结构对称，两个 C—O 键的极

性抵消，分子的正、负电荷中心重合，所以 $CO_2$ 分子是非极性分子。同样，$BeCl_2$、$CH_4$ 等分子，由于结构对称，分子中正、负电荷中心重合，所以，键虽然有极性但分子却没有极性。对于 $H_2O$ 分子，H—O 键是极性键，$H_2O$ 分子的空间构型是角形，结构不对称，2 个 O—H 键的极性不能抵消，分子中正、负电荷中心不能重合，所以 $H_2O$ 分子是极性分子。同样，$H_2S$ 分子（分子空间构型是角形）、$NH_3$ 分子（分子空间构型是三角锥），由于它们的分子结构都不对称，所以，键有极性，分子也有极性。

分子极性的大小可以用偶极矩 $\mu$ 来衡量。偶极矩 $\mu$ 等于极性分子中心电荷的电量 $q$ 与正、负电荷中心距离 $d$（偶极长度）的乘积。

$$\mu = q \cdot d \tag{2-1}$$

偶极矩是一个矢量，方向从正极到负极。偶极矩的 SI 单位是 C · m ，称为“德拜”，一般用 D 表示。

利用分子的偶极矩，可以判断分子的极性。偶极矩越大，分子的极性越强，偶极矩等于零的分子，是非极性分子。一些物质的偶极矩见表 2 - 1。

**表 2 - 1　一些物质分子的偶极矩（单位：$10^{-30}$ C · m）**

| 分子式 | 偶极矩 | 分子的空间构型 | 分子式 | 偶极矩 | 分子的空间构型 |
|---|---|---|---|---|---|
| $H_2$ | 0 | 直线型 | CO | 0.40 | 直线型 |
| $O_2$ | 0 | 直线型 | HF | 6.37 | 直线型 |
| $BeCl_2$ | 0 | 直线型 | HCl | 3.57 | 直线型 |
| $CO_2$ | 0 | 直线型 | HBr | 2.67 | 直线型 |
| $BF_3$ | 0 | 平面三角型 | HI | 1.40 | 直线型 |
| $CS_2$ | 0 | 直线型 | $H_2O$ | 6.17 | 角型 |
| $CH_4$ | 0 | 正四面体型 | $H_2S$ | 3.67 | 角型 |
| $CCl_4$ | 0 | 正四面体型 | $SO_2$ | 5.33 | 角型 |
| $CHCl_3$ | 3.50 | 四面体型 | $NH_3$ | 4.90 | 三角锥型 |

知识链接

## 分子极性的应用

分子的极性与物质的物理性质密切相关。“相似相溶原理” 是分子极性在物质溶解性方面的一个应用。溶剂提取法是中草药有效成分提取最常用最重要的方法。它是根据中草药中各种成分的化学溶解性，选择适当的溶剂将有效成分从药材组织中尽可能的溶解出来的方法。影响提取效率的因素很多，但分子极性是非常重要的影响因素。例如，水提取液中加入有机溶剂，会减小溶剂的极性，使水提取液中水溶性成分（淀粉、树胶、黏液质、蛋白质）从溶剂中析出。我们熟知的喷泉实验、衣物上油漆用汽油的清洗、洗洁精清洗餐具油污等等，都是“相似相溶原理” 的具体应用。

课堂互动

下列物质按极性从大到小的顺序排列，并判断哪种物质在水中的溶解度最大。

1. $CO_2$　2. HI　3. CO　4. $H_2O$　5. HF

# 第二节　共价键理论

经典的共价键理论是1916年路易斯提出的八偶理论，它只能解释一些简单共价分子的形成，不能解释非八偶分子，也无法说明共价键的本质和分子的几何构型。直到1927年，海特勒（Heitler）和伦敦（London）把量子力学应用到氢气分子结构上，才初步阐明了共价键的本质。1931年鲍林（Pauling）提出了杂化轨道理论，使共价键理论得以进一步完善。

知识链接

**共价键理论的发展**

1916年美国化学家Lewis提出共价键理论，认为分子中原子之间通过共享电子对而使每个原子都具有稀有气体的稳定电子结构，又称八偶体规则（Octet Rule）。他解释了一些简单的非金属单质和化合物分子的形成过程。但是，Lewis学说不能阐明共价键的本质及特征，存在一定的局限性。

1927年，德国化学家Heitler和London首先把量子力学用于研究$H_2$分子的结构上，建立了现代价键理论，简称VB法。这一理论说明了共价健的本质和特点，但不能说明一些分子的成键数目及几何构型。

1931年由Pauling发展，提出杂化轨道理论。成功地将价键理论与化学家所熟悉的经典电子对概念相吻合。

## 一、现代共价键理论

### （一）现代共价键理论

现代价键理论又称电子配对法，简称VB法。价键理论的基本要点如下。

（1）两个原子接近时，自旋相反的两个未成对的电子可以相互配对，形成稳定的共价键（即电子配对原理）。

（2）成键电子的原子轨道重叠程度越大，形成的共价键越稳定（即最大重叠原理）。

### （二）共价键的特性

价键理论的基本要点决定了共价键具有以下两个特性。

**1. 共价键的饱和性**

一个电子与另一个电子配对后，就不能再与其他原子的电子配对。例如，氢原子的电子与另一个氢原子的电子配对形成氢分子（$H_2$）后，不能再与第三个氢原子形成“$H_3$”分子。所以，原子能够形成共价键的数目受原子中未成对电子数目的限制，这就决定了共价键具有饱和性。稀有气体原子没有未成对电子，原子间不能成键，常以单原子的形式存在。

**2. 共价键的方向性**

形成共价键时，成键电子的原子轨道重叠程度越大，成键电子在成键原子之间出现的概率越大，则成键原子之间电子云密度越大，形成的共价键越稳定。因此，原子形成共价键时，总是沿着使原子轨道最大重叠的方向成键，这就是原子轨道的最大重叠原理。除 s 轨道球形对称之外，p、d、f 轨道在空间都有一定的伸展方向。形成共价键时，s 轨道与 s 轨道可以在任意方向达到轨道最大程度的重叠。而 p、d、f 轨道的重叠，只有沿着一定的方向才能达到最大程度重叠。所以，原子轨道的伸展方向和最大重叠原理决定了共价键具有方向性。此外，原子轨道有正值、负值之分，只有同号重叠（正号与正号部分、负号与负号部分），原子轨道才能有效重叠。例如，形成氯化氢分子时，氢原子的 1s 电子与氯原子的一个未成对的 3p 电子形成一个共价键，如图 2－2（a）、（b）、（c）、（d）所示的轨道的四种重叠方式中，其中以（a）的方式重叠为有效成键。

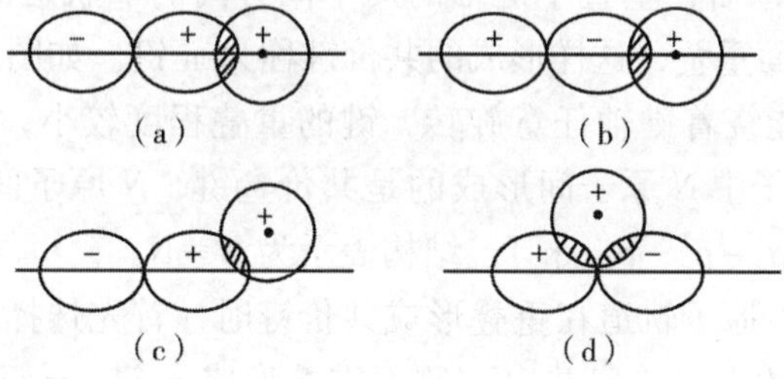

图 2－2　HCl 分子的成键示意图

**课堂互动**

为什么 HCl 分子以图 2－2（a）的方式重叠成键?

## （三）σ 键和 π 键

共价键形成时，根据成键时原子轨道重叠的方式，分为 σ 键和 π 键。

**1. σ 键**

根据原子轨道的最大重叠原理，如果成键的原子轨道均沿着键轴（即两个原子核之间的连线）方向以“头碰头”方式正面重叠，这样形成的共价键称为 σ 键。σ 键又可分为 s－s、s－p 和 p－p 三种。如图 2－3（a）所示。

σ 键的特点是重叠部分集中于两原子核之间，并沿着对称轴分布，可以任意旋转。σ 键重叠程度大，较稳定，不易断裂，化学活性小，可以独立存在于两原子之间。例如，$H_2$ 分子中的 H—H 键、$Cl_2$ 分子中 Cl—Cl 键、HCl 分子中的 H—Cl 键都是 σ 键。

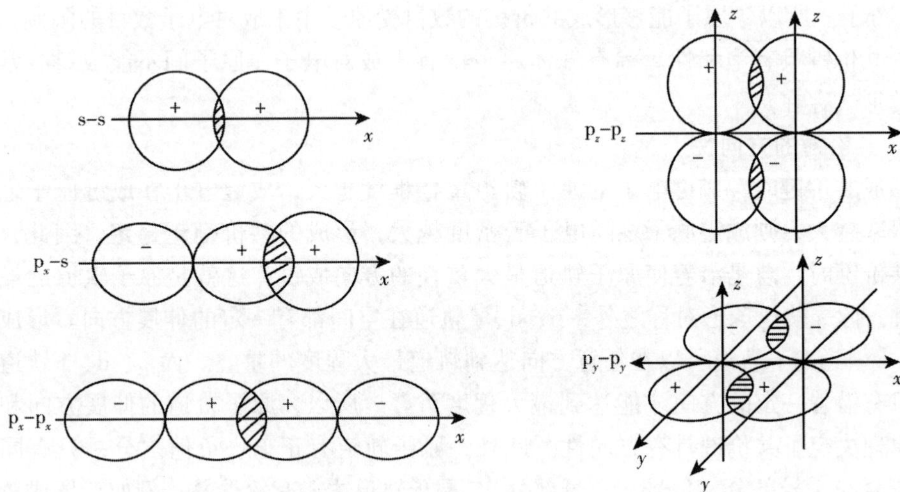


图 2－3 σ 键和 π 键示意图

**2. π 键**

当形成 1 个 σ 键以后，垂直于键轴的两个同方向的 p 轨道沿键轴的方向靠近时，以“肩并肩”方式侧面重叠，这样形成的共价键称为 π 键。如图 2－3（b）所示。

π 键的特点是不能绕着键轴任意旋转，键的重叠程度较小，不稳定，化学反应中易断裂。例如，$N_2$ 分子中 N 原子间形成的是共价叁键，N 原子间首先形成一个 σ 键，然后形成二个 π 键（$p_y-p_y$、$p_z-p_z$），结构表示为 N≡N。

从上面讨论可知，原子轨道在重叠形成共价键时，首先选择“头碰头”最大程度重叠产生 σ 键，其次才进行“肩并肩”侧面重叠形成 π 键。σ 键可以单独存在，而 π 键不能单独存在，只能与 σ 键共存于双键或叁键中。单键均为 σ 键，双键由一个 σ 键和一个 π 键组成，而叁键则由一个 σ 键和两个 π 键组成。

**（四）配位键**

根据成键电子对的来源，形成共价键时，共用电子对由成键两原子共同提供，这种共价键是普通的共价键。如果两个原子形成共价键时，共用电子对仅由一个原子单独提供，这样形成的共价键称为配位共价键，简称配位键。例如，$NH_4^+$ 离子，有三个普通的共价键，有一个是配位键。$NH_4^+$ 离子的形成如下：

$$H_3\ddot{N} + H^+ \longrightarrow [H_3N \rightarrow H]^+$$

配位键的形成必须满足两个条件：首先，提供共用电子对的原子价电子层有孤对电子；其次，接受共用电子对的原子价电子层有空轨道。配位键用“→”表示，指向接受孤对电子的原子。

**（五）共价键的键参数**

化学上把能够表征共价键性质的物理量称为共价键的键参数。常用的键参数有键能、键长、键角等，它们可以定量地描述共价键的性质。利用共价键的键参数，可以判断共价分子的热稳定性和分子的空间构型等性质。

**1. 键能**

键能是衡量化学键强弱的物理量。键能是指 298.15 K、101.3kPa 下，气体分子断裂 1mol 键所需要的能量，单位为 $kJ \cdot mol^{-1}$。双原子分子键能数值上等于键的离解能，而多原子分子，键能则等于多个键离解能的平均值。一般来讲，键能越大，化学键越牢固，含有该键的分子就越稳定。

**2. 键长**

分子中两原子核间的平衡距离称为键长。单位常用 pm（皮米）。一般情况下，成键原子半径越小，成键电子对越多，则键长越短，键能越大，共价键就越牢固。一些共价键的键能、键长见表 2－2。

表 2－2　一些共价键的键长和键能

| 共价键 | 键长（pm） | 键能（$kJ \cdot mol^{-1}$） | 共价键 | 键长（pm） | 键能（$kJ \cdot mol^{-1}$） |
|---|---|---|---|---|---|
| H—H | 74 | 436 | C—C | 154 | 356 |
| C—H | 109 | 416 | C＝C | 134 | 598 |
| N—H | 101 | 391 | C≡C | 120 | 813 |
| P—H | 143 | 322 | N—N | 146 | 160 |
| O—H | 96 | 467 | N＝N | 125 | 418 |
| S—H | 136 | 347 | N≡N | 110 | 946 |
| F—H | 92 | 566 | O—O | 148 | 146 |
| Cl—H | 127 | 431 | F—F | 128 | 158 |
| Br—H | 141 | 366 | Cl—Cl | 199 | 242 |
| I—H | 161 | 299 | Br—Br | 228 | 193 |

**3. 键角**

多原子分子中，共价键之间的夹角叫做键角。键角是反映分子几何构型的重要参数。对于双原子分子，分子的形状总是直线型；对于多原子分子，因原子在空间的排列不同，分子具有不同的几何构型。例如，$H_2O$ 分子中，2 个 O—H 键之间的夹角是 104°45′，$H_2O$ 是角形结构；$CH_4$ 分子中，4 个 C—H 键的夹角是 109°28′，因此，$CH_4$ 的空间构型是正四面体。

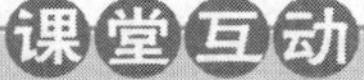


根据共价键的键长和键能数据，比较下列共价键的稳定性。

1. N—H、S—H、F—F、I—H、Br—Br、N＝N
2. C—C、C＝C、C≡C

## 二、杂化轨道理论

价键理论描述了共价键的本质并解释了共价键的特点，但它不能解释分子的空间构型。以 $CH_4$ 为例，按照价键理论，基态 C 原子的价电子层结构是 $2s^22p_x^12p_y^1$，只有两个未成对的电子，所以 C 原子只能与两个 H 原子形成两个共价单键，并且键角大约为 90°。但实验测得，$CH_4$ 能形成四个等同的 C—H 键，C—H 键的夹角是 109°28′，$CH_4$ 的空间构型为正四面体。为了解释上述现象，1931 年鲍林和斯莱脱（Slater）在价键理论的基础上，提出了杂化轨道理论。

### （一）杂化轨道的形成

杂化轨道理论认为：原子在形成分子时，为了加强成键能力使分子稳定性增加，趋向于将不同类型的原子轨道重新组合成能量、形状和方向与原来不同的新原子轨道。这种原子轨道重新组合的过程称为杂化。杂化后的原子轨道称为杂化轨道。

### （二）杂化轨道理论的基本要点

（1）形成分子时，只有同一原子能量相近的轨道才能相互杂化。

（2）杂化轨道的数目与组成杂化轨道的各原子轨道的数目相同。例如，$CH_4$ 分子中，C 原子的 1 个 2s 和 3 个 2p 共四个原子轨道参加杂化，结果形成四个杂化轨道。

（3）杂化后的轨道成键能力大于未杂化的轨道。这主要是杂化轨道的形状改变，使一端突出肥大，有利于和其他原子轨道最大重叠，形成的共价键更牢固，分子更稳定。

（4）不同类型的杂化，杂化轨道的空间取向不同。

需要指出的是，原子轨道的杂化，只有在形成分子的过程中才会发生，孤立的原子是不会杂化的。为了尽可能多的形成共价键（因为共价键数目越多，分子就越稳定），原子轨道在杂化前，可能会出现 s 轨道中的一个电子激发到同层的 p 轨道上，这时原子所处的状态叫做激发态，而杂化后原子所处的状态叫做杂化态。杂化轨道仍属于原子轨道。

### （三）杂化轨道的类型

参与杂化的原子轨道的种类和数目不同，可以组成不同类型的杂化轨道。在形成共价键时，由于杂化轨道类型不同，杂化轨道的空间构型不同，其成键时键角也就不同。因此，杂化轨道的类型直接决定着分子的空间构型。

**1. sp 杂化**

形成分子时，同一原子的 1 个 $ns$ 轨道和 1 个 $np$ 轨道进行杂化的过程称为 sp 杂化。sp 杂化形成 2 个等价的 sp 杂化轨道，每个 sp 杂化轨道各含有$\frac{1}{2}$s 和$\frac{1}{2}$p 的成分。两个杂化轨道的对称轴在同一条直线上，夹角为 180°，形成的分子构型一般是直线形。因此，sp 杂化轨道又称直线形杂化轨道。

以 $BeCl_2$ 分子的形成为例。Be 原子的电子层结构为 $1s^2 2s^2 2p^0$。当它与 Cl 原子成键形成 $BeCl_2$ 分子时，价电子层 2s 轨道中的 1 个电子跃迁到 1 个 2p 轨道上，使 Be 原子处于激发态 $1s^2$、$2s^1$、$2p_x^1$。Be 原子的 2s 轨道和刚跃进 1 个电子的 2p 轨道发生杂化，形成两个等同的 sp 杂化轨道。Be 原子的杂化过程如图 2－4 所示。成键时，每个 sp 杂化轨道的大头与 Cl 原子中成单电子的 3p 原子轨道以“头碰头”的方式发生重叠，形成两个 sp－p 的 $\sigma$ 键。杂化轨道间的夹角是 180°，所以 $BeCl_2$ 分子的空间构型是直线形。$BeCl_2$ 分子的形成过程如图 2－5 所示。

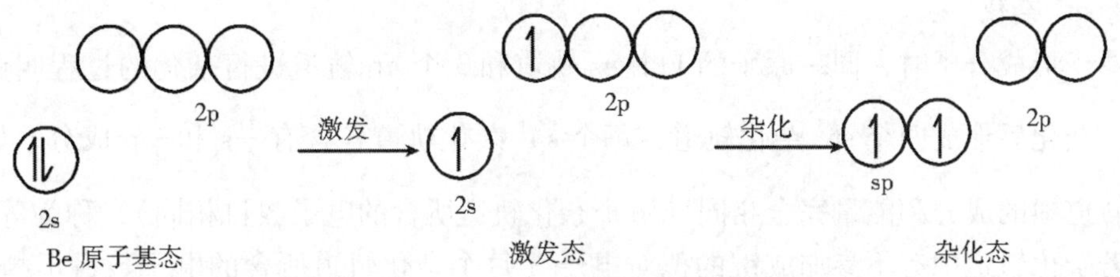


图 2－4　Be 原子的杂化过程

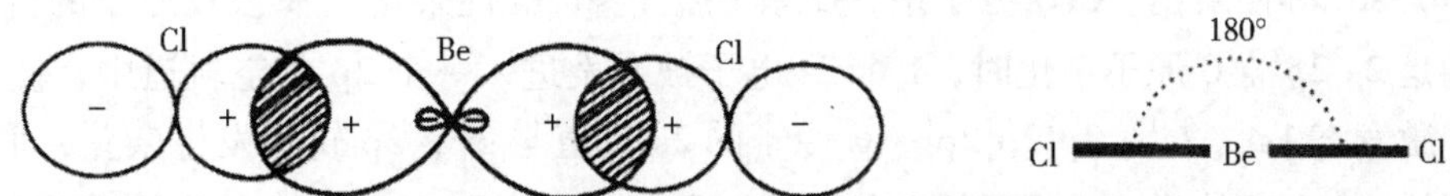


图 2－5　sp 杂化轨道及 $BeCl_2$ 分子的空间构型

**2. $sp^2$ 杂化**

原子形成分子时，同一原子的 1 个 $ns$ 轨道和 2 个 $np$ 轨道进行杂化的过程叫做 $sp^2$ 杂化。杂化后，形成 3 个等价的 $sp^2$ 杂化轨道，每个杂化轨道各含有$\frac{1}{3}$s 和$\frac{2}{3}$p 成分。杂化轨道的取向是指向平面三角形的三个顶角，因此，杂化轨道的夹角为 120°，呈平面三角形。

以 $BF_3$ 分子的形成为例。B 原子的电子层结构是 $1s^2 2s^2 2p^1$，成键时，价电子层 2s 轨道中的一个电子被激发跃迁到一个 2p 空轨道上，使 B 原子处于激发态 $1s^2$、$2s^1$、$2p_x^1 2p_y^1$。B 原子的 2s 轨道与 2 个含有成单电子的 2p 轨道发生杂化，形成三个等同的 $sp^2$ 杂化轨道。B 原子的杂化过程如图 2－6 所示。每个 $sp^2$ 杂化轨道分别与 F 原子中含有成单电子的 2p 原子轨道以“头碰头”的方式发生重叠，形成三个 $sp^2-p$ 的 $\sigma$ 键。杂化轨道间夹角是 120°，因此，$BF_3$ 分子呈平面三角形。$BF_3$ 分子的形成过程如图 2－7 所示。

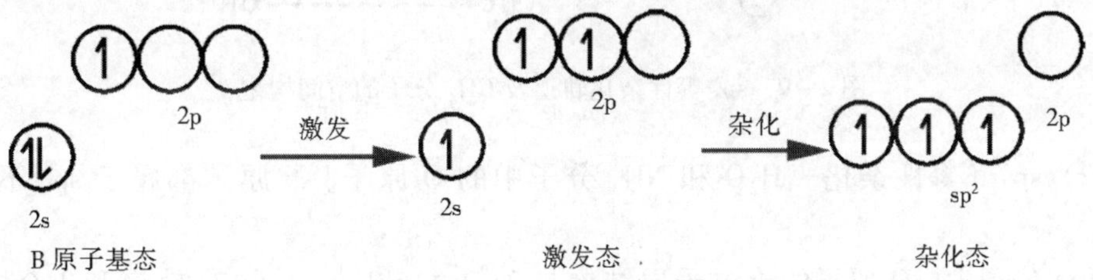


图 2－6　B 原子的杂化过程

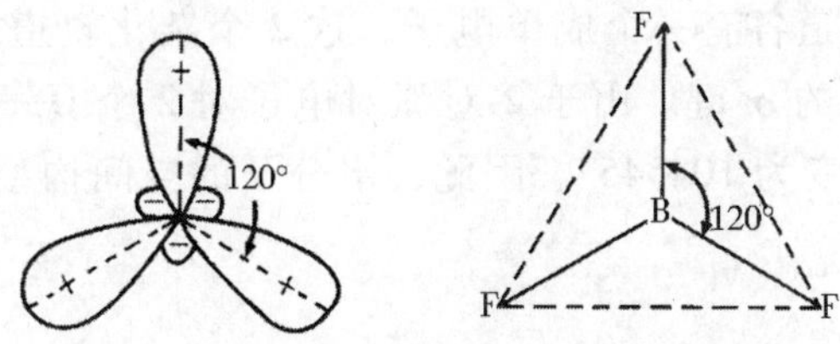


图 2－7　$sp^2$ 杂化轨道及 $BF_3$ 分子的空间构型

**3. $sp^3$ 杂化**

原子形成分子时，同一原子的1个 *n*s 轨道和3个 *n*p 轨道进行杂化的过程叫做 $sp^3$ 杂化。杂化后形成四个 $sp^3$ 杂化轨道，每个 $sp^3$ 杂化轨道各含有$\frac{1}{4}$s 和$\frac{3}{4}$p 成分。如果，杂化轨道中的成分和能量完全相同（每个杂化轨道所含的电子数目相同），称为等性杂化；若杂化轨道中有不参加成键的孤对电子（每个杂化轨道所含的电子数目不相同），那么产生的杂化轨道中的成分和能量就不完全相同，这种杂化称为不等性杂化。前面讨论的 sp 和 $sp^2$ 杂化都是等性杂化。$sp^3$ 杂化则有等性杂化和不等性杂化两种。

（1）$sp^3$ 等性杂化　$CH_4$ 分子中，C 原子属于 $sp^3$ 等性杂化。基态 C 原子的价电子层结构是 $2s^2 2p^2$。C 原子杂化时，1个2s 电子被激发进入一个2p 的空轨道中，使 C 原子处于激发态 $1s^2$、$2s^1$、$2p_x^1 2p_y^1 2p_z^1$，C 原子的2s 轨道与3个2p 轨道发生杂化，形成4个等同的 $sp^3$ 杂化轨道，C 原子的杂化过程如图2－8所示。4个 $sp^3$ 杂化轨道分别与4个 H 原子的1s 轨道重叠形成4个 $sp^3-s$ 的 $\sigma$ 键，杂化轨道间的夹角是109°28′。因此，$CH_4$ 分子的空间构型为正四面体型。如图2－9所示。

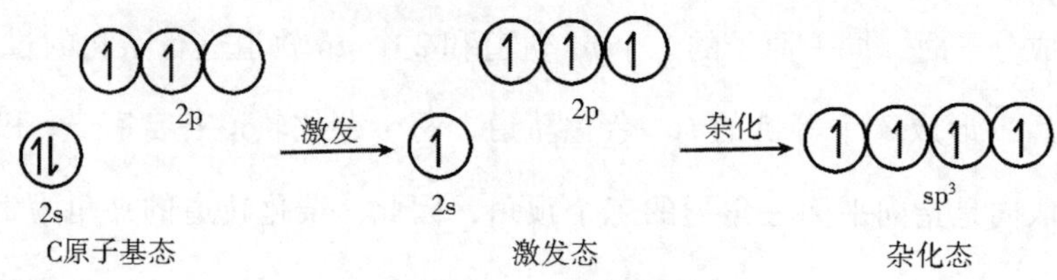


图2－8　C 原子的杂化过程

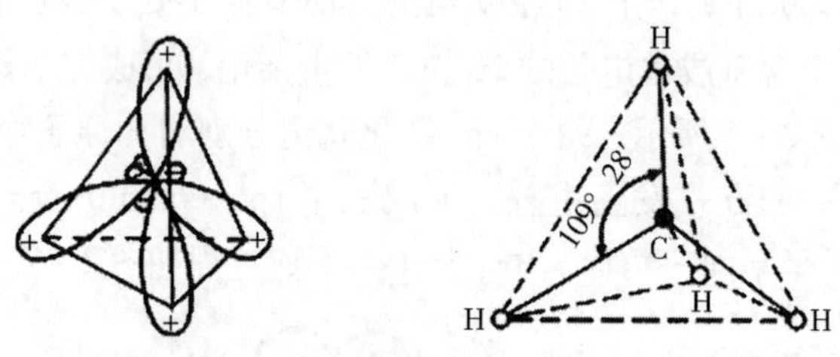


图2－9　$sp^3$ 等性杂化轨道及 $CH_4$ 分子的空间构型

（2）$sp^3$ 不等性杂化　$H_2O$ 和 $NH_3$ 分子中的 O 原子、N 原子都属于 $sp^3$ 不等性杂化。

$H_2O$ 分子中，O 原子的价电子层结构是 $2s^2 2p_x^2 2p_y^1 2p_z^1$。1个2s 轨道和3个2p 轨道形成4个 $sp^3$ 杂化轨道，其中2个杂化轨道各有一对孤对电子占据，它们不参与成键，而另外2个杂化轨道各有一个成单电子，这2个杂化轨道分别与2个氢原子的1s 轨道形成2个 O—H 的 $\sigma$ 键。由于2对孤对电子对2个 O—H 键有较大的排斥作用，使 O—H 键的夹角变为104°45′。因此，水分子的空间构型是角型。如图2－10所示。

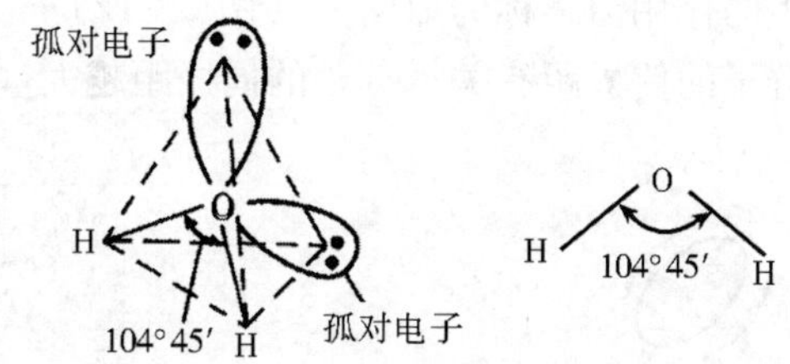


图 2-10　$sp^3$ 不等性杂化及 $H_2O$ 分子的空间构型

在 $NH_3$ 分子中，N 原子的价电子层结构是 $2s^22p_x^12p_y^12p_z^1$。1 个 2s 轨道和 3 个 2p 轨道形成 4 个 $sp^3$ 杂化轨道，其中 1 个杂化轨道有 1 对孤对电子占据，它不参与成键，而另外 3 个杂化轨道各有 1 个成单电子，这 3 个杂化轨道分别与 3 个氢原子的 1s 轨道形成 3 个 N—H 的 $\sigma$ 键。由于孤对电子对 N—H 键有较大的排斥作用，使 N—H 键的夹角变为 107°18′，$NH_3$ 的空间构型为三角锥型。如图 2-11 所示。

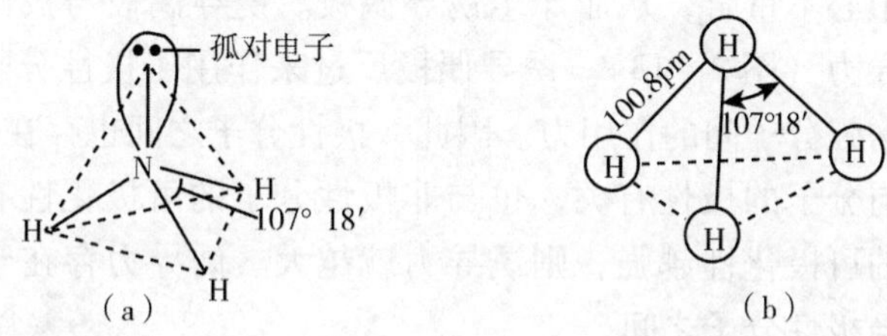


图 2-11　$sp^3$ 不等性杂化及 $NH_3$ 分子的空间构型

**课堂互动**

根据杂化轨道的空间构型，判断下列分子的极性。

1. $CH_4$（正四面体型）　2. $NH_3$（三角锥型）　3. $CO_2$（直线型）　4. $H_2S$（V 型）

## 第三节　分子间作用力和氢键

### 一、分子间作用力

水有三种不同的聚集状态，表明分子间存在作用力。1873 年荷兰物理学家范德华（van der Waals）首先指出了这种力的存在，通常把分子间的作用力称为范德华力。分子间作用力与化学键（键能约为 100~800kJ·mol$^{-1}$）相比很弱，即使在固体中也只有化学键强度的百分之一到十分之一。分子间作用力是决定物质熔点、沸点和溶解度等物理性质的重要因素。分子间作用力根据产生的原因和特点，可以分为取向力、诱导力和色散力。

**1. 取向力**

极性分子具有偶极，而偶极是电性的。当两个极性分子靠近时，极性分子的固有偶极将会发生同极排斥、异极相吸的作用，而使分子发生取向（有序）排列。这种由于极性分子固有偶极产生的作用力，称为取向力（图 2－12）。

取向力的大小，与分子的偶极距有关。分子的偶极距越大（分子的极性越强），其取向力就越大。

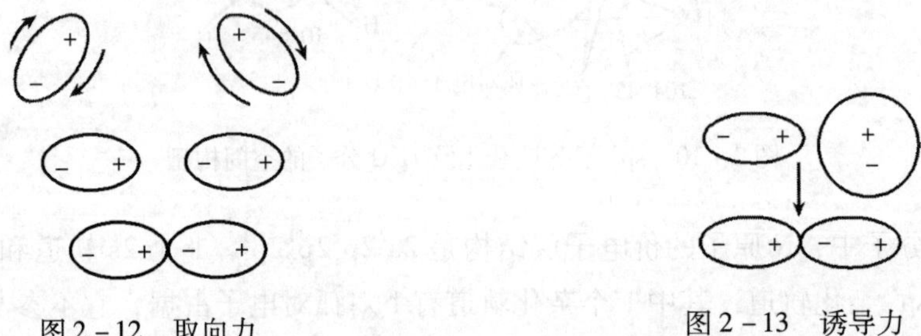

图 2－12　取向力　　图 2－13　诱导力

**2. 诱导力**

在极性分子与非极性分子之间，由于极性分子偶极所产生电场的作用，使非极性分子的正、负电荷中心不重合，从而产生诱导偶极。诱导偶极与极性分子的固有偶极间的作用力称为诱导力（图 2－13）。诱导偶极反过来作用于极性分子，可以增加极性分子的偶极，从而增强分子间的作用力。因此，极性分子之间也存在着诱导力。

诱导力的大小与分子的极性有关，也与非极性分子的可极化性有关。分子的极性越大，非极性分子的可极化性越强，则诱导力就越大。诱导力存在于极性分子与非极性分子、极性分子与极性分子之间。

**3. 色散力**

对于非极性分子，正、负电荷中心在某一瞬间发生相对位移，出现瞬间偶极。这种由于瞬间偶极而产生的分子之间的作用力称为色散力（图 2－14）。

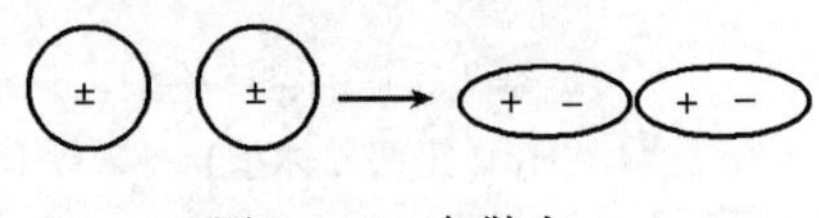

图 2－14　色散力

色散力存在于所有分子之间，并且是一种最主要的力。相对分子量越高，分子的可极化性越大，分子的极性就越大，分子间的色散力也就越强。综上所述，在非极性分子之间，只有色散力；极性分子与非极性分子之间，既有诱导力也有色散力；极性分子与极性分子之间，存在着取向力、诱导力和色散力。

分子间的作用力本质上都是静电引力，这种力是短程的，它的作用范围很小，大约是 300～500pm。研究表明，结构相似的同系列物质，相对分子量越大，分子间作用力越强，物质的熔点、沸点就越高，颜色也越深。例如，卤族元素单质，常温下氟、氯是气体，溴是液体而碘是固体，说明它们之间的分子间作用力随分子量增加而增大。

**课堂互动**

根据分子间的作用力的特点，解释为什么卤族单质从上至下颜色加深、物质的状态从气体到固体？

## 二、氢键

当研究ⅤA、ⅥA、ⅦA族元素氢化物的沸点变化规律时（图2－15），这些氢化物的沸点分别按$PH_3 \rightarrow SbH_3$、$H_2S \rightarrow H_2Te$、$HCl \rightarrow HI$的顺序依次增高。只有HF、$NH_3$、$H_2O$例外，它们的沸点比同族氢化物反常的高。一般来讲，结构相似的同系列物质，分子间作用力随分子量增加而增大，物质的熔点、沸点也随相对分子量增加而升高。因此，HF、$NH_3$、$H_2O$沸点偏高的现象表明它们的分子间除范德华力之外，还存在着另一种特殊的引力，这就是氢键。

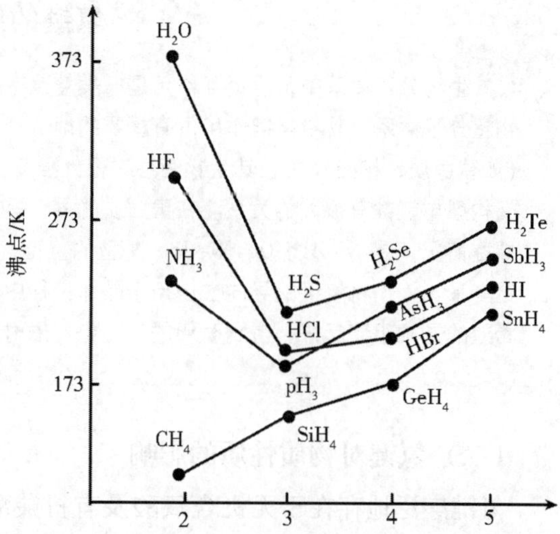

图2－15　同族元素氢化物的沸点变化

### （一）氢键的形成

以HF为例。氢原子核外只有一个电子。当氢原子与电负性很大、半径较小的F原子形成极性共价键H—F时，共用电子对强烈地偏向F原子一方，使H原子几乎成为“裸露”的质子。这个半径很小、无内层电子、带有部分正电荷的氢原子很容易与附近另一个分子中含有孤对电子并带有部分负电荷的F原子充分靠近而产生吸引作用，这种静电吸引作用称做氢键。如图2－16中的虚线所示。

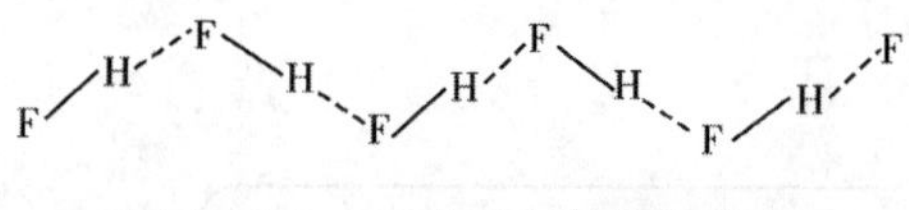

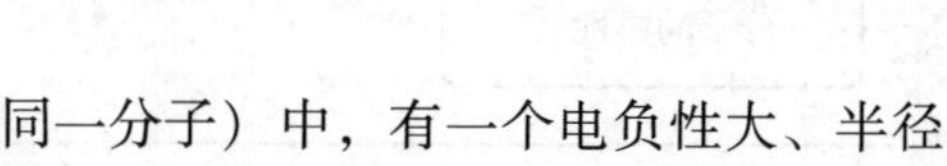

图2－16　HF分子中氢键的形成

形成氢键应该具备以下两个条件：

（1）分子中有一个与电负性大、原子半径小的元素X（通常为F、O、N）结合的H原子；

（2）另一分子（或同一分子）中，有一个电负性大、半径小、还有孤对电子的原子Y（通常为F、O、N）。

氢键用X－H···Y表示（X、Y表示F、O、N）。氢键分为分子间氢键和分子内氢键两类。分子间氢键使物质的熔点、沸点升高，而分子内氢键使物质的熔点、沸点反而降低。

氢键的键能一般为20～40 $kJ \cdot mol^{-1}$，介于化学键与范德华力之间，它是比较强的一种分子间作用力。氢键具有饱和性和方向性，形成氢键的三个原子X—H···Y在一条直线上，以保持X、Y的最大分离，排斥力最小；每一个X—H中的H只能与一个Y原子形成氢键，否则因为排斥力太大变得不稳定。

知识链接

### 氢键的应用

生物分子体系中，弱相互作用是一类普遍存在的重要作用。通过弱相互作用可以形成生物超分子体系，其中氢键作用占有重要的地位。杂环化合物广泛地存在于自然界生物大分子（如蛋白质、核酸）中，其生物活性在很大程度上取决于分子的空间构型，而这些分子的空间构型与氢键有很大的关系。在蛋白质的α－螺旋情况下是N－H…O型的氢键，DNA的双螺旋情况下是N－H…O、N－H…N型的氢键，因为氢键的增多，使这些结构稳定性增大。近年来，人们将氢键的导向性应用于晶体工程中，把一定的结构单元或功能单元按照某种所希望的方式组装起来，得到有用的光、电、磁材料，用于超分子组装中。

### （二）氢键对物质性质的影响

氢键广泛地存在于无机含氧酸及有机羧酸等有机物中。分子间氢键的存在，使物质在固体熔化或液体气化时，除了需要克服分子间力外，还必须破坏氢键，所以需要多消耗能量，熔点、沸点就会升高。HF、$NH_3$、$H_2O$ 沸点比同族氢化物反常升高，就是分子间存在氢键的缘故。当溶质与溶剂分子之间存在氢键时，溶质分子与溶剂分子间存在比较强的作用力，溶质在溶剂中的溶解度就会增大，所以氨极易溶解在水中，乙醇、甘油等可以与水混溶。通过氢键，简单分子可以缔合成复杂分子。因此，氢键在物质的结构中具有非常重要的意义。

## 本章小结

1. 分子的极性

共价键的形成：两原子通过共用电子对形成的化学键。
共价键的极性：相同原子形成的共价键是非极性键；
不同原子形成的共价键是极性键。

分子的极性

分子的极性：共价分子中正、负电荷中心重合的是非极性分子；反之，是极性分子。
共价键的极性与分子极性的关系：
1. 双原子分子，键的极性就是分子的极性。
2. 多原子分子的极性不仅取决于键的极性，还与分子的空间构型有关。
偶极矩$\mu$：用来衡量分子极性的大小 $\mu=q\cdot d$
偶极矩越大，则极性越强，偶极矩等于零的分子，是非极性分子。

2. 共价键理论

共价键理论

现代价键理论的基本要点：
1.两个原子接近时，自旋相反的两个单电子可以相互配对，形成稳定的共价键。（电子配对原理）
2.成键电子的原子轨道重叠越多，形成的共价键越稳定。（即最大重叠原理）

共价键的形成：两个原子之间是通过公用电子对吸引核
共价键的特性：饱和性、方向性
按原子轨道重叠程度分类：1. σ键：成键的原子轨道均沿着键轴方向以“头碰头”方式正面重叠形成的共价键。
2. π键：垂直于键轴的两个p轨道沿键轴的方向靠近时，以“肩并肩”方式侧面重叠。
共价键的键参数：键能、键长、键角。
配位键（特殊共价键）：满足两个条件，首先提供共用电子对的原子价电子层有孤对电子，其次接受共用电子对的原子价电子层有空轨道。

杂化轨道理论基本要点：
1. 形成分子时，只有同一原子能量相近的轨道才能相互杂化。
2. 杂化轨道的数目与组成杂化轨道的各原子轨道的数目相同。
3. 杂化后的轨道成键能力大于未杂化的轨道。
4. 不同类型的杂化，杂化轨道的空间取向不同。

杂化轨道类型与空间构型：
sp杂化：直线型；$sp^2$杂化：平面三角形；$sp^3$等性杂化：正四面体型；$sp^3$不等性杂化：V型或三角锥型等。

3. 分子间作用力和氢键

分子间作用力

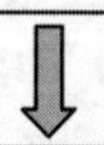

氢键形成条件：（1）分子中有一个与电负性大、原子半径小的元素X（通常为F、O、N）结合的H原子；（2）另一分子（或同一分子）中，有一个电负性大、半径小、还有孤对电子的原子Y（通常为F、O、N）。
氢键的表示：X–H···Y
氢键的类型：为分子间氢键和分子内氢键两类。
氢键对物质性质影响：分子间氢键使物质熔点、沸点反常升高，而分子内氢键会使物质的熔点、沸点降低。

取向力：两个极性分子靠近时，分子的固有偶极发生同极排斥、异极相吸产生的作用力。分子的偶极距（极性）越大，其取向力越大。
诱导力：极性分子与非极性分子之间，使极性分子的正、负电荷中心不重合而产生诱导偶极，诱导偶极与极性分子的固有偶极间的作用力。分子的极性越大，非极性分子的可极化性越强，则诱导力就越大。
色散力：非极性分子间，正、负电荷中心在某一瞬间，出现偶极，而产生的分子之间的作用力。分子的极性越大、可极化性越强，分子量越大，分子间的色散力就越大。

## 目标检测

## 一、单项选择题

1. 下列分子间只存在色散力的是
A. $SO_2$　　B. $CHCl_3$
C. $NH_3$　　D. $CH_4$

2. 下列物质中，在水中溶解性最小的是

A. $Br_2$　　B. HF 气体

C. 液态 $NH_3$　　D. HCl 气体

3. 下列分子中，属于非极性分子的是

A. $CO_2$　　B. $H_2S$

C. $SO_2$　　D. $H_2O$

4. 下列分子中，分子间不能形成氢键的是

A. $H_2O$　　B. HF

C. 液态 $NH_3$　　D. HCl

5. 下列分子中，含配位键的是

A. $Mg(OH)_2$　　B. $H_2O$

C. $NH_4Cl$　　D. $BaCl_2$

6. 下列分子中，具有极性键的非极性分子是

A. $NH_3$　　B. $H_2O$

C. $CO_2$　　D. $Cl_2$

## 二、填空题

1. 共价键是原子间通过______所形成的化学键。共价键特征是______和______。

2. 根据成键时原子轨道的重叠方式，共价键分为______键和______键，其稳定性______键＞______键。$N_2$ 分子中 N 原子间形成的是共价叁键，其中______条______键和______条______键。

3. 共价键的键参数主要有______、______和______。

4. 形成分子时，只有同一原子能量______的轨道才能相互杂化。sp 杂化轨道夹角______，又称______形杂化轨道。$BF_3$ 分子呈______形，B 原子轨道进行______杂化。

5. $CO_2$ 分子中，C—O 键是______共价键，$CO_2$ 分子是______分子。

6. 分子间力按产生的原因和特点可分为______、______和______。

## 三、判断题

1. 极性分子一定含有极性键。（ ）

2. 非极性分子中一定不含极性键。（ ）

3. 共价键的键长越长，共价键就越牢固。（ ）

4. 含有极性键的多原子分子一定是极性分子。（ ）

5. 色散力只存在于非极性分子之间。（ ）

6. 偶极矩为零的分子是非极性分子。（ ）

7. 同一分子中，能量相近的轨道可以杂化。（ ）

## 四、综合题

1. 为什么常温下 $H_2O$ 是液体而 $H_2S$ 是气体?

2. 指出下列各组物质中存在的分子作用力。

（1）$Br_2$ 与 $CCl_4$　（2）$CO_2$与 $H_2O$　（3）$CO_2$ 气体　（4）$CH_3OH$ 和 $H_2O$

3. 为什么 $NH_3$ 在 $H_2O$ 中溶解度较大?

4. 试用杂化轨道理论，说明下列分子的成键过程。

（1）$CO_2$ 分子为直线型，键角是 180°。

（2）$CCl_4$ 是正四面体，键角 109°28′。

（3）$SO_2$ 分子是 V 型，键角 109°28′。

（4）$PCl_3$ 夹角约 108°，空间构型为三角锥型。

（林　珍）

# 化学反应模块

## 探讨化学反应的基本规律

在自然界，在生物体内，化学反应无处不在，无时不进行。例如：矿物的生成，生物的成长，营养和药物的吸收等。化学反应有快有慢：酸碱反应，瞬时完成；石油的生成，经历千万年。在工业生产中，人们总是希望用较快的速率和最少的成本而获得最高的产率，这些都涉及到化学反应速率与化学平衡的问题。每一个化学反应，都有它自己的规律，让我们共同去探讨化学反应的基本规律。

# 第三章 化学反应速率

◎**知识目标**

1. 掌握化学反应速率的表示方法及化学反应速率的基本概念如基元反应、复杂反应、活化能和反应级数等。
2. 掌握温度、浓度及催化剂对反应速率的影响。
3. 了解活化能和活化分子数及其与反应速率的关系。熟悉碰撞理论的基本内容。

◎**技能目标**

1. 能根据实验结果确定反应级数和速率方程。
2. 能运用质量作用定律对基元反应的反应速率进行有关计算。
3. 能运用阿仑尼乌斯经验公式进行有关计算。

在我们生活的周围，时刻发生着无数的化学反应，有的缓慢进行，有的瞬时完成。对于不同化学反应，人们的希望与需求各不相同，如，患者希望通过药物作用使疾病尽可能快些消失；健康者则采用多种方式试图使细胞退行性变化尽可能慢些。要想控制化学反应的快与慢，必须研究化学反应速率，研究影响化学反应速率的主要因素，研究化学反应的机制。这些问题都属于化学动力学。

## 第一节 化学反应速率方程式

### 一、化学反应速率的概念和表示方法

不同化学反应进行的快慢是不同的。有的反应进行得非常迅速，例如爆炸和中和反应等，在瞬间就能完成。但有的反应则进行得十分缓慢，例如氢和氧在常温下化合生成水、石油的生成等，以致在有限的时间内难以觉察。

化学反应快慢程度常用化学反应速率（rate of chemical reaction）来描述。通常用单位时间内反应物或产物浓度改变的量的绝对值来表示该化学反应的反应速率。其化学反应速率的数学表达式为：

$$\bar{v} = \left|\frac{C_2 - C_1}{t_2 - t_1}\right| = \left|\frac{\Delta C}{\Delta t}\right| \tag{3-1}$$

其中$\bar{v}$表示化学反应在$\Delta t$时间段内，某反应物浓度的改变量（$\Delta C$）。浓度的单位用$mol \cdot L^{-1}$，时间单位可用秒（s）、分（min）或小时（h）表示，则反应速率的单位可

用 $mol \cdot L^{-1} \cdot s^{-1}$、$mol \cdot L^{-1} \cdot min^{-1}$ 或 $mol \cdot L^{-1} \cdot h^{-1}$ 表示。

**【例 3－1】** 某条件下，在一容器中进行合成氨的反应 $N_2(g) + 3H_2(g) \rightleftharpoons 2NH_3(g)$，起始时氮气的浓度为 1.0 $mol \cdot L^{-1}$、氢气的浓度为 3.0 $mol \cdot L^{-1}$，2s 后测得氨气的浓度为 0.4 $mol \cdot L^{-1}$，计算以各种物质表示的反应速率。

解：根据各物质量的关系有

| | $N_2(g)$ + | $3H_2(g) \rightleftharpoons$ | $2NH_3(g)$ |
|---|---|---|---|
| 起始浓度（$mol \cdot L^{-1}$） | 1.0 | 3.0 | 0 |
| 2s 后浓度（$mol \cdot L^{-1}$） | 1－0.4/2＝0.8 | 0.8×3＝2.4 | 0.4 |
| 2s 内浓度的变化量度 | －0.2 | －0.6 | 0.4 |
| 平均每秒浓度的变化量度（$mol \cdot L^{-1} \cdot s^{-1}$） | －0.1 | －0.3 | 0.2 |

反应速率 $\bar{v}$ 分别可以表示为：

$$\bar{v}_{N_2} = -\frac{0.8-1.0}{2} = 0.1\ (mol \cdot L^{-1} \cdot s^{-1})$$

$$\bar{v}_{H_2} = -\frac{2.4-3.0}{2} = 0.3\ (mol \cdot L^{-1} \cdot s^{-1})$$

$$\bar{v}_{NH_3} = \frac{0.4-0}{2} = 0.2\ (mol \cdot L^{-1} \cdot s^{-1})$$

从上面的计算可以看出，同一个反应用不同物质的浓度变化表示反应速率时，其数值是不同的，但它们之间有一定的数量关系，它们的比值恰好等于化学反应方程式中各物质的化学计量系数之比（$v_{N_2} : v_{H_2} : v_{NH_3} = 1:3:2$）。用反应方程式各物质化学计量系数去除该物质所表示的反应速率，得到的是同一反应的同一速率。

$$\bar{v} = -\frac{\Delta C(N_2)}{\Delta t} = -\frac{\Delta C(H_2)}{3\Delta t} = \frac{\Delta C(NH_3)}{2\Delta t} \tag{3-2}$$

推广到一般的化学反应：

$$a\,A + b\,B = m\,C$$

$$\frac{1}{a}\bar{v}(A) = \frac{1}{b}\bar{v}(B) = \frac{1}{m}\bar{v}(C)$$

这种关系明确了反应物消耗速率和产物生成速率间的倍数。在表示反应速率时，用何种物质浓度的变化来表示化学反应速率都是可以的，但必须注明使用的是哪种物质。上述化学反应的反应速率是指 $\Delta t$ 时间内的平均速率。如图 3－1 所示，它是由线段 AF 的斜率除以化学计量系数而得到。

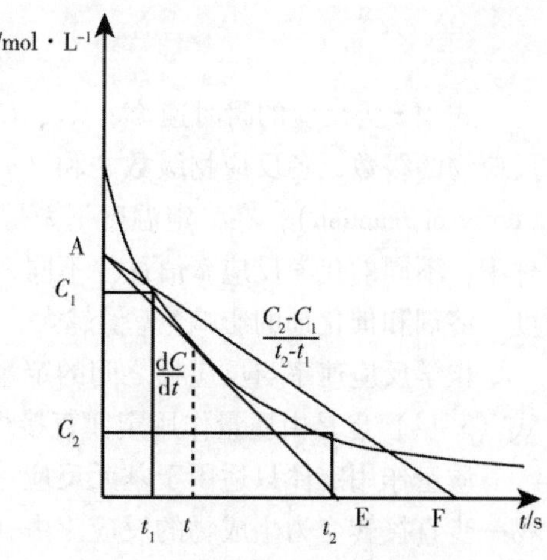

图 3－1　反应物浓度与时间的关系

在化学反应的实际进行中，反应物和生成物的浓度都在不断地变化，所以，一个反应的速率通常不是固定不变，而是在不断地变化着。对于绝大多数反应速率是随着反应的进行而减小的。为了准确地表示某一时间 $t$

时的反应速率，需要用在某一瞬间进行的瞬时速率 $v$ 来表示，瞬时速率是 $\Delta t$ 趋向于零时，平均速率的极限。即图 3－1 中，$t$ 时刻的反应速率，由线段 AE 的斜率除以化学计量系数而得到。

$$v_A = -\lim_{\Delta t \to o} \frac{\Delta C_A}{\Delta t} = -\frac{dC_A}{dt}$$

$$v_C = \lim_{\Delta t \to o} \frac{\Delta C_C}{\Delta t} = \frac{dC_C}{dt}$$

对任何一个化学反应，用不同的物质表示的瞬时反应速率同样符合如下的关系：

$$-\frac{dC_A}{a dt} = -\frac{dC_B}{b dt} = \frac{dC_C}{c dt} \qquad (3-3)$$

在工业生产中，需要知道在给定的反应条件下，化学反应以怎样的速率进行，才可获得预期的产量，反应条件的改变将如何影响反应速率。这些问题涉及到影响反应速率的因素及它们对速率的影响规律。

## 二、质量作用定律

化学反应速率的大小首先取决于参与反应的物质的本性，此外其他外界条件如：浓度、温度、压强等，亦影响着反应速率。由图 3－1 可见，在反应初期因反应物浓度较大，切线的斜率也较大，随着反应的不断进行反应物浓度逐渐减少，从而切线的斜率变小。同样在实际的反应中也是如此，例如物质在氧气中的燃烧比在空气中快得多，这是因为空气中只含有约 20% 的氧气。可见，恒温下的化学反应，其速率主要取决于反应物的浓度。反应物的浓度愈大，反应速率愈快。

19 世纪中期，挪威化学家 G. M. Guldberg 和 P. Waage 在总结了大量实验数据的基础上，概括了化学反应速率与反应物浓度之间的定量关系：在恒定温度下，基元反应的反应速率与各反应物浓度的幂的乘积成正比。这个规律称为质量作用定律（law of mass action）。对于一个一般的反应：

$$a\,A + b\,B = m\,C$$

$$v \propto C_A^a C_B^b$$

$$\text{或 } v = kC_A^a C_B^b \qquad (3-4)$$

式中 $v$ 为反应的瞬时速率；$C_A$、$C_B$ 分别表示 A、B 反应物的瞬时浓度；$a$、$b$ 称为反应物的级数，各反应物级数之和（$a+b=n$），则称为反应的总级数或简称反应级数（order of reaction）；在一定温度下 $k$ 是常数，称为速率常数（rate constant），在相同条件下，不同的化学反应 $k$ 值往往不同，$k$ 值不因反应物浓度的变化而变化，但受反应温度、溶剂和催化剂的影响，$k$ 值越大，化学反应越快。

化学反应速率与反应物之间的定量关系称之为化学反应速率方程（rate equation）。式（3－4）也是由质量作用定律直接得出的反应速率方程。

质量作用定律只适用于基元反应（elementary reaction）。所谓基元反应是指由反应物一步直接转变为生成物的反应。由一个基元反应构成的反应称为简单反应。例如：

$$SO_2Cl_2 = SO_2 + Cl_2 \qquad v = kC_{SO_2Cl_2}$$

$$2NO_2 = 2NO + O_2 \qquad v = kC_{NO_2}^2$$

$$NO_2 + CO \xlongequal{} NO + CO_2 \qquad v = kC_{NO_2}C_{CO}$$

大多数化学反应是由两个或两个以上的基元反应构成，这样的反应我们称为复杂反应（complex reaction）。在复杂反应中，各步反应的速率是不同的。整个反应的反应速率取决于速率最慢的那一步反应。

例如：

$$H_2(g) + I_2(g) == 2HI(g)$$

分两步完成：

第一步　$I_2(g) \xlongequal{} 2I(g)$　快

第二步　$H_2(g) + 2I(g) \xlongequal{} 2HI(g)$　慢

复杂反应的每个基元反应都有自己的速率方程，它可以由反应式得到。而总反应的速率方程则是由实验确定的，反应级数与计量系数没有必然联系，一般情况下，两者是不一致的。因此，如果一个反应的反应级数与其化学方程式中的计量系数不同，基本可以确定它是一个复杂反应。但是这一点反过来并不成立。如上述反应的反应速率为：

$$v = kC_{H_2}C_I^2$$

所以，一个反应究竟是复杂反应还是简单反应，必须经过实验确定。速率方程是一个重要的依据，但不是唯一的依据。

**课堂互动**

1. 在反应速率公式中为什么会出现正负号，何时使用正号，何时使用负号？
2. 由氢气和碘蒸气化合生成碘化氢的反应，实验测得的反应速率为：

$$v = kC_{H_2}C_{I_2}$$

与质量作用定律书写一致，为什么是非基元反应？

## 第二节　简单级数反应

在化学反应速率方程各反应物浓度幂中的指数，称为反应物的级数，所有反应物的级数之和，称为该反应的总级数，或反应级数。各反应物的级数及反应级数都须由实验确定，与化学方程式中各反应物的化学计量系数不一定相同。只有在基元反应中反应物的化学计量系数之和与反应级数是相等的。常见的有：

零级反应　$v = -\dfrac{dC}{dt} = k_0$

一级反应　$v = -\dfrac{dC}{dt} = k_1 C$

二级反应　$v = -\dfrac{dC}{dt} = k_2 C^2$ 或 $v = -\dfrac{dC}{dt} = k_2 C_A C_B$

### 一、零级反应

零级反应（zero order reaction）是指反应速率与反应物的零次方成正比（即反应速

率与反应物的浓度无关)。零级反应比较少。一些发生在固体表面上的反应属于零级反应。如催化剂表面上的分解反应、酶催化反应等，反应速率决定于固体催化剂的有效表面活性位或酶的浓度。

若对任一个零级反应：

$$A \longrightarrow C$$

则有

$$-\frac{dC_A}{dt} = k_0 C_A^0 = k_0 = 常数 \tag{3-5}$$

$$dC_A = -k_0 dt$$

对上式两边积分：$t=0$ 时，$C_A = C_{A,0}$；$t=t$ 时，$C_A = C_{A,t}$，得：

$$C_{A,t} = C_{A,0} - k_0 t \tag{3-6}$$

在零级反应中，反应物浓度 $C_A$ 与时间 $t$ 呈直线关系，直线的斜率为 $-k_0$，截距为 $C_{A,0}$（图 3-2)。

当剩余反应物浓度为起始浓度的一半时，$C_{A,t} = C_{A,0}/2$，反应的时间为 $t_{1/2}$，称为半衰期。由式得

$$t_{1/2} = \frac{C_0}{2k_0} \tag{3-7}$$

所以零级反应的半衰期与反应物的初始浓度成正比。

## 二、一级反应

一级反应（first order reaction）是指反应速率与反应物的一次方成正比。

若对任一个一级反应：

$$A \longrightarrow C$$

则有：

$$v = -\frac{dC_A}{dt} = k_1 C_A \tag{3-8}$$

即有：

$$-\frac{dC_A}{C_A} = k_1 dt$$

两边积分：

$$\int_{C_{A,0}}^{C_{A,t}} -\frac{dC_A}{C_A} = \int_0^t k_1 \, dt$$

得：

$$\ln\frac{C_{A,0}}{C_{A,t}} = k_1 t \text{ 或 } \lg\frac{C_{A,0}}{C_{A,t}} = \frac{k_1 t}{2.303} \tag{3-9}$$

在一级反应中，反应物浓度的对数 $\ln C_A$ 与时间 $t$ 呈直线关系，直线的斜率为 $-k_1$，截距为 $\ln C_{A,0}$（图 3-2)。

当反应物浓度降为起始浓度的一半时：$C_{A,t} = C_{A,0}/2$，反应的时间为 $t = t_{1/2}$，则：

$$t_{1/2} = \frac{\ln 2}{k_1} = \frac{0.693}{k_1} \tag{3-10}$$

因此，一级反应的半衰期是一个常数，与反应物的起始浓度无关。常见的热分解反应、分子重排反应都符合一级反应规律，许多药物在体内的吸收、分布、代谢和排

泄近似地看作一级反应。

## 三、二级反应

反应速率与一种反应物浓度的平方成正比，或与两种反应物浓度的乘积成正比的反应都是二级反应（second order reaction）。

对于二级反应（单一反应物）：

$$2A \longrightarrow C$$

则：

$$v = -\frac{dC_A}{dt} = k_2 C_A^2 \tag{3-11}$$

整理得：
$$-\frac{dC_A}{C_A^2} = k_2 dt$$

两边积分：

$$\frac{1}{C_{A,t}} = \frac{1}{C_{A,0}} + k_2 t \tag{3-12}$$

可见，二级反应中，反应物浓度的倒数与时间呈直线关系，直线的斜率为 $k_2$，截距为 $1/C_{A,0}$（图 3－2）。

将 $C_{A,t} = C_{A,0}/2$ 代入上式得：

$$t_{1/2} = \frac{1}{k_2 C_{A,0}} \tag{3-13}$$

在二级反应中，半衰期 $t_{1/2}$ 与起始浓度呈反比，起始浓度愈大，$t_{1/2}$ 愈小。二级反应是一类常见的反应，溶液中许多反应都符合二级反应规律，如加成、取代、消除等，一些缓释长效药，其释药速率在相当长的时间内比较恒定，属于零级反应。国际上应用较广的一种皮下植入剂，内含女性避孕药左旋 18－甲基炔诺酮，每天释药约 30μg，可一直维持 5 年左右。

## 四、简单级数反应速率方程小结

一些简单级数反应速率方程及其特征见表 3－1。

**表 3－1　零级、一级和简单二级反应总结**

| $n$ | 微分速率方程 | 积分速率方程 | 半衰期 $t_{1/2}$ | 线性关系户 | K 的单位 |
| --- | --- | --- | --- | --- | --- |
| 零级 | $v = -\frac{dC}{dt} = k$ | $C_0 - C = kt$ | $t_{1/2} = \frac{C_0}{2k}$ | $C-t$ | $mol \cdot L^{-1} \cdot s^{-1}$ |
| 一级 | $v = -\frac{dC}{dt} = kC_A$ | $\ln\frac{C_0}{C} = kt$ | $t_{1/2} = \frac{\ln 2}{k}$ | $\ln C - t$ | $s^{-1}$ |
| 二级 | $v = -\frac{dC}{dt} = kC_A^2$ | $\frac{1}{C} - \frac{1}{C_0} = kt$ | $t_{1/2} = \frac{1}{kC_{A,0}}$ | $1/C - t$ | $L \cdot mol^{-1} \cdot s^{-1}$ |

分别绘制 $C-t$、$\ln C-t$、$1/C-t$ 图，如图 3－2 所示。

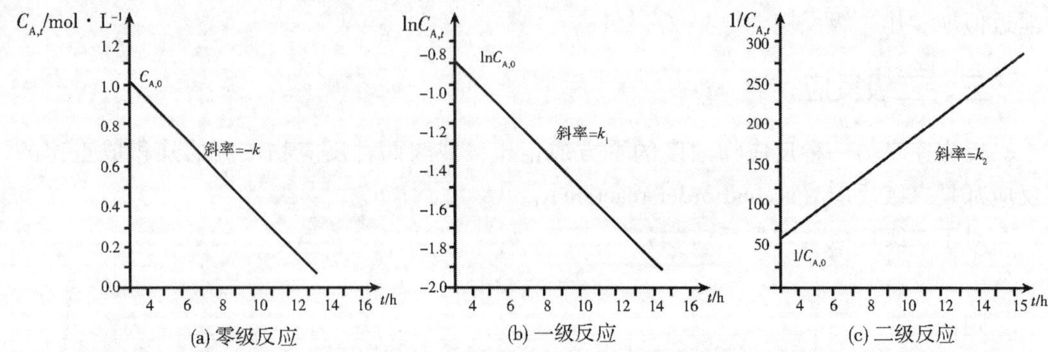


图 3-2　零级反应、一级反应、二级反应与时间的关系图

【**例 3-2**】四环素在人体血液中消耗呈现简单级数反应，若给病人注射 0.5g 后，在不同时刻 $t$ 测定血液中四环素的浓度 $c$，得到数据如下，求：①用作图法求四环素在人体血液中消耗的反应级数。②四环素在血液中的半衰期。③欲使血液中的四环素浓度不低于 0.37mg/100ml，需间隔几小时注射第二次？

| $t$（h） | 4 | 8 | 12 | 16 |
|---|---|---|---|---|
| $C$（mg/100ml） | 0.480 | 0.326 | 0.222 | 0.151 |

解：①分别计算在各种时刻的 $\ln C$ 和 $1/C$，如下表：

| $t$（h） | 4 | 8 | 12 | 16 |
|---|---|---|---|---|
| $C$（mg/100ml） | 0.480 | 0.326 | 0.222 | 0.151 |
| $\ln C$ | −0.734 | −1.124 | −1.505 | −1.89 |
| $1/C$（100ml / mg） | 2.083 | 3.067 | 4.505 | 6.623 |

分别绘制 $C-t$、$\ln C-t$、$1/C-t$ 图如下：

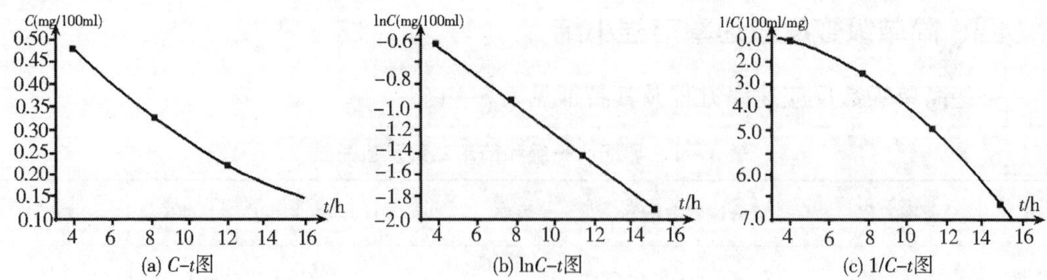


可见，图（b）为直线，说明四环素在人体血液中的消耗是一级反应。

②图（b）中直线斜率 = $-0.0964h^{-1}$，则四环素在人体血液中的消耗速率 $k = 0.0964h^{-1}$，

$$t_{1/2} = \frac{\ln 2}{k} = \frac{0.693}{k} = \frac{0.693}{0.096} = 7.22$$

③由直线方程 $\ln C_A = \ln C_0 - 0.096t$，求得 $C_0 = 0.70$ mg/100ml。当血液中四环素浓度降为 0.37mg/100ml 时，所需时间为：

$$t = \frac{1}{k}\ln\frac{C_0}{C_A} = \frac{1}{0.096}\ln\frac{0.70}{0.37} = 6.64\ \text{h}$$

因此，为使血液中四环素浓度不低于0.37mg/100ml，应在6h后注射第二次。

# 第三节　化学反应速率理论简介

通过化学反应速率方程的讨论，了解化学反应速率的基本规律，从分子水平上作出对化学反应速率的解释。目前最通用的有碰撞理论和过渡态理论。

## 一、碰撞理论

1918年英国科学家路易斯（W. C. M. Lewis）在气体分子运动论的基础上，提出反应速率理论——简单碰撞理论。碰撞理论在一定程度上较好地解释了不同化学反应，尤其是气态双原子分子反应速率的差别。碰撞理论的基本假设如下：

（1）反应气体分子可看作简单的刚球，无内部结构。

（2）分子必须通过碰撞才能发生反应。碰撞频率越高，化学反应速率越快。

（3）不是任何两个反应物分子碰撞都能发生反应，只有分子动能大于或等于某一临界能的分子，它们之间的碰撞才能发生反应，这种能导致发生反应的碰撞称为有效碰撞（effective collision），能够发生有效碰撞的分子称为活化分子。

气体分子能量有一个分布。图3-3为一定温度下气体分子能量分布曲线，横坐标表示分子能量$E$，纵坐标表示具有一定能量的分子分数（具有能量$E$的分子数$\triangle N$占分子总数$N$之比）。图中$E_{平}$表示在该温度下的分子平均能量，$E_0$是活化分子必须具有的最低能量，能量高于$E_0$的分子才能产生有效碰撞。活化分子所具有的最低能量与分子的平均能量之差称为简单碰撞的活化能，用符号$E$a表示。

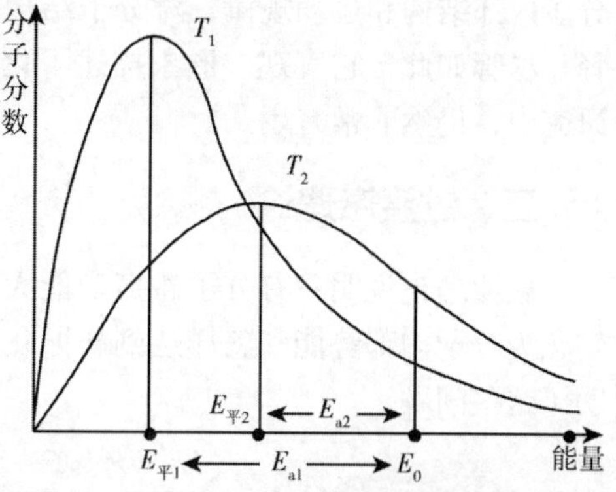


图3-3　气体分子能量分布曲线

由图可见，大多数分子具有平均能量，能量很高或很低的分子都比较少。曲线与横坐标之间的面积代表具有不同能量的分子总数，$E_0$右边曲线下面积为活化分子所占的分数。反应活化能愈大，活化分子所占的分数就愈小，活化分子数也就愈少，因而反应速率就愈小；反之，如果活化能愈小，反应速率就愈大。当温度一定时，具有不同能量分子的百分数一定，曲线的形状也就一定，其活化分子百分数也是一定的。同一反应温度越高（$T_2>T_1$），活化分子所占的比例就越大。有效碰撞比例越大，化学反应速率越快。不同反应具有不同的活化能$E$a，自然具有不同的反应速率。

（4）发生有效碰撞时，反应物分子（即活化分子）除了具有足够的能量外，还必须具有适当的碰撞方向，在这个方向上碰撞有利于旧键的断裂和新键的生成，这样才能发生反应。例如，二氧化氮与一氧化碳的反应：

$$CO(g) + NO_2(g) = CO_2(g) + NO(g)$$

在 CO 与 $NO_2$ 分子碰撞时，只有当 CO 中的碳原子与 $NO_2$ 中的氧原子靠近，并沿着 C—O 与 N—O 直线方向相碰撞，才能发生反应，这样的碰撞为有效碰撞（图 3-4）。

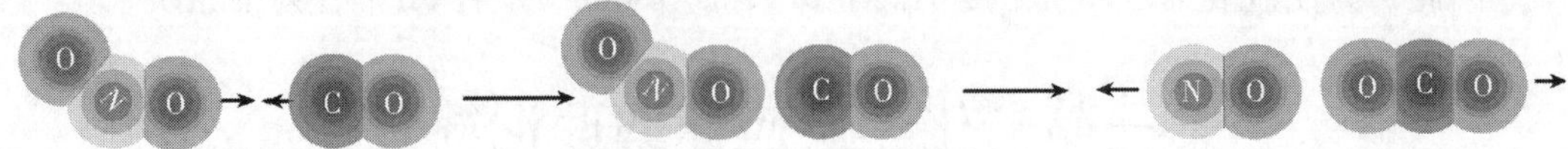

图 3-4　$NO_2$ 与 CO 适当碰撞方位

如果 $NO_2$ 中氮原子与 CO 中的碳原子相撞，则不会发生反应（图 3-5）。因此，碰撞的分子只有同时满足了能量要求和适当的碰撞方位时才能发生反应。

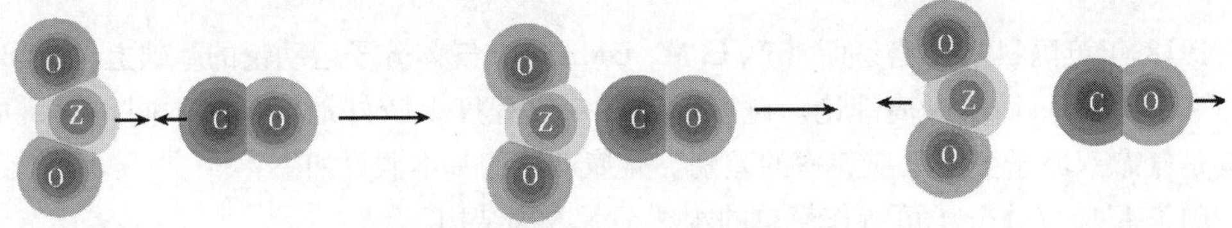

图 3-5　$NO_2$ 与 CO 不适当碰撞方位

碰撞理论简单、直观，从分子角度解释了一些实验事实，在反应速率理论的建立和发展中起了重要的作用。但由于碰撞理论将复杂的分子看作简单的刚性球，忽视了分子内部结构和运动规律，对分子结构较为复杂的反应，该理论就不能圆满地给予解释。尽管如此，它直观、形象描述了化学反应的发生。因此，在今天反应速率理论的研究中，仍然非常有用。

## 二、过渡态理论

碰撞理论说明只有分子碰撞动能大于临界能才能反应，并没有说明碰撞动能如何转化为分子内部势能和怎样达到新旧化学键交换的活化状态，而过渡态理论较好地说明了这些问题。

**知识链接**

### 过渡态理论

过渡态理沦（transition state theory）最早是在 1930 年提出，1935 年后经艾林（H. Eyring）等人补充完成。它考虑了反应物分子的内部结构及运动状况，从分子角度更为深刻地解释了化学反应速率，比简单碰撞理论前进了一大步。

过渡状态理论认为：反应物分子要变成产物，总要经过足够能量碰撞，生成高势能的活化配合物的过渡状态，此活化配合物可能分解成原始的反应物，也可能分解为产物。

对于反应 A + BC ═AB + C，当反应物 A 分子沿着双原子 BC 分子的 B—C 连线方向，以一定速度接近 B，随着 AB 间距离变短，碰撞动能逐渐变为原子间势能，使 B—C 键拉长而减弱。使得 A、B 间将成键而未成键，B、C 间的键将断裂而未断裂，形成势能更高的状态［A…B…C］，称之为过渡态。过渡态的化学键较弱，所以一经形成，便很快分解，有可能分解为较稳定的产物，也可能分解为原来的反应物。此时势能转化为动能（图3－6）。

由图3－6可见，反应物要形成过渡态，它的能量必须比反应物的平均能量高出$E_{a_1}$，这就是正反应的活化能。由于产物的平均能量比反应物低，因此，这个反应是放热反应。如果反应逆向进行，即AB＋C＝A＋BC，也是要先形成A…B…C活化配合物，然后再分解为产物A和BC。这时，逆反应的活化能为$E_{a_2}$，它是一个吸热反应。由于$E_{a_2} > E_{a_1}$，所以吸热反应的活化能总是大于放热反应的活化能。

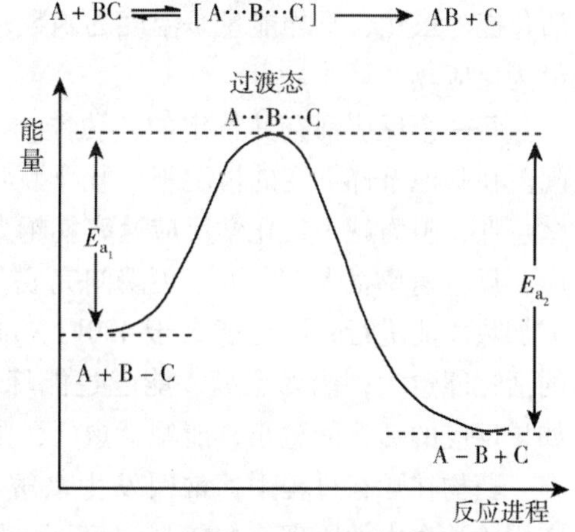


图3－6　反应过程能量变化

由以上讨论可知，反应物分子必须具有足够的能量才能越过反应坐标中的能峰而变为产物分子。反应的活化能愈大，能峰愈高，能越过能峰的反应物分子比例愈少，反应速率就愈小。反之，如果反应的活化能愈小，能峰就愈低，则反应速率就愈大。过渡状态理论是构建在量子力学基础上的，它在一定程度上补充和修正了简单碰撞理论。但是，由于量子力学对多质点问题的处理并不成熟，过渡状态理论依然不能准确预测反应速率。

**课堂互动**

在所示反应能量变化图上，哪一点代表反应中间产物？哪一点代表活化配合物？

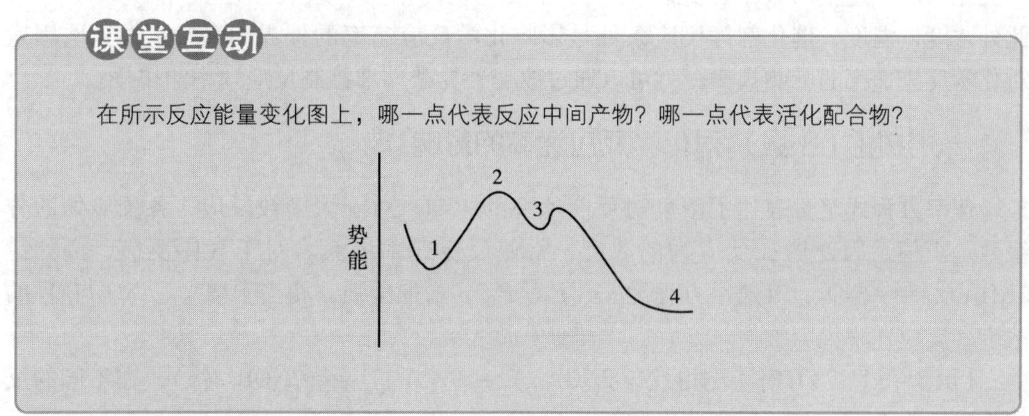


## 三、活化能

活化能的概念是阿仑尼乌斯（S. A. Arrhennius）提出来的。定义为活化分子所具有的最低能量与分子的平均能量之差。在图3－3中，温度$T_1$下，反应的活化能为$E_{a_1}$；温度$T_2$下，反应的活化能为$E_{a_2}$。但是，由$T_1$变至$T_2$需要能量支撑，所以，反应的活化能$E_a$受温度的影响不大，几乎为0。温度升高一方面增加了分子间碰撞频率，更主要的是使较多的分子获得能量而成为活化分子，使单位时间内有效碰撞次数显著增加。

欲使反应物变成产物必须越过能峰生成过渡态，只有活化分子才可以顺利地翻越这一特定的能峰而发生反应。在图3-6中，$E_{a_1}$为正反应的活化能，是反应物分子的平均能量与过渡态平均能量之差；同样，$E_{a_2}$为逆反应的活化能，是生成物分子的平均能量与过渡态平均能量之差。由于$E_{a_2}>E_{a_1}$，所以吸热反应的活化能总是大于放热反应的活化能。虽然，平均能量是温度的函数，但$E_{a_1}$与$E_{a_2}$都近似与温度无关；$E_{a_1}$与$E_{a_2}$的差值为反应热。

每一个反应都有其特定的活化能，一般化学反应的活化能在60～250kJ·mol$^{-1}$之间。在其他条件不变的情况下，化学反应的活化能越小，反应进行时所需要越过的能垒越低，阻力越小，化学反应速率就越大。实践已证明，活化能小于42kJ·mol$^{-1}$的反应，反应速率很大，室温下可瞬间完成，而活化能大于100 kJ·mol$^{-1}$的反应，反应常需加热才能进行，活化能大于420kJ·mol$^{-1}$的反应，化学反应进行的速率很慢。反应的活化能愈大，能峰愈高，能越过能峰的反应物分子的比例愈少，反应速率就愈小；如果反应的活化能愈小，能峰就愈低，则反应速率就愈大。

药物在贮存过程中，常因发生水解、氧化等反应而使含量逐渐降低，乃至失效。应用化学动力学原理，在较高温度下进行试验，使药物降解反应加速进行，测定各温度下药物浓度随时间的变化，求得药物降解反应级数及各温度下的反应速率常数，再依据阿仑尼乌斯经验公式求得活化能和指前因子，经数学处理后外推得出药物在室温下的贮存期。

## 第四节　影响化学反应速率的因素

化学反应速率的大小首先取决于参加反应物的结构、组成和性质等物质的本性；此外浓度、温度、催化剂等反应条件是影响化学反应速率的外界因素。掌握这些因素对化学反应速率的影响规律，就可以通过改变外界条件来控制反应速率的快慢。

### 一、浓度（压强）对化学反应速率的影响

速率方程式定量表达了浓度对反应速率的影响。对于大多数反应，各反应物的分级数是正值，因此增加反应物的浓度，常使反应速率增大。对于气体反应，例如：$2NO+O_2 \rightleftharpoons 2NO_2$，其速率方程为$v=kP_{NO}^{2}P_{O_2}$，增加压强，相当于增大了NO与$O_2$的浓度，反应速率大大加快。

**【例3-3】**273℃时，测得反应$2NO(g)+Br_2(g) \rightleftharpoons 2NOBr(g)$，在不同的反应物初始浓度下，初始反应速率如下：

| 微分速率方程 | 初始浓度（mol·L$^{-1}$） | | 初始速率（mol·L$^{-1}$·s$^{-1}$） |
|---|---|---|---|
| | NO | $Br_2$ | |
| 1 | 0.1 | 0.1 | 12 |
| 2 | 0.1 | 0，2 | 24 |
| 3 | 0.1 | 0.3 | 36 |
| 4 | 0.2 | 0.1 | 48 |
| 5 | 0.3 | 0.1 | 108 |

试求：①反应级数；②速率常数：③速率方程式

解：①设反应的速率方程式为

$$v = kC_{NO}^{\alpha}C_{Br_2}^{\beta}$$

由实验1和实验2得

$$v_1 = kC_{NO,1}^{\alpha}C_{Br_2,1}^{\beta}$$

$$v_2 = kC_{NO,2}^{\alpha}C_{Br_2,2}^{\beta}$$

两式相除得 $2 - 2^{\beta}$

所以 $\beta = 1$

由实验1和实验3得

$$v_1 = kC_{NO,1}^{\alpha}C_{Br_2,1}^{\beta}$$

$$v_3 = kC_{NO,3}^{\alpha}C_{Br_2,3}^{\beta}$$

两式相除得 $3 = 3^{\beta}$

所以 $\beta = 1$

由两组实验数据均求得 $Br_2$ 的分级数为一级。

以同样的方法分析实验1和实验4、实验1和实验5两组数据可得 $\alpha = 2$，即NO的分级数为二级。反应的总级数 $n = \alpha + \beta = 2 + 1 = 3$。

②将 $\alpha = 2$，$\beta = 1$ 和任何一组实验数据代入所设速率方程，均可求得速率常数：

$$k = 1.2 \times 10^4\ L^2 \cdot mol^{-2} \cdot s^{-1}$$

用实验数据求速率常数时，应该至少求出三个 $k$ 值，最后结果是这些 $k$ 值的平均值 $\bar{k}$。对于本题，$\bar{k} = 1.2 \times 10^4\ L^2 \cdot mol^{-2} \cdot s^{-1}$

③所以，本题该反应的速率方程为 $v = (1.2 \times 10^4 L^2 \cdot mol^{-2} \cdot s^{-1})C_{NO,3}^{2}C_{Br_2,3}$

然而，还有一些反应，为加快其反应速率增加所有反应物的浓度并无必要，例如药物非那西汀的生产中有一个反应：

$$p - NH_2C_6H_4OC_2H_5 + CHCOOH \rightleftharpoons p - CH_3CONHC_6H_4OC_2H_5 + H_2O$$

其速率方程式为：$v = kC_{CH_3COOH}^2$，对于对乙氧基苯胺是零级。增加对乙氧基苯胺的浓度，对反应速率没有影响，只有增加醋酸浓度，才能加快反应速率。工业生产正是在醋酸过量65%的条件下进行生产的。

此外，有的反应对参与反应的某物质有负值的分级数，这表明该物质能够阻抑反应的进行，增加它的浓度反而使反应速率下降。综上所述，浓度对反应速率的影响包括浓度的高低以及级数的大小和正负。只有当温度及催化剂确定后，浓度才是影响化学反应速率的唯一因素。

## 二、温度对化学反应速率的影响

温度是影响反应速率的主要因素之一。各种化学反应的速率与温度间的关系比较复杂。一般来说，温度升高往往会加快反应速率。例如，$H_2$ 和 $O_2$ 化合成 $H_2O$ 的反应，常温下几乎不能觉察，但当温度升至873K以上，它们立即迅速反应并发生猛烈爆炸。根据实践，范特霍夫（J. H. van ´t Hoff）总结出一个近似的经验规律：对一般反应来，常温下温度每升高10K，反应速率增加2~4倍，即：

$$\frac{k_{t+10}}{k_t} = 2 \sim 4 \qquad (3-14)$$

为了进一步研究温度对反应速率的影响，1889 年瑞典科学家阿仑尼乌斯（S. A. Arrhenius）总结了大量的实验数据，提出了一个较为精确地描述反应速率与温度间的关系的经验公式：

$$k = Ae^{-Ea/RT} \tag{3-15}$$

$$\ln k = -\frac{Ea}{RT} + \ln A \tag{3-16}$$

式中：$k$ 是反应速率常数；$E_a$ 是活化能（单位为 $J \cdot mol^{-1}$）；$A$ 为指前因子；$e$ 为自然对数的底（e = 2.718）；$R$ 为摩尔气体常数，$8.314\ J \cdot mol^{-1} \cdot K^{-1}$；$T$ 为热力学温度。$E_a$ 和 $A$ 都有是化学反应的特征。

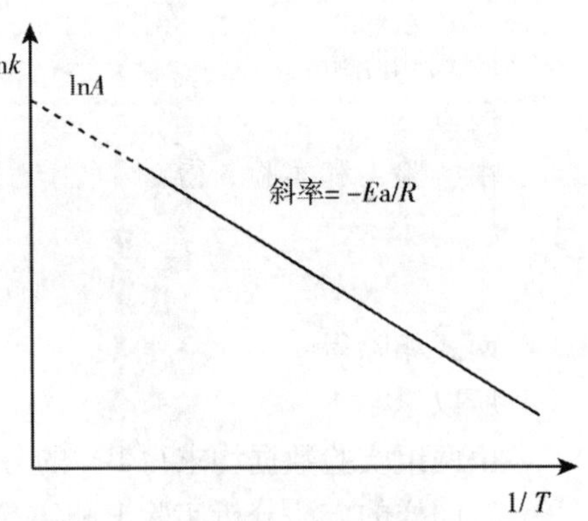

图 3 - 7　lnk 与 1/ T 的线性关系

从阿仑尼斯经验公式指数形式中可以看出：

（1）反应速率常数 $k$ 是温度 $T$ 的函数，而且，呈指数关系变化，温度的微小变化就会导致反应速率常数 $k$ 值发生较大的改变。如图 3 - 7 所示，$\ln k$ 与 $1/T$ 为线性关系，以 $\ln k$ 为纵坐标，$1/T$ 为横坐标作图，可得一条直线，直线斜率为 $-E_a/R$，截距为 $\lg A$。

（2）在一定温度范围内，活化能 $E_a$ 与 $A$ 是常数，一般不随温度而变化。在利用阿仑尼乌斯经验公式进行有关计算时，常要消去未知常数 $A$。设在 $T_1$ 温度时，反应速率常数为 $k_1$；在 $T_2$ 温度时，反应速率常数为 $k_2$，因 $E_a$ 与 $A$ 不随温度而变，则

$$\ln k_1 = -\frac{E_a}{RT_1} + \ln A$$

$$\ln k_2 = -\frac{E_a}{RT_2} + \ln A$$

两式相减得：

$$\ln\frac{k_2}{k_1} = \frac{E_a}{R}\left(\frac{T_2 - T_1}{T_1 T_2}\right) \tag{3-17}$$

**【例 3 - 4】**乙酸磺胺的失效反应为一级反应，在 120℃ 时失效反应速率常数为 $9 \times 10^{-6} s^{-1}$，失效反应的活化能为 $95.7 \times 10^3\ J \cdot mol^{-1}$，已知该药物的成分失去 10% 即告失效，求该药物在 25℃时的有效期。

解：根据（3 - 18）得：

$$\ln\frac{k_{25}}{k_{120}} = \frac{E_a}{R}\left(\frac{T_{25} - T_{120}}{T_{120} T_{25}}\right)$$

$$\ln\frac{k_{25}}{9 \times 10^{-6}} = \frac{95.7 \times 10^3}{8.314} \times \left(\frac{298 - 393}{298 \times 393}\right)$$

$$k_{25} = 7.93 \times 10^{-10}\ s^{-1}$$

根据一级反应 $\ln\frac{C_{A,0}}{C_{A,t}} = k_1 t$，得 $t_{0.9}$，为：$t_{0.9} = \frac{1}{k}\ln\frac{1}{0.9} = \frac{0.1054}{k} = 1.324 \times 10^8\ s$ = 4.2 年

## 三、催化剂对化学反应速率的影响

一种或多种少量物质，能使化学反应的速率显著增大，而这些物质本身在反应前

后的质量及化学性质都不改变。这种现象称为催化作用（catalysis）。起催化作用的物质称为催化剂（catalyzer）。

催化剂有正、负催化剂之分。能加快反应速率的催化剂称正催化剂；能减慢反应速率的催化剂称负催化剂或称阻化剂。例如：过氧化氢的分解反应 $2H_2O_2 \rightleftharpoons 2H_2O + O_2$，在通常情况下十分缓慢。若加入少量二氧化锰，反应就迅速发生，并且反应后 $MnO_2$ 的质量和性质都不发生变化，这说明 $MnO_2$ 在此仅起了加快反应速率的作用；若在 $H_2O_2$ 水溶液中，加入磷酸或尿素等物质，能减慢 $H_2O_2$ 的分解速率。磷酸或尿素等物质在此起了减慢反应速率的作用，它们是阻化剂。阻化剂的使用在一些工业实际中也是相当重要的。例如减缓金属腐蚀的缓蚀剂，防止橡胶、塑料老化的防老剂等等，均可认为是阻化剂。

另有一类反应，它们不需要另外添加催化剂，依靠其反应的生成物作为催化剂。例如，在酸性溶液中，高锰酸根离子氧化过氧化氢的反应：$2MnO_4^- + 5H_2O_2 + 6H^+ = 2Mn^{2+} + 8H_2O + 5O_2$，反应产物 $Mn^{2+}$ 就是此反应的催化剂。因此，当向过氧化氢和硫酸的溶液中逐滴加入高锰酸钾溶液时，开始溶液褪色很慢，随着 $Mn^{2+}$ 的生成，溶液褪色愈来愈迅速。像这样的反应，习惯称它们为自催化反应。

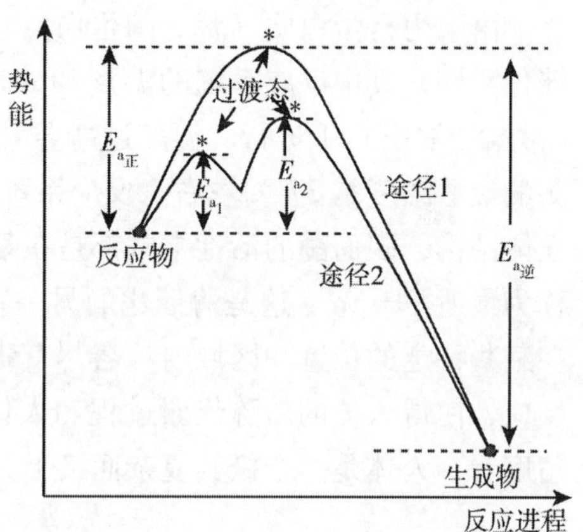

图 3-8　催化剂对活化能的影响

催化剂为什么能改变化学反应速率呢？这是因为它参与了变化过程，改变了原来反应的途径，降低了反应的活化能，因而使反应速率加快，如图 3-8 所示。

反应物没有催化剂存在时是按照途径 1 进行的，活化能为 $E_{a正}$。当催化剂存在时，其反应历程发生改变，反应按途径 2 分两步进行：首先经历活化能为 $E_{a_1}$ 的过程和活化能为 $E_{a_2}$ 的过程。由于 $E_{a_1}$ 和 $E_{a_2}$ 均小于 $E_{a正}$，所以，反应速率大大加快了。

从上例还可以看出，催化剂在反应前后化学性质和质量虽然没有改变，但由于它参与了反应，因而它的物理性质往往有所改变。通过以上的分析可知，催化剂对反应速率的影响与浓度、温度的影响是不同的。温度、浓度改变时，一般不改变反应的历程，活化能不变。它们只是通过活化分子总数的变化来改变化学反应速率。而催化剂则不同，是通过改变反应历程而改变化学反应速率。

## 四、酶催化作用

催化剂改变反应速率的现象是一种普遍现象，它不仅出现在化工生产中，而且在动植物体内广泛存在。生物体内几乎所有的化学反应都是由酶（enzyme）所催化的。酶的化学本质是蛋白质，在生物体内起催化剂作用。例如，食物中蛋白质的水解（即消化），在体外需在浓度较大的强酸（或强碱）条件下煮沸很长时间才能完成，但在人体的正常体温 37℃时，在胃蛋白质酶的作用下短时间内即可完成。

酶催化作用是介于均相与多相催化之间的催化作用。酶催化的机制仍是改变反应历程，降低反应活化能。例如，在脲酶催化下脲的水解反应：

$$H_2N-\overset{\overset{\large O}{\|}}{C}-NH_2 + H_2O \xrightleftharpoons{\text{脲酶}} 2NH_3 + CO_2$$

若无催化剂，该反应的活化能 $E_a$ 高达 126kJ · $mol^{-1}$。酶催化的特点是高催化效率和高选择性（专一性）。酶的催化效率比非酶催化一般高 $10^6$ ~ $10^{10}$ 倍。酸（$H^+$）可以催化蔗糖水解，如果改用蔗糖转化酶催化，在 37℃时，其反应的速率常数 $k$ 约为同一温度下酸（$H^+$）催化反应的 $10^{10}$ 倍。催化剂都具有选择性，而作为生物催化剂的酶，其专一性更强。某种酶只能催化某一种或某一类化学反应，在某些情况下，酶的催化活性甚至只局限于某种特殊类型的分子。淀粉酶催化淀粉水解，而纤维素的水解需要β－纤维素酶来催化。

由于酶是蛋白质（称为酶蛋白），因而一切能使蛋白质变性的因素都将影响到酶的催化活性，其中反应系统的温度和 pH 值尤为重要。酶催化一般都在比较温和的条件（常温、常压）下进行，温度过高会引起酶蛋白变性，使酶失去催化活性。人体中各种酶的最适温度是 37 ℃左右。反应系统的 pH 值将会影响酶蛋白的电荷状态及酶分子的立体结构，因而酶的活性常常都是在某一特定的 pH 值范围内最大，这一特定的 pH 值称为最适 pH 值 。这是酶催化的另一特点。酶分布在人体的各种器官和体液中，它们在某些特定的位置和区域内“各尽其责”。人体中有上千种酶，催化着体内复杂的化学反应，使得人体的新陈代谢过程和人体的各种生命活动得以正常进行。从化学反应的角度看，人体是一个极其复杂而又十分奥妙的酶催化系统。

**知识链接**

### 初均速法在药物稳定性测定中的应用

药物稳定性的评价方法有留样观察法和加速实验法两类。留样观察法结果准确可靠，但耗时长。加速实验法被广泛使用，它分为恒温法及台阶变温法等。恒温法需要在若干个较高温度下，测定各温度的速率常数 $k$，按阿仑尼乌斯经验公式推算室温下的 $k$ 值，从而计算室温的贮存期。该法准确，但工作量大。而台阶变温法，因样品要经历一个变温过程，药物分解后期各种复杂反应多影响测定。

初均速法（the initial average rate method）属于加速实验法。它是在若干个加速稳定性试验温度下，测定反应的初始平均速率，再按阿仑尼乌斯经验公式，推算室温贮存期。药物分解多为复杂反应，在药物分解反应初期约 10%，反应可按一级反应也可按零级反应过程处理，若按零级反应处理则反应初期的初始平均速率与反应速度常数相等，同时初始平均速率与温度的关系也符合阿仑尼乌斯指数规律的方程。初均速法正是基于药物分解的这种规律而设计的。其特点为不求 $k$，也不需知道反应级数，实验简单工作量少。同时避免药物分解后期的复杂反应，精确度亦不降低。

利用初均速法测定维生素 C 的室温贮存期的方法是：将维生素 C 配制成一定浓度的溶液，分装于不同的安瓿管中。选择若干个加速温度进行样品分解，在反应初期，按不同的时间间隔内取出样品，分析样品的含量。计算出不同温度下分解反应的初均速，以 $\lg v$ 对 $1/T$ 作图，经过一系列数据处理，推算出室温下维生素 C 的贮存期。

# 本章小结

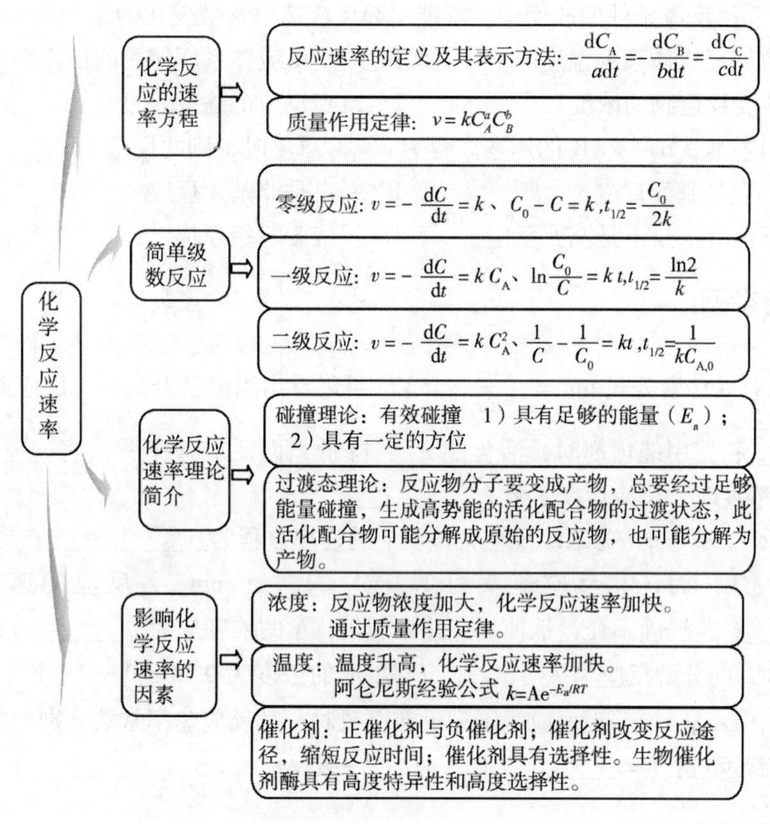

化学反应速率
化学反应的速率方程
反应速率的定义及其表示方法: $-\frac{dC_A}{adt}=-\frac{dC_B}{bdt}=\frac{dC_C}{cdt}$
质量作用定律: $v=kC_A^aC_B^b$
简单级数反应
零级反应: $v=-\frac{dC}{dt}=k$、$C_0-C=k$, $t_{1/2}=\frac{C_0}{2k}$
一级反应: $v=-\frac{dC}{dt}=kC_A$、$\ln\frac{C_0}{C}=kt$, $t_{1/2}=\frac{\ln2}{k}$
二级反应: $v=-\frac{dC}{dt}=kC_A^2$、$\frac{1}{C}-\frac{1}{C_0}=kt$, $t_{1/2}=\frac{1}{kC_{A,0}}$
化学反应速率理论简介
碰撞理论：有效碰撞 1）具有足够的能量（$E_a$）；2）具有一定的方位
过渡态理论：反应物分子要变成产物，总要经过足够能量碰撞，生成高势能的活化配合物的过渡状态，此活化配合物可能分解成原始的反应物，也可能分解为产物。
影响化学反应速率的因素
浓度：反应物浓度加大，化学反应速率加快。通过质量作用定律。
温度：温度升高，化学反应速率加快。阿仑尼斯经验公式 $k=Ae^{-E_a/RT}$
催化剂：正催化剂与负催化剂；催化剂改变反应途径，缩短反应时间；催化剂具有选择性。生物催化剂酶具有高度特异性和高度选择性。


# 目标检测

## 一、单项选择题

1. 升高温度可以增加反应的速率，主要原因是

   A. 增加分子总数　　B. 增加活化分子分数

   C. 降低反应的活化能　　D. 使平衡向吸热方向移动

2. 对于下列基元反应 A + 2B→C，其速率常数为 $k$，若某一时刻（时间为秒），A 的浓度为 2 mol · L$^{-1}$，B 的浓度为 3mol/L，则反应速率为

   A. 6k mol · L$^{-1}$ · s$^{-1}$　　B. 12k mol · L$^{-1}$ · s$^{-1}$

   C. 18k mol · L$^{-1}$ · s$^{-1}$　　D. 36k mol · L$^{-1}$ · s$^{-1}$

3. 有两个反应，均属 A + 2B→C 型，且第一个反应的速度常数 $k_1$ 大于第二个反应的速率常数 $k_2$，则这两个反应的活化能 $E_{a_1}$ 与 $E_{a_2}$ 的关系是

   A. $E_{a_1} > E_{a_2}$　　B. $E_{a_1} < E_{a_2}$

   C. $E_{a_1} = E_{a_2}$　　D. 不能确定

4. 有三个反应，其 $E_a$（kJ/mol）分别为：a 反应 320，b 反应 40，c 反应为 80，当

温度升高至相同时，以上反应速度增加倍数的大小顺序为

A. a > c > b　　B. a > b > c

C. b > c > a　　D. c > b > a

5. 下列几种反应条件的改变中，不能引起反应速率常数变化的是

A. 改变反应体系的温度　　B. 改变反应体系所使用的催化剂

C. 改变反应物的浓度　　D. 改变反应的途径

6. 当反应 $A_2 + B_2 \rightarrow 2AB$ 的速率方程为 $v = kC_{A_2}C_{B_2}$时，则此反应

A. 一定是基元反应　　B. 一定是非基元反应

C. 不能肯定是不是基元反应　　D. 反应为一级反应

## 二、填空题

1. 从阿仑尼乌斯公式 $\ln k = -\frac{E_a}{RT} + \ln A$，可以看出当温度升高时，反应速率常数将________；使用催化剂时，活化能 $E_a$ 将降低，而反应速率常数将________；增大反应物浓度时，反应速率常数 $k$ ________。

2. A（g）→B（g）为二级反应，该反应的速率方程为________；当 A 的浓度为 0.05mol · $L^{-1}$ 时，其反应速率为 1.2mol · $L^{-1}$ · $min^{-1}$，反应的速率常数为________；若温度不变，欲使反应速率加倍，A 的浓度应为 ______ mol · $L^{-1}$。

3. 气体 A 的分解反应为 A→B + C，已知 A 的浓度为 0.20mol · $L^{-1}$时，反应速率为 0.005mol · $L^{-1}$ · $s^{-1}$。当反应为下列反应级数时，其反应速率常数分别为多少？

（1）零级反应：$k$ = ________；（2）一级反应：$k$ = ________；（3）二级反应：$k$ = ________。

4. 相同温度下，A、B、C 三个基元反应的活化能如下表：

| 反应 | 正反应的活化能（kJ · $mol^{-1}$） | 逆反应的活化能（kJ · $mol^{-1}$） |
|---|---|---|
| A | 70 | 20 |
| B | 16 | 35 |
| C | 20 | 60 |

（1）正反应为吸热反应的是________；（2）正反应速率常数最大的是________；（3）放热最多的反应是________。

## 三、判断题

1. 复杂反应是由两个或更多个基元反应组成的。（　　）
2. 复杂反应中，速控步骤是反应速率最慢的一步。（　　）
3. 质量作用定律适用于实际能进行的反应。（　　）
4. 反应速率常数的大小就是反应速率的大小。（　　）
5. 升高温度反应速率增大，主要是因为增加反应物分子的碰撞频率。（　　）
6. 从反应速率常数的单位可以判断该反应的级数。

## 四、综合题

1. 某基元反应 2A（g）+ B（g）→D（g）。若将 2.0mol A 和 1.0mol B 置于 1L 的容器中开始反应，下列情况的反应速率与起始速率之间存在什么关系？

（1）A 和 B 都用掉一半时的速率；

（2）A 和 B 各用掉 2／3 时的速率；

（3）2.0mol A 和 2.0mol B 置于 1.0L 的容器中。

2. 给病人注射某抗生素后，经检测不同时刻它在血液中的浓度（mg/100ml），得到如下数据：

| $t$（h） | 4 | 8 | 12 | 16 |
|---|---|---|---|---|
| $t_{1/2}$（h） | 0.480 | 0.326 | 0.222 | 0.151 |

若该抗生素在血液中的反应级数为简单整数，

（1）试确定反应级数；

（2）求反应的速率常数和该抗生素的半衰期。

3. 阿司匹林的水解为一级反应。100℃下速率常数为 $7.92\mathrm{d}^{-1}$，活化能为 56.484kJ/mol。求 17℃下水解 30% 所需的时间。

4. 青霉素 G 的分解为一级反应，由下列实验数据计算：（1）反应的活化能 $E_a$；（2）在 25℃温度下分解 10% 所需的时间。

| $t$（K） | 37 | 43 | 54 |
|---|---|---|---|
| $k$（$\mathrm{h}^{-1}$） | $2.16\times10^{-2}$ | $4.05\times10^{-2}$ | 0.119 |

（王　宁）

# 第四章 化学平衡

◎**知识目标**

1. 掌握化学平衡的概念、特点、意义。
2. 熟悉化学平衡常数的书写规则。
3. 熟悉化学平衡的相关计算。
4. 掌握化学平衡移动的原理及应用。
5. 了解化学平衡在生产实践及科学实验中的意义。

◎**技能目标**

1. 能根据化学反应式正确写出化学平衡常数表达式。
2. 能根据浓度、压强、温度等因素的改变来判断化学平衡移动的方向。
3. 能熟练进行有关化学平衡的计算。

一个化学反应是否具有实用价值，不仅取决于反应的速率，更主要的是看反应完成的程度如何。在给定的条件下，不同的化学反应完成程度不同，有些反应可以进行的比较彻底，而绝大多数反应只能进行到一定的限度，反应物不可能全部转变成生成物。例如，在药物的合成中，总是希望将原料或中间体尽可能转化成产品，这就要研究在一定条件下，药物合成反应的平衡问题，同时也要研究在什么样的条件下（主要是温度、压力、浓度等）才能获得最大的产率。

因此，学习化学平衡理论十分必要，对生产实践及科学实验都具有现实意义。

## 第一节 化学平衡

### 一、可逆反应与化学平衡

#### （一）可逆反应

可逆反应是同一条件下，能同时向正、逆两个方向进行的化学反应。绝大多数的化学反应都是可逆的。例如在高温下，一氧化碳与水蒸气作用可生成二氧化碳与氢气，与此同时，产物二氧化碳与氢气也可以再转化成反应物一氧化碳和水蒸气。

$$CO_{(g)} + H_2O_{(g)} \rightleftharpoons CO_{2(g)} + H_{2(g)}$$

方程式中的“$\rightleftharpoons$”称为“可逆号”。人们习惯把从左往右的反应称为“正反应”，把从右往左的反应称为“逆反应”。

只有极少数的反应一旦发生就可以朝着一个方向进行到底，反应物全部转变成产物，叫做不可逆反应。例如，放射性元素的蜕变、$KClO_3$ 的分解反应等在一定条件下几乎完全进行到底。

### （二）化学平衡

对于在一定条件下于密闭容器中进行的可逆反应，如：

$$2SO_{2(g)} + O_{2(g)} \underset{V逆}{\overset{V正}{\rightleftharpoons}} 2SO_{3(g)}$$

当反应刚开始时，$SO_2$ 和 $O_2$ 的浓度较大，而 $SO_3$ 的浓度为零，因此正反应速率（$v_{正}$）较大，而 $SO_3$ 分解为 $SO_2$ 和 $O_2$ 的逆反应速率（$v_{逆}$）为零；随着反应的进行，反应物 $SO_2$ 和 $O_2$ 的浓度逐渐减小，$v_{正}$ 降低，同时，生成物 $SO_3$ 的浓度逐渐增大，$v_{逆}$ 增大。当反应进行到一定程度后，$v_{正}=v_{逆}$，此时的反应物和生成物的浓度不再发生变化，反应达到了该反应条件下的极限。我们将这种在一定条件下于密闭容器中，当可逆反应的正反应速率和逆反应速率相等时，该反应体系所处的状态称为化学平衡状态。

化学平衡状态具有以下特征。

（1）逆：化学平衡只对可逆反应而言，可逆反应的最大限度就是达到化学平衡。

（2）等：化学平衡的实质是正、逆反应速率相等，即同一物质生成和消耗的速率相等。注意，不同的物质反应速率不一定相等。

（3）动：在可逆反应体系达平衡后，反应并没有停止，正反应和逆反应始终都在以相同的速率进行着，即 $v_{正}=v_{逆}$，化学平衡是一种动态平衡。

（4）定：一定条件下，可逆反应体系达到平衡状态，各组分的浓度和数量保持不变（但不一定相等），不再随时间的改变而改变。

（5）变：化学平衡是有条件的，化学平衡只能在一定的外界条件（浓度、温度和压强）下才能保持，当外界条件改变时，原平衡就会被破坏，在新的条件下建立起新的平衡。

## 二、化学平衡常数

### （一）化学平衡常数及意义

对一般的可逆反应：$aA + bB \rightleftharpoons dD + eE$，当反应达平衡时，反应物和生成物的浓度将不再改变，在一定温度下都能建立如下的关系式：

$$K_c = \frac{[C_D]^d[C_E]^e}{[C_A]^a[C_B]^b} \qquad (4-1)$$

式（4－1）称为浓度平衡常数表达式，它表示：在一定温度下，可逆反应达到平衡时，生成物浓度幂的乘积与反应物浓度幂的乘积之比为一个常数。这一关系称为化学平衡定律。式中［$C_A$］、［$C_B$］、［$C_D$］、［$C_E$］分别为平衡时反应物和生成物的浓度，$a$、$b$、$c$、$d$ 分别为反应方程式中反应物和生成物的系数。

$K_c$ 称为浓度实验平衡常数。由上式可见，$K_c$ 值越大，表明反应在平衡时生成物浓度的乘积越大，反应物浓度的乘积越小，所以反应进行的程度越大；$K_c$ 值越小，表明反应在平衡时生成物浓度的乘积越小，反应物浓度的乘积越大，所以反应进行的程度越小。

对气体反应：$aA_{(g)} + bB_{(g)} \rightleftharpoons dD_{(g)} + eE_{(g)}$，在平衡常数表达式中常用平衡时气体的分压代替平衡时的浓度，其平衡常数表达式可写成：

$$K_p = \frac{P_D^d P_E^e}{P_A^a P_B^b} \tag{4-2}$$

$K_p$ 称为压力实验平衡常数。$K_c$ 与 $K_p$ 可通过实验测出平衡状态时各物质的浓度和分压而求得。式中 $P_A$、$P_B$、$P_D$、$P_E$ 分别为反应物和生成物平衡时的分压，$a$、$b$、$c$、$d$ 分别为反应方程式中反应物和生成物的系数。

浓度实验平衡常数与压力实验平衡常数两者的关系为：

$$K_p = K_c\ (RT)^{\Delta n} \tag{4-3}$$

式中 $\Delta n$ 为气体生成物的系数之和与气体反应物系数之和的差，即 $\Delta n = (d+e) - (a+b)$。

### （二）平衡常数表达式的书写规则

（1）平衡常数表达式中的浓度和分压指的都是平衡态时的值，幂次方是反应方程式中分子式前的计量系数。

（2）平衡常数表达式要与反应方程式相对应。如：

①$H_{2(g)} + I_{2(g)} \rightleftharpoons 2HI_{(g)}$　　$K_1 = \dfrac{[HI]^2}{[H_2][I_2]}$

②$1/2\ H_{2(g)} + 1/2\ I_{2(g)} \rightleftharpoons HI_{(g)}$　　$K_2 = \dfrac{[HI]}{[H_2]^{\frac{1}{2}}[I_2]^{\frac{1}{2}}}$

③$2HI_{(g)} \rightleftharpoons H_{2(g)} + I_{2(g)}$　　$K_3 = \dfrac{[H_2][I_2]}{[HI]^2}$

它们之间的关系是：

$$K_1 = (K_2)^2 = \frac{1}{K_3}$$

（3）在反应体系里如有固体或纯液体参加时，他们的浓度通常视为常数，不写入平衡常数表达式中。如：

$$C_{(s)} + H_2O_{(g)} \rightleftharpoons CO_{(g)} + H_{2(g)}$$

$$K_c = \frac{[CO][H_2]}{[H_2O]}$$

（4）稀溶液中进行的反应，有液态水参加反应或生成，由于其浓度几乎保持不变，故水的浓度也视为常数，不写入平衡常数表达式，如：

$$Cr_2O_7^{2-} + H_2O_{(g)} \rightleftharpoons 2\ CrO_4^{2-} + 2H^+$$

$$K_c = \frac{[CrO_4^{2-}]^2[H^+]^2}{[Cr_2O_7^{2-}]}$$

## 三、多重平衡规则

如果某反应可以由几个反应相加（或相减）得到，则该反应的平衡常数等于几个反应平衡常数之积（或商）。这种关系称为多重平衡规则。

若反应（3）=反应（2）+反应（1）

则 $K_3 = K_1 \times K_2$，

同理，如果反应（4）=反应（1）-反应（2）

则 $K_4 = \frac{K_1}{K_2}$。

【例 4-1】已知下列反应，在 820K 均达到化学平衡：

（1）$CoO_{(s)} + H_{2(g)} \rightleftharpoons Co_{(s)} + H_2O_{(g)}$　$K_1 = 65$

（2）$CO_{2(g)} + H_{2(g)} \rightleftharpoons CO_{(g)} + H_2O_{(g)}$　$K_2 = 0.18$

试计算反应（3）$CoO_{(s)} + CO_{(g)} \rightleftharpoons Co_{(s)} + CO_{2(g)}$ 在此温度条件下的平衡常数 $K_3$。

解：从上述三个反应式可以找出它们之间的关系为：（3）=（1）-（2）

根据多重平衡规则得：$K_3 = \frac{K_1}{K_3} = \frac{65}{0.18} = 3.61 \times 10^2$

## 四、化学平衡的有关计算

### （一）已知平衡体系内各物质的平衡浓度，求平衡常数

【例 4-2】在某温度下，已知反应：$Br_{2(g)} + H_{2(g)} \rightleftharpoons 2HBr_{(g)}$，平衡时 $[Br_2] = 0.4 mol \cdot L^{-1}$、$[H_2] = 2\ mol \cdot L^{-1}$、$[HBr] = 6.4\ mol \cdot L^{-1}$，求该条件下反应的平衡常数。

解：将各物质平衡时的浓度代入其平衡常数表达式得：

$$K_c = \frac{[HBr]^2}{[H_2][Br_2]} = \frac{(6.4)^2}{2 \times 0.4} = 51.2$$

### （二）已知平衡体系内各物质的平衡浓度，求起始浓度

【例 4-3】一定条件下，二氧化硫和氧气反应生成三氧化硫，其反应方程式为：$2SO_{2(g)} + O_{2(g)} \rightleftharpoons 2SO_{3(g)}$，在某温度下达到平衡，平衡时各物质的平衡浓度分别为：$[SO_2] = 2mol \cdot L^{-1}$、$[O_2] = 1\ mol \cdot L^{-1}$、$[SO_3] = 3\ mol \cdot L^{-1}$，计算二氧化硫和氧气的起始浓度。

解：设 $SO_2$、$O_2$ 的起始浓度分别为 x $mol \cdot L^{-1}$ 和 y $mol \cdot L^{-1}$。

| | $2SO_{2(g)}$ | + $O_{2(g)}$ ⇌ | $2SO_{3(g)}$ |
|---|---|---|---|
| 起始浓度（$mol \cdot L^{-1}$）： | x | y | 0 |
| 变化浓度（$mol \cdot L^{-1}$）： | 3 | 1.5 | 3 |
| 平衡浓度（$mol \cdot L^{-1}$）： | 2 | 1 | 3 |

则 $SO_2$ 的起始浓度 $x = 2 + 3 = 5mol \cdot L^{-1}$，$O_2$ 的起始浓度 $y = 1 + 1.5 = 2.5mol \cdot L^{-1}$

### （三）平衡常数和平衡转化率之间的相关计算

平衡转化率指的是当反应达到平衡时，反应物已经消耗的量（浓度、物质的量，质量、分子数等）与反应物起始的总量的百分比，用 $\alpha$ 表示，即：

$$\alpha = \frac{\text{反应物反应消耗的量}}{\text{反应物起始的总量}} \times 100\% \qquad (4-4)$$

或：

$$\alpha = \frac{\text{反应物变化的浓度}}{\text{反应物起始的总浓度}} \times 100\%$$

$$= \frac{\text{反应物起始总浓度} - \text{反应物平衡时浓度}}{\text{反应物起始总浓度}} \times 100\% \qquad (4-5)$$

【例4-4】已知可逆反应：$CO_{(g)} + H_2O_{(g)} \rightleftharpoons CO_{2(g)} + H_{2(g)}$，在1000K时达到平衡，$K_c = 1$。若CO和$H_2O$的起始浓度分别为2 mol·$L^{-1}$和3 mol·$L^{-1}$，计算反应达到平衡时各物质的平衡浓度及CO的转化率。

解：设平衡时CO的平衡转化率为$\alpha$，根据反应方程式的计量关系，平衡时分别为：

| | $CO_{(g)}$ + | $H_2O_{(g)}$ $\rightleftharpoons$ | $CO_{2(g)}$ + | $H_{2(g)}$ |
|---|---|---|---|---|
| 起始浓度（mol·$L^{-1}$）： | 2 | 3 | 0 | 0 |
| 变化浓度（mol·$L^{-1}$）： | $2\alpha$ | $2\alpha$ | $2\alpha$ | $2\alpha$ |
| 平衡浓度（mol·$L^{-1}$）： | $2-2\alpha$ | $3-2\alpha$ | $2\alpha$ | $2\alpha$ |

根据反应方程式所有：

$$Kc = \frac{[H_2][CO_2]}{[CO][H_2O]} = \frac{2\alpha \times 2\alpha}{(2-2\alpha)(3-2\alpha)} = 1$$

解得：$\alpha = 0.6 = 60\%$

则：[CO] =0.8mol·$L^{-1}$；[$H_2O$] =1.8 mol·$L^{-1}$；[$H_2$] = [$CO_2$] =1.2mol·$L^{-1}$

**（四）根据“反应熵”判断反应所处的状态和反应进行的方向**

反应熵指的是在一定温度条件下，可逆反应在任意状态下反应体系内各生成物浓度（或分压）幂的乘积与反应物浓度（或分压）幂的乘积之比，用$Q$表示。浓度反应熵和分压熵分别用$Q_c$和$Q_p$表示。

对于任一可逆反应：

$$aA + bB \rightleftharpoons dD + eE,$$

则有：

$$Q_c = \frac{(C_D)^d (C_E)^e}{(C_A)^a (C_B)^b}; \qquad (4-6)$$

对于气体参加的可逆反应：

$$aA_{(g)} + bB_{(g)} \rightleftharpoons dD_{(g)} + eE_{(g)},$$

则有：

$$Q_p = \frac{(p_D)^d (p_E)^e}{(p_A)^a (p_B)^b} \qquad (4-7)$$

式（4-6）和（4-7）中，“（　）”指的是任意时刻反应物和生成物的浓度或分压。

反应熵$Q$与平衡常数$K$有如下关系：

（1）$Q = K$，反应处于平衡状态（可逆反应进行到最大限度，体系内各物质的浓度或分压都是恒定值）。

（2）$Q < K$，可逆反应处于非平衡状态，反应正向进行，直到$Q = K$为止。

（3）$Q > K$，可逆反应处于非平衡状态，反应逆向进行，直到$Q = K$为止。

由此，知道了反应熵$Q$与平衡常数$K$的关系，就可以判断可逆反应是否处于平衡状态，还可以判断可逆反应朝着哪个方向进行。

**课堂互动**

1. 化学平衡的标志是什么？
2. 化学平衡的特点有哪些？

## 第二节　影响化学平衡的因素

化学平衡是一种有条件的动态平衡。当外界条件（浓度、温度和压强）改变，可逆反应由一种平衡状态转变到新条件下的另一种平衡状态的过程，称为化学平衡的移动。影响化学平衡的因素有很多，本节主要讨论浓度、压强和温度对化学平衡的影响。

### 一、浓度对化学平衡的影响

可逆反应达到平衡时，$K_c = \dfrac{[C_D]^d[C_E]^e}{[C_A]^a[C_B]^b} = Q_c$。改变体系中任一反应物或者生成物的浓度，都会影响 $Q_c$，从而使 $Q_c \neq K_c$，化学平衡发生移动。增大反应物的浓度或者减小生成物的浓度，都会使 $Q_c$ 减小，使 $Q_c < K_c$，原有的平衡状态被破坏，可逆反应向正反应方向进行，直至 $Q_c$ 重新等于 $K_c$，反应又达到新的平衡。在新的平衡状态下，各物质浓度均发生了改变。反之，减小反应物的浓度或者增大生成物的浓度，都会使 $Q_c > K_c$，可逆反应向逆反应方向进行。

总之，在其他条件不变的情况下，增大反应物的浓度或减小生成物的浓度，平衡向正反应方向进行；减小反应物的浓度或增大生成物的浓度，平衡向逆反应方向进行。因此，我们在实际生产中，当几种物质参加反应时，常常加大价格低廉的物质投料比，使价格昂贵的物质得到充分利用，从而减低生产成本，提高经济效益。

### 二、压强对化学平衡的影响

对于有气体参加的可逆反应，在其他条件不变时，改变体系的压强，有可能引起化学平衡的移动。压强对气体参加的可逆反应的影响，应具体情况具体分析。

对于气体参加的可逆反应：$aA_{(g)} + bB_{(g)} \rightleftharpoons dD_{(g)} + eE_{(g)}$，在一定温度下达到化学平衡时，$K_p = \dfrac{P_D{}^d P_E{}^e}{P_A{}^a P_B{}^b} = Q_p$。

（1）当反应前后气体分子总数不相等　若 $(d+e) - (a+b) > 0$，即 $\Delta n > 1$，在其他条件不变时，增大压强，$Q_p > K_p$，平衡向着气体分子总数减小的逆反应方向移动；若 $(d+e) - (a+b) < 0$，即 $\Delta n < 1$，在其他条件不变时，增大压强，$Q_p < K_p$，平衡向着气体分子总数减小的正反应方向移动。最后在新的条件下达到新的平衡。

（2）反应前后气体分子总数相等　若 $(d+e) - (a+b) = 0$，则即 $\Delta n = 1$，在其他条件不变时，增大压力，$Q_p = K_p$，化学反应仍处于平衡状态，化学平衡不发生移动。

总之，对于反应前后气体分子总数不相等的可逆反应，在其他条件不变的情况下，增大压强，平衡向着气体分子总数减少（即气体体积缩小）的方向移动；减小压强，化学平衡向着气体分子总数增加（即气体体积增大）的方向移动。

## 三、温度对化学平衡的影响

可逆反应达到平衡状态后，改变温度，必然会使平衡发生移动。温度对化学平衡的影响与浓度和压强对化学平衡的影响有着本质的区别。浓度和压强的改变并不影响平衡常数，只影响 $Q_c$ 和 $Q_p$，使 $K \neq Q$，导致化学平衡发生移动；而温度的改变会引起平衡常数的改变，使 $K \neq Q$，导致化学平衡发生移动。

温度对平衡常数的影响与反应热有关，对于放热反应，平衡常数随着温度的升高而减小；对于吸热反应，平衡常数随着温度的升高而增大。

对于吸热反应，在温度为 $T_1$ 下达到平衡时，$K_1 = Q$，当温度由 $T_1$ 升高到 $T_2$ 时，平衡常数由 $K_1$ 增大到 $K_2$，此时 $K_2 > Q$，化学平衡正向移动（即向吸热反应方向移动）。而对于放热反应，当温度由 $T_1$ 升高到 $T_2$ 时，平衡常数由 $K_1$ 减小到 $K_2$，此时 $K_2 < Q$，化学平衡逆向移动（即向吸热反应方向移动）。

总之，对于任意一个可逆反应，升高温度，化学平衡向着吸热反应方向移动；降低温度，化学平衡向着放热反应方向移动。

**知识链接**

### 关节炎的护理

关节炎是非常常见的疾病，在寒冷的季节或关节受冷时更易诱发。医学研究表明：关节炎疾病是由于在关节滑液中形成尿酸钠晶体而引起，其化学机制为：

①HUr（尿酸） + $H_2O \rightleftharpoons Ur^- + H_3O^+$

②$Ur^- + Na^+ \rightleftharpoons$ NaUr（固体）

此处两个可逆过程正反应方向均为放热反应，从化学平衡的原理可知，对于有关节疾病的患者，除了进行必要的药物治疗以外，最重要的就是在日常护理的过程中注意对关节部位进行保暖。

综上所述，浓度、压力、温度是影响化学平衡的重要因素。法国化学家勒夏特列概括出一条普遍规律：改变平衡系统的条件之一，如温度、压力或浓度，平衡就会向减弱这个改变的方向移动。勒夏特列原理是一条普遍适用的规律，但它只适用于已经达到平衡的体系，对于未达到平衡的体系是不能应用的。

**知识链接**

### 催化剂与化学平衡

当可逆反应达到平衡后，$K = Q$，向这个体系加入催化剂，由于催化剂同等程度地改变正、逆反应的速率，而不能改变化学平衡常数和反应熵，因此不能使化学平衡移动。但能够改变达到平衡所需的时间。

## 课堂互动

1. 下列可逆反应达到平衡后，升高温度或增大压强，平衡是否发生移动？如果移动，向哪个方向移动？

（1）$CO_{2(g)} + H_{2(g)} \rightleftharpoons CO_{(g)} + H_2O(g)$ 正反应放热

（2）$N_2O_{4(g)} \rightleftharpoons 2NO_{2(g)}$ 正反应放热

（3）$CO_{2(g)} + C_{(s)} \rightleftharpoons 2CO_{(g)}$ 正反应放热

（4）$2SO_{2(g)} + O_{2(g)} \rightleftharpoons 2SO_{3(g)}$ 正反应放热

2. 某温度时，下列反应 $N_{2(g)} + 3H_{2(g)} \rightleftharpoons 2NH_{3(g)}$ 达平衡后，在平衡体系中加入一定量的稀有气体：

（1）体系的体积不变，而总压力增大；

（2）体系的总压力不变，而体系的体积增大。

分别指出这两种情况，平衡是否发生移动？如果移动，向哪个方向移动？

# 本章小结

## 1. 化学平衡

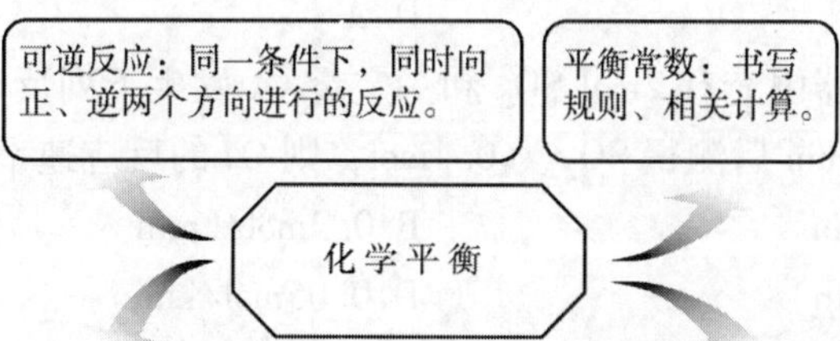
可逆反应：同一条件下，同时向正、逆两个方向进行的反应。
平衡常数：书写规则、相关计算。
化学平衡
化学平衡特征：1.逆：反应可逆；2.动：动态平衡；3. 等：$v_正=v_逆$；4.定：各组分的浓度恒定；5.变：条件改变，平衡发生变化
影响化学平衡的因素：浓度、压强、温度。

## 2. 外界因素对化学平衡的影响

| | 外界条件改变 | 正、逆反应速率变化 | 平衡移动方向 |
|---|---|---|---|
| 浓度 | 增大反应物或减小产物浓度 | $v_正$ 增大或 $v_逆$ 变小 | 正向移动 |
| | 减小反应物或增大产物 | $v_正$ 减小或 $v_逆$ 增大 | 逆向移动 |
| 压强 | 增大体系压强 | $v_正$、$v_逆$ 都增大 | 向气体体积缩小的方向移动 |
| | 减小体系压强 | $v_正$、$v_逆$ 都减小 | 向气体体积增大的方向移动 |
| 温度 | 升高反应温度 | $v_正$、$v_逆$ 都增大 | 向吸热反应方向移动 |
| | 降低反应温度 | $v_正$、$v_逆$ 都减小 | 向放热反应方向移动 |
| 催化剂 | | $v_正$、$v_逆$ 都同等程度改变 | 不移动 |

## 目标检测

### 一、单项选择题

1. 当可逆反应达到平衡后，下列说法中，正确的是
   A. 反应物和产物的质量分数相同
   B. 正、逆反应停止了
   C. 反应物和产物的质量分数不再随时间的变化而变化
   D. 反应物和生成物的质量分数不再随温度、压强的变化而变化
2. 改变下列条件，能使可逆反应的平衡常数发生变化的是
   A. 温度　　B. 浓度
   C. 压强　　D. 催化剂
3. 在恒温恒容的条件下，对于 $A_{(g)} + B_{(g)} \rightleftharpoons C_{(g)} + D_{(g)}$ 的反应达到平衡时，向容器内加入某一物质后，B 的质量增加了，而 A 的浓度不变，那么加入的物质一定是
   A. D　　B. C
   C. B　　D. A
4. 在 2L 密闭容器中充有 2mol $SO_2$ 和一定量 $O_2$ 发生下列反应 $2SO_{2(g)} + O_{2(g)} \rightleftharpoons 2SO_{3(g)}$，经 4min 后测得 $SO_2$ 为 0.4mol，则 $O_2$ 的反应速率是
   A. 0.1mol/Lmin　　B. 0.2mol/Lmin
   C. 0.3mol/Lmin　　D. 0.05mol/Lmin
5. 在密闭容器中加入 P、Q 进行反应 $P_{(g)} + 2Q_{(g)} \rightleftharpoons 2R_{(g)} + S_{(g)}$，下列说法可以充分说明在恒温下已达到平衡的是
   A. 反应容器中压强不随时间变化而变化
   B. 反应容器中 P、Q、R、S 四者共存
   C. P 和 S 的生成速率相等
   D. 反应容器中总的物质的量保持不变
6. 可逆反应 $2HI_{(g)} \rightleftharpoons H_{2(g)} + I_{2(g)}$，在密闭容器中装入 1mol HI 气体在一定条件下使它分解，已知有 50% 发生分解，则容器内混合气体的总物质的量是
   A. 0.5mol　　B. 1mol
   C. 1.5mol　　D. 2mol
7. 在一定条件下，给平衡状态的 $2SO_{2(g)} + O_{2(g)} \rightleftharpoons 2SO_{3(g)} + Q$ 体系加压，则
   A. $SO_2$ 的物质的量分数会升高　　B. 平衡会向逆方向移动
   C. 正逆反应速率都减小　　D. 提高 $SO_2$ 的转化率
8. HClO 是比 $H_2CO_3$ 还弱的酸，反应 $Cl_2 + H_2O \rightleftharpoons HCl + HClO$ 达到平衡后，要使 HClO 浓度增加，可加入
   A. $H_2S$　　B. $CaCO_3$ 固体
   C. $H_2O$　　D. NaOH 固体

9. 反应 $2A_{(g)} \rightleftharpoons 2B_{(g)} + 2C_{(g)}$：$\Delta H>0$，达平衡时，要使 $C_A$ 增大，应采取的措施是

A. 加压　　B. 减压

C. 减小 $C_B$　　D. 降温

10. 在容积一定的密闭容器中，反应 $2A_{(g)} \rightleftharpoons B_{(g)} + C_{(g)}$ 达到平衡后，升高温度容器内气体的密度增大，则下列叙述正确的是

A. 正反应是吸热反应，且 A 不是气态

B. 正反应是放热反应，且 A 是气态

C. 其他条件不变，加入少量 C，物质 A 的转化率增大

D. 改变压强对该平衡的移动无影响

## 二、填空题

1. 对于下列可逆反应 $2Cl_{2(g)} + 2H_2O_{(g)} \rightleftharpoons 4HCl_{(g)} + O_{2(g)} - Q$（此反应为吸热反应），在密闭容器内达到平衡后，分别采取下列措施：（下列各空根据条件分别填“增大”、“减小”或“不变”）

（1）扩大容器体积，则 $H_2O$（g）的物质的量__________。

（2）加入 $O_2$ 则 $Cl_2$ 的浓度__________。

（3）增大压强，则 $Cl_2$ 的物质的量__________。

（4）加入 $H_2O$（g），则 $Cl_2$ 的转化率__________。

（5）升高温度，$H_2O$ 的物质的量浓度__________。

（6）使用催化剂，$O_2$ 的物质的量浓度__________。

（7）保持容器体积不变，加入 He 气，则 HCl 的物质的量__________。

2. 写出下列化学反应的化学平衡常数表达式：

① $N_2 + 3H_2 \rightleftharpoons 2NH_3$　　$K_C =$__________

② $1/3N_2 + H_2 \rightleftharpoons 2/3NH_3$　　$K_C =$__________

③ $Fe_{(s)} + 4H_2O_{(g)} \rightleftharpoons Fe_3O_{4(s)} + 4H_{2(g)}$　　$K_C =$__________

3. 在 1L 密闭容器中，充入 a mol $N_2$ 和 b mol $H_2$，在一定温度下 $N_2 + 3H_2 \rightleftharpoons 2NH_3$，达到平衡，容器中还剩余 c mol $N_2$，则：

（1）平衡时 $N_2$ 的转化率是__________。

（2）$H_2$ 的转化率是__________。

（3）生成 $NH_3$ 是__________ mol。

（4）容器中 $H_2$ 的平衡浓度是__________。

4. 一定温度下在 10L 容器中加入 5mol $SO_2$ 和 3mol $O_2$，当反应达到平衡时，有 3mol $SO_2$ 发生了反应，则：

（1）生成了__________ mol $SO_3$，$SO_2$ 的转化率为__________。

（2）平衡时容器内气体的总物质的量为__________。

（3）平衡时 $SO_2$ 的浓度是__________，$O_2$ 的浓度是__________，$SO_3$ 的浓度是__________。

## 三、判断题

1. 化学平衡常数的写法与化学反应方程式的系数相对应。( )

2. 一个已达平衡的可逆反应，只有平衡常数发生改变时，平衡才会移动。( )

3. 浓度、压力的改变和催化剂的使用对化学平衡常数没有影响。( )

4. 催化剂对化学平衡的移动不产生影响，对达到化学平衡所需的时间也不产生影响。( )

5. 所谓平衡状态就是化学反应正反应速率和逆反应速率相等，反应停止。( )

6. 化学平衡的移动指的是因外界条件而引起的旧的平衡被破坏，在新的条件下建立新的平衡的过程。平衡状态改变了，平衡常数也随着改变。( )

7. 多重平衡规则适用于所有的平衡常数，必须在同一温度条件下。( )

8. 气体的浓度和分压成正比，所以，改变压强就会改变气体浓度，就会对有气体参加的可逆反应的平衡移动产生影响。( )

9. 可逆反应达到化学平衡的标志是正反应速率和逆反应速率相等，它是一个动态平衡。( )

10. 一个可逆反应如果正反应是吸热反应，那么逆反应一定是放热反应，并且正反应吸收和逆反应放出的热量绝对值相等。( )

## 四、综合题

1. $a$mol $N_2$ 和 $b$mol $H_2$ 反应，在一定条件下达到平衡，生成 $c$mol $NH_3$。$NH_3$ 在平衡混合物中的质量分数是多少？

2. 合成氨的反应 $N_{2(g)} + 3H_{2(g)} \rightleftharpoons 2NH_{3(g)}$ 在某温度达平衡时，$c_{N_2} = 3.0mol \cdot L^{-1}$，$c_{H_2} = 9.0mol \cdot L^{-1}$，$c_{NH_3} = 4.0mol \cdot L^{-1}$，求该温度时此反应的平衡常数，并计算氮气的转化率。

3. 在体积为 2.00L 的密闭容器中，混合 1.00mol $CO_2$ 和 3.00mol $H_2$，在 1123K 时进行下列反应，$CO_{2(g)} + H_{2(g)} \rightleftharpoons H_2O_{(g)} + CO_{(g)}$，$K_c = 1.00$，求达到平衡时

(1) 各物质的浓度各为多少？

(2) $CO_2$ 的转化率为多少？

(3) 如果在上述平衡体系中每加入 3.22mol 的 $H_2$，温度保持不变，求建立新平衡时各物质的浓度和 $CO_2$ 的转化率。

4. 密闭容器中 CO 和 $H_2O$ 在某温度下反应：$H_2O_{(g)} + CO_{(g)} \rightleftharpoons CO_{2(g)} + H_{2(g)}$，达平衡时，$K_c = 2.0$，若要使 CO 的转化率为 80%，反应前 CO 和 $H_2O$ 的摩尔比为多少？

5. 在体积为 5L 的密闭容器中装有等物质的量的 $PCl_3$ 和 $Cl_2$，在 250℃反应 $PCl_{3(g)} + Cl_{2(g)} \rightleftharpoons PCl_{5(g)}$ 达平衡时，$PCl_5$ 的分压为 100 $k$Pa，此反应的 $K_p$ 为 0.570。

求：(1) 开始装入的 $PCl_3$ 及 $Cl_2$ 的物质的量。

(2) $PCl_3$ 的转化率。

(曾平莉)

# 第五章 | 氧化还原反应

◎知识目标

1. 掌握氧化数（氧化值）的概念。
2. 掌握氧化还原反应的基本概念。
3. 熟悉氧化反应和还原反应、氧化剂和还原剂的概念。
4. 认识氧化还原反应的实质。
5. 理解元素氧化数高低与物质氧化性和还原性的关系。
6. 理解原电池及电极电势的意义 。
7. 掌握电极电势及能斯特方程式的应用。

◎技能目标

1. 能根据原电池的工作原理，正确书写电极反应式、电池反应式及原电池组成式。
2. 能根据电极电势高低，准确判断氧化剂和还原剂的相对强弱及氧化还原反应进行的方向。
3. 能根据电极电势，确定氧化还原反应进行的程度。
4. 能熟练地运用能斯特方程式进行电极电势及电池电动势方面的计算。

氧化还原反应是自然界普遍存在的一类反应。此类反应的典型特征是在反应前后有电子的得失或偏移，同时伴随着能量的变化。生命过程离不开氧化还原反应。

本章主要学习氧化还原反应的一般特征、讨论电极电势的产生原因、标准电极电势的含义、能斯特方程及有关计算，并介绍与此相关的电极电势在氧化还原反应中的应用。作为药学及其有关专业的学生，系统地学习氧化还原反应的理论知识，对于了解生命体的产生、进化和繁衍，掌握药物的制备、储存、性质、功能并探索其作用机制，是十分重要的。

## 第一节　氧化还原反应

### 一、氧化数（氧化值）的概念

由于共价化合物在反应中电子的得失不明显，氧化还原反应与非氧化还原反应的划分尚不明确，为了统一说明氧化还原反应，1970 年国际纯粹与应用化学联合会对氧化数作了如下定义：氧化数（又称氧化值）是某元素一个原子的表观电荷数，这种表观电荷数是把成键电子指定给电负性较大的原子而求得。例如在 KCl 中，氯元素的电负性比钾元素大，因而 K 的氧化数为 +1，Cl 的氧化数为 -1；又如在 $NH_3$ 中，三对成键的电子都归电负性较大的氮原子所有，则 N 的氧化数为 -3，H 的氧化数为 +1。

确定元素氧化数的规则有以下几点：

（1）在单质分子中，元素的氧化数为零。

（2）对单原子离子，元素的氧化数等于离子的电荷数。如 $Ba^{2+}$，钡的氧化数为 +2；在 $S^{2-}$ 中，硫的氧化数为 -2。

（3）氧在化合物中，一般氧化数为 -2，但在过氧化物（如 $H_2O_2$、$BaO_2$ 等）中，氧化数为 -1；在超氧化物（如 $KO_2$）中，氧化数为 $-\frac{1}{2}$（氧化数可以是分数）；在 $OF_2$ 中，氧化数为 +2。

（4）氢在化合物中，一般氧化数为 +1，但在活泼金属的氢化物（如 NaH、$CaH_2$ 等）中，氢的氧化数为 -1。

（5）在多原子的分子中，其元素氧化数的代数和等于零；在多原子的离子中，各元素氧化数的代数和等于离子所带的电荷数。

**【例 5-1】**求 $Al_2O_3$ 中铝的氧化数。

解：设 Al 的氧化数为 x，因为 O 的氧化数为 -2，则

$$2x + 3 \times (-2) = 0,\ x = +3$$

**【例 5-2】**试确定 $Mn^{2+}$、$MnO_4^{2-}$、$KMnO_4$ 中 Mn 元素的氧化数。

解：设 Mn 的氧化数为 x，因为 O 的氧化数为 -2，K 为 +1，则

$$Mn^{2+} 中：x = +2$$

$$MnO_4^{2-} 中：x + 4 \times (-2) = -2,\quad x = +6$$

$$KMnO_4 中：1 + x + 4 \times (-2) = 0,\quad x = +7$$

应注意的是，氧化数并不是一个元素原子所带的真实电荷，与化合价的概念也是不同的。氧化数是一个形式电荷数，可以是整数、分数和小数，对单个原子而言，也可以是平均值。

例如，$S_4O_6^{2-}$ 的结构为：

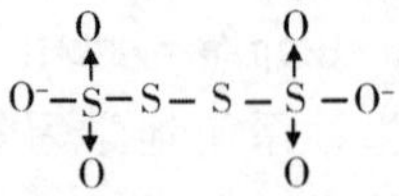

```
      O          O
      ↑          ↑
  O⁻—S—S — S — S —O⁻
      ↓          ↓
      O          O
```

在 $S_4O_6^{2-}$ 中，处于中间的两个 S 氧化数为 0，而两端的两个 S 氧化数为 +5。对于含有两个不同氧化数的同一种元素的化合物，为了简便起见，常采用平均氧化数，因此，$S_4O_6^{2-}$ 中的 S 平均氧化数为 +2.5。

## 二、氧化还原反应的基本概念

### （一）氧化反应和还原反应

在化学反应过程中，反应物之间有电子得失（或偏移）的反应称为氧化还原反应。氧化剂有氧化性，得电子，被还原，发生还原反应，氧化数降低，生成还原产物；还原剂有还原性，失电子，被氧化，发生氧化反应，氧化数升高，生成氧化产物。

氧化还原反应可以理解成由两个半反应（即氧化反应和还原反应）构成。一种物质失去电子，元素的氧化数升高，发生氧化反应；同时必定有另一种物质得到电子，元素的氧化数降低，发生还原反应；而且得失电子总数相等，这是氧化还原反应的特征之一。氧化反应和还原反应对立统一于一个氧化还原反应之中。

**（二）氧化剂和还原剂**

在氧化还原反应中，凡能得到电子，氧化数降低的物质叫做氧化剂。氧化剂是使另一种物质氧化，本身被还原，其反应产物叫做还原产物；凡能失去电子，氧化数升高的物质叫做还原剂。还原剂是使另一种物质还原，本身被氧化，其反应产物叫做氧化产物。

## 三、氧化还原反应的实质

氧化还原反应的实质是反应中有电子得失（或偏移）。即在离子化合物中是电子的得失，在共价化合物里是电子的偏移。

在氧化还原反应中，有氧化剂必定有还原剂，电子从还原剂转移到氧化剂，在还原剂被氧化的同时，氧化剂被还原。例如下列反应：

$$\underset{\text{氧化剂}}{\overset{+1}{NaClO}} + \underset{\text{还原剂}}{2\overset{+2}{Fe}SO_4} + H_2SO_4 = \underset{\text{还原产物}}{Na\overset{-1}{Cl}} + \underset{\text{氧化产物}}{\overset{+3}{Fe_2}(SO_4)_3} + H_2O$$

上述反应中，硫酸亚铁是还原剂，Fe 的氧化数从 +2 升高到 +3，被氧化，使次氯酸钠还原；次氯酸钠是氧化剂，Cl 的氧化数从 +1 降低到 -1，被还原，使硫酸亚铁氧化。

有些物质在同一反应中，既是氧化剂又是还原剂。例如下列反应：

$$Cl_2 + H_2O = HClO + HCl$$

$Cl_2$ 是氧化剂（也是还原剂）。

上述反应中，氯分子的一个氯原子的氧化数从 0 升为 +1，另一个氯原子的氧化数从 0 降为 -1，氯气既是氧化剂，又是还原剂。这类氧化还原反应叫做歧化反应，是氧化还原反应的一种特殊类型。

任何氧化还原反应都是由两个“半反应”组成的，一个是氧化剂被还原的半反应，称为还原半反应；另一个是还原剂被氧化的半反应，称为氧化半反应。

例如，下列氧化还原反应：

$$Cu^{2+} + Zn \rightleftharpoons Cu + Zn^{2+}$$

是由以下两个半反应组成的：

$$Zn - 2e^- \rightleftharpoons Zn^{2+} \quad \text{（氧化半反应）}$$

$$Cu^{2+} + 2e^- \rightleftharpoons Cu \quad \text{（还原半反应）}$$

在氧化还原反应中，氧化剂与它的还原产物及还原剂与它的氧化产物称为氧化还原电对，简称电对。氧化还原电对通常写成：氧化型/还原型（Ox/Red），如 $Cu^{2+}/Cu$，$Zn^{3+}/Zn$ 等。每个氧化还原半反应中都有一对氧化还原电对。

氧化还原半反应通式写作：

$$氧化型 + ne^- \rightleftharpoons 还原型$$

或

$$Ox + ne^- \rightleftharpoons Red$$

电对中的氧化型物质得电子，还原型物质失电子。氧化还原反应的实质也可以理解为两个共轭电对之间的电子转移。氧化型物质的氧化能力与还原型物质的还原能力存在共轭关系，氧化型物质的氧化能力越强，其对应的还原型物质的还原能力越弱；氧化型物质的氧化能力越弱，其对应的还原型物质的还原能力越强。

例如，$MnO_4^-/Mn^{2+}$电对中，$MnO_4^-$氧化能力强，是强氧化剂，而$Mn^{2+}$还原能力弱，是弱还原剂；$Zn^{2+}/Zn$电对中，$Zn^{2+}$是弱氧化剂，而Zn是强还原剂。

# 第二节　原电池以及电极电势

## 一、原电池

### （一）原电池的组成

氧化还原反应的两个重要特征是反应过程中有电子的转移和热效应。原电池是利用自发氧化还原反应产生电流的装置，它使化学能转化为电能。若将一块锌片置入硫酸铜溶液中，锌片逐渐溶解变成$Zn^{2+}$进入溶液中，而$Cu^{2+}$则变成金属Cu从溶液中析出，这是一个自发性很强的氧化还原反应，反应的化学能是以热能的方式释放出来的，其离子反应方程式为：

$$Zn + Cu^{2+} = Zn^{2+} + Cu \qquad \Delta_r G_m^\theta = -239.6\ kJ \cdot mol^{-1}$$

若不让Zn与$CuSO_4$溶液直接接触，该反应可按氧化还原反应中半反应的方式拆分成两个半反应：

$$Zn - 2e^- \rightleftharpoons Zn^{2+} \qquad （氧化半反应）$$

$$Cu^{2+} + 2e^- \rightleftharpoons Cu \qquad （还原半反应）$$

如图5-1所示，两个半反应分别在不同的烧杯中进行：在一个盛有$ZnSO_4$溶液的烧杯中插入锌片，另一个盛有$CuSO_4$溶液的烧杯中插入铜片，两个烧杯用盐桥连接。用导线将铜片和锌片以及检流计连接起来，连通后可以观察到检流计的指针偏转，说明有电流通过，而外电路检流计指针偏转的方向表明电子是从锌极流向铜极。这样就构成了一个由Zn-$ZnSO_4$半电池（电极）和Cu-$CuSO_4$半电池（电极）组成的原电池，简称铜-锌原电池，也叫丹聂耳电池。原电池是利用自发氧化还原反应产生电流的装置，它使化学能转化为电能。

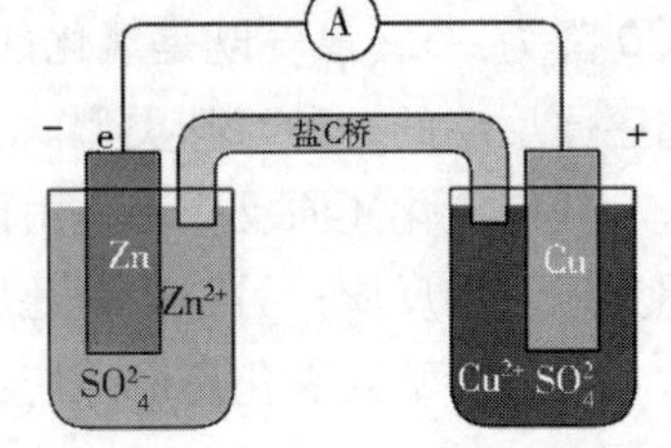

图5-1　铜-锌原电池示意图

在原电池中，在负极或正极上进行的氧化或还原半反应叫做电极反应。总反应叫做电池反应。Cu-Zn原电池的电极反应和电池反应可分别表示如下。

电极反应：

$$负极：Zn - 2e^- \rightleftharpoons Zn^{2+} \qquad （发生氧化反应）$$

正极：$Cu^{2+} + 2e^- \rightleftharpoons Cu$　　（发生还原反应）

电池反应：

$$Zn + Cu^{2+} \rightleftharpoons Zn^{2+} + Cu$$

**（二）原电池的组成式**

原电池通常是由盐桥连接的两个半电池（或电极）组成。原电池的组成可以用电池组成式（电池符号）表示。书写电池组成式的规定如下：

1. 习惯上，负极在左，正极在右。并用“－”、“＋”在括号内标明。
2. “|”表示相界面，同一相的不同物质用“，”隔开。
3. “‖”表示盐桥，溶液靠盐桥，电极在两边，使用惰性电极也要标明。
4. 溶液的浓度要标出，气体物质要标明分压。

按上述规定，铜－锌原电池的电池组成式为：

$$(-)\ Zn \mid ZnSO_4\ (c_1)\ \| \ CuSO_4\ (c_2) \mid Cu\ (+)$$

也可简写为：

$$(-)\ Zn \mid Zn^{2+}\ (c_1)\ \| \ Cu^{2+}\ (c_2) \mid Cu\ (+)$$

知识链接

### 电极类型

常用电极可分为四种类型。

1. 金属－金属离子电极

用金属做电极极板，插入该金属的盐溶液中构成的电极，如 $Zn^{2+}/Zn$ 电极。

电极组成式　　$Zn \mid Zn^{2+}\ (c)$

电极反应式　　$Zn^{2+} + 2e^- \rightleftharpoons Zn$

2. 金属－金属难溶盐阴离子电极

将金属表面涂有其金属难溶盐的固体，然后浸入与该盐具有相同阴离子的溶液中所构成的电极，如：Ag－AgCl 电极，在 Ag 的表面涂有 AgCl，然后浸入有一定浓度的 $Cl^-$ 溶液中。

电极组成式　　$Ag \mid AgCl\ (s) \mid Cl^-\ (c)$

电极反应式　　$AgCl + e^- \rightleftharpoons Ag + Cl^-$

3. 气体电极

将气体通入相应的离子溶液中，并用惰性导体（如石墨或者金属铂）做电极极板所构成的电极。如：氯气电极。

电极组成式　　$Pr \mid Cl_2\ (p) \mid Cl^-\ (c)$

电极反应式　　$Cl_2 + 2e^- \rightleftharpoons 2Cl^-$

4. 氧化还原电极

将惰性导体浸入离子型氧化还原电对的溶液中所构成的电极，如将 Pt 浸入含有 $Fe^{2+}$、$Fe^{3+}$ 的溶液中，构成 $Fe^{3+}/Fe^{2+}$ 电极。

电极组成式　　$Pt \mid Fe^{2+}\ (C_1),\ Fe^{3+}\ (C_2)$

电极反应式　　$Fe^{3+} + e^- \rightleftharpoons Fe^{2+}$

## 二、电极电势

### （一）电极电势的产生及原电池的电动势

在 Cu－Zn 原电池中，导线中有电流通过，说明在原电池中，两个电极之间存在电势差。由指针的偏转方向可知，电流从 Cu 电极流向 Zn 电极，则电子从 Zn 电极流向 Cu 电极，Cu 电极为正极（得电子），Zn 电极为负极（失电子）。

将金属片插入含有该离子的溶液时，构成了相应的电极。一方面金属表面的金属离子（$M^{n+}$）在本身的热运动、极性溶剂分子及阴离子的作用下进入溶液中，而把电子留在金属片上，这就是溶解过程；另一方面，溶液中的水合金属离子也会从金属表面得到电子而沉积到金属表面上，这就是沉积过程。当金属的溶解速率与金属离子的沉积速率相等时，建立了如下平衡：

$$\underset{\text{在金属板上}}{M(s)} \underset{\text{沉积}}{\overset{\text{溶解}}{\rightleftharpoons}} \underset{\text{在溶液中}}{M^{n+}(aq)} + \underset{\text{在金属板上}}{ne^-}$$

若金属溶解的倾向大于金属离子沉积的倾向，达到平衡时，金属表面因留有较多的电子而带负电荷。由于静电作用，溶液中的正离子就会排布在金属板表面附近的液层中，于是在金属的界面处形成如图 5－2（a）所示的双电层。反之，若金属离子沉积的倾向大于溶解的倾向，达到平衡时，金属表面因沉积了过多的金属离子而带正电荷，溶液中的负离子就会排布在靠近金属板附近的液层中而形成如图 5－2（b）所示的双电层。无论形成哪一种双电层，在金属与溶液之间都会产生电势差。

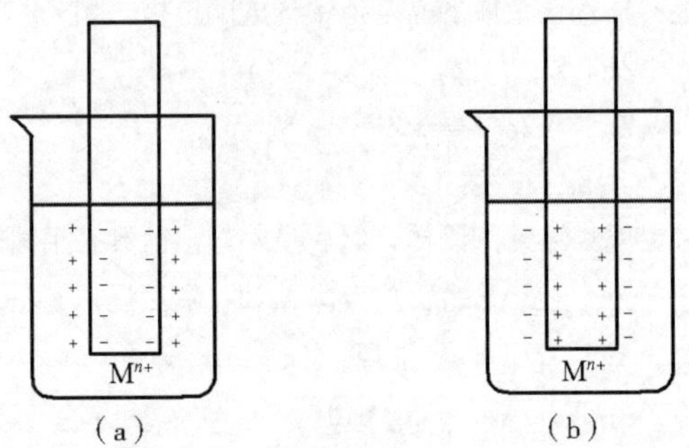


图 5－2 金属电极的电极电势

这种金属与溶液之间因形成双电层而产生的稳定电势差称为电极电势，以符号 $\varphi$（$M^{n+}/M$）表示。电极反应式为：

$$\text{氧化型} + ne^- \rightleftharpoons \text{还原型}$$

$$\text{或} \quad M^{n+} + ne^- \rightleftharpoons M$$

电极电势的大小主要取决于电极的本性。金属越活泼（越容易给出电子）、则溶解的倾向越大，达到平衡时金属表面电子密度越大，该金属电极电势越低；反之，金属越不活泼，则沉积的倾向越大，溶解的倾向越小，该金属的电极电势越高。另外，离子的浓度、温度和介质等外界因素对电极电势也有影响。

由于不同的电极具有不同的电极电势，若将两个不同的电极组成原电池，原电池就可以产生电流。在没有电流通过的情况下，正、负两极的电极电势之差称为原电池的电动势，用符号 $E$ 表示。

$$E = \varphi_{+} - \varphi_{-}$$

式中，$\varphi_{+}$ 为正极的电极电势，$\varphi_{-}$ 为负极的电极电势。

在标准状态下，标准电极电势之差为标准电动势，用 $E^{\theta}$ 表示，即：

$$E^{\theta} = \varphi^{\theta}_{+} - \varphi^{\theta}_{-}$$

**课堂互动**

1. 什么是电池电动势、电极电势、标准电极电势?

2. 将铜片插入盛有 1mol · $L^{-1}$ $CuSO_4$ 溶液的烧杯中，银片插入 1mol · $L^{-1}$ $AgNO_3$ 溶液的烧杯中，用盐桥连接，构成原电池。

（1）写出该原电池的组成式。

（2）写出电极反应式和原电池的电池反应。

（3）求该电池的电动势。

### （二）标准电极电势

**1. 标准氢电极**

单个电极的电极电势的绝对值是无法直接测定的，只能用电极电势的相对值表示。就像测定山的相对高度是以海平面为基准一样。按照 IUPAC 的建议，国际上统一用标准氢电极作为测量各电极电势的标准，称其为参比电极。标准氢电极的构造如图 5 - 3 所示。将镀有铂黑的铂片浸入到氢离子浓度为 1.0mol · $L^{-1}$（严格地说应为活度 $a$ = 1.0 mol · $L^{-1}$）的溶液中，在 298.15K 时，通入分压为 101.325 kPa 的高纯氢气，不断地冲击铂片，使铂黑吸附氢气达到饱和，这样就构成了标准氢电极。其电极反应为：

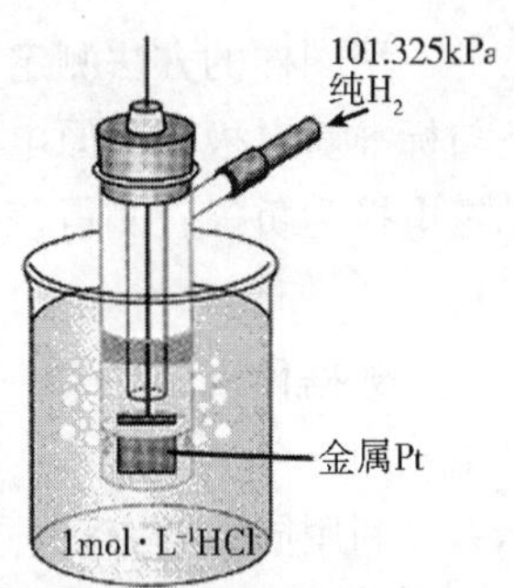

图 5 - 3　标准氢电极

$$2H^{+}\ (aq) + 2e^{-} \rightleftharpoons H_2\ (g)$$

这时的电极电势即为标准氢电极的电极电势，标准氢电极的电极电势为零，即 $\varphi^{\theta}$（$H^{+}/H_2$）= 0.0000V。

**2. 标准电极电势**

在标准状态下（组成电对的有关浓度均为 1.0 mol · $L^{-1}$，有关气体的分压均为 101.325 kPa，温度为 298.15K），将标准氢电极与各种待测电极组成原电池，测定其电动势，从而得出各种电极的标准电极电势。通常测定的电极电势称为该电极的标准电极电势，用符号 $\varphi^{\theta}$（Ox/Red）表示。欲测定某标准电极的电势，可将该电极与标准氢电极组成原电池，用电位计测定该原电池的标准电动势 $E^{\theta}$。可由电流的方向判断正、负极，而更直接的是根据电池反应式直接判断正、负极，再根据 $E^{\theta} = \varphi^{\theta}_{+} - \varphi^{\theta}_{-}$ 求出待测电极的标准电极电势。

例如，测定 $Zn^{2+}/Zn$ 电对的标准电极电势 $\varphi^{\theta}$（$Zn^{2+}/Zn$），用直流电压表测知电流

从标准氢电极流向锌电极，故锌电极为负极，标准氢电极为正极，如图 5－4 所示，实验测得该原电池的标准电动势为 0.763V，则锌电极的标准电极电势为：

$$E^{\theta} = \varphi^{\theta}(H^{+}/H_{2}) - \varphi^{\theta}(Zn^{2+}/Zn)$$

数据带入 $0.763 = 0.0000 - \varphi^{\theta}(Zn^{2+}/Zn)$

即 $\varphi^{\theta}(Zn^{2+}/Zn) = -0.763\ (V)$

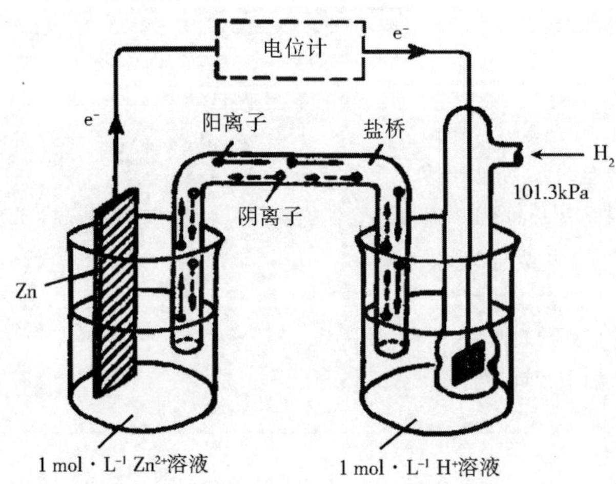


图 5－4 测定锌电极的标准电极电势

用同样的方法测定 $Cu^{2+}/Cu$ 电对的标准电极电势 $\varphi^{\theta}(Cu^{2+}/Cu)$，可将标准铜电极与标准氢电极组成原电池，测知电流从铜电极流向标准氢电极，铜电极为正极，标准氢电极为负极，测得该原电池的标准电动势为 0.337V，则铜电极的标准电极电势为：

$$E^{\theta} = \varphi^{\theta}(Cu^{2+}/Cu) - \varphi^{\theta}(H^{+}/H_{2})$$

数据代入 $0.337 = \varphi^{\theta}(Cu^{2+}/Cu) - 0.0000$

即 $\varphi^{\theta}(Cu^{2+}/Cu) = 0.337\ (V)$

利用同样的方法，可以测量其他电极的标准电极电势。常见电极的标准电极电势见本书附录表。

在应用标准电极电势的数值时，需要注意如下几点。

（1）标准电极电势表中，所有电极反应都是还原反应表示：

$$\text{氧化型} + ne^{-} \rightleftharpoons \text{还原型}$$

$$\text{或} \quad M^{n+} + ne^{-} \rightleftharpoons M$$

其中 $M^{n+}$ 为物质的氧化型，M 为物质的还原型，标准电极电势为 $\varphi^{\theta}(M^{n+}/M)$，书写时下标中氧化型和还原型的前后位置不能反写。

（2）标准电极电势是一个相对值，其数值的正或负只是相对标准氢电极而言。

（3）标准电极电势的数值只与电对的种类有关，标准电极电势是平衡态的电极电势，与电极反应中各反应物的化学计量数及电极反应的写法无关。

（4）溶液的酸碱度对许多电极的标准电极电势都有影响，在不同的酸碱溶液中，标准电极的电势值不同，因此标准电极电势表分酸表和碱表两种，查表时要相对应。

（5）酸碱表中的标准电极电势数值只适用于水溶液中的氧化还原反应，不适用于非水溶液和熔融系统中的氧化还原反应。

## 三、能斯特方程式

标准电极电势是在标准状态下测得的，它只能在标准状态下使用，如果条件改变时，电极电势就会发生改变。电极电势的大小，不仅取决于电对本身的性质，还与温度、气体的分压、溶液中的相关离子浓度等因素有关。德国科学家能斯特从理论上推导出电极电势与温度、溶液中的离子浓度等因素的关系，即能斯特方程式。

对于任意反应：

$$a\text{OX} + ne^- \rightleftharpoons b\text{Red}$$

能斯特方程式为：

$$\varphi = \varphi^{\vartheta} + \frac{RT}{nF}\ln\frac{c_{Ox}^{a}}{c_{\text{Red}}^{b}} \tag{5-1}$$

式中，$\varphi$ 为电极电势，单位 V；

$\varphi^{\theta}$ 为标准电极电势，单位 V；

$n$ 为电极反应式中电子转移的数目；

$T$ 为热力学温度，单位 K；

$R$ 为摩尔气体常数［8.314J·(K·mol)$^{-1}$］

$F$ 为法拉第常数［96485J·(V·mol)$^{-1}$］；

$c_{\text{Ox}}$为氧化型物质的浓度，单位 mol·L$^{-1}$。

$c_{\text{Red}}$为还原型物质的浓度，单位 mol·L$^{-1}$。

当 $T=298.15$K 时，将各常数带入式（5-1）中，则式（5-1）可转换为：

$$\varphi = \varphi^{\vartheta} + \frac{0.05916}{n}\lg\frac{c_{Ox}^{a}}{c_{\text{Red}}^{b}} \tag{5-2}$$

从能斯特方程式可以看出，当温度一定时，电极电势主要与标准电极电势 $\varphi^{\theta}$ 有关，另外还与$\frac{c_{\text{Ox}}}{c_{\text{Red}}}$ 的比值有关。

**【例 5-3】** 298.15K 时，$\varphi^{\theta}$（$Fe^{3+}/Fe^{2+}$）=0.769V，将铂丝插在 $c$（$Fe^{2+}$）=0.10 mol·L，$c$（$Fe^{3+}$）=1.0mol·L$^{-1}$的溶液中，计算 $Fe^{3+}/Fe^{2+}$ 电极的电极电势。

解：已知电极反应为：$Fe^{3+} + e^- \rightleftharpoons Fe^{2+}$

$$\varphi(Fe^{3+}/Fe^{2+}) = \varphi^{\vartheta}(Fe^{3+}/Fe^{2+}) + \frac{0.05916}{1}\lg\frac{c(Fe^{3+})}{c(Fe^{2+})}$$

$$= 0.769 + 0.05916 \times \lg\frac{1.0}{0.10} = 0.828(V)$$

**【例 5-4】** 298.15K 时，$\varphi^{\theta}$（$Ag^+/Ag$）=0.7791V，计算金属银插在 0.010mol·L$^{-1}$ $AgNO_3$ 溶液中组成 $Ag^+/Ag$ 电极的电极电势。

解：电极反应为：$Ag^+ + e^- \rightleftharpoons Ag$

$$\varphi(Ag^+/Ag) = \varphi^{\vartheta}(Ag^+/Ag) + \frac{0.05916}{1}\lg\frac{c(Ag^+)}{1}$$

$$= 0.7991 + 0.05916 \times \lg\frac{0.01}{1} = 0.6808(V)$$

注意在有 $H^+$ 或 $OH^-$ 参加的电极反应时，电极的电极电势除了受氧化型物质和还原型物质浓度的影响外，还与溶液的 pH 值有关。这时能斯特方程式为：

$$\varphi = \varphi^0 + \frac{0.05916}{n}\lg\frac{[\text{氧化型}]^a[\text{介质}]^b}{[\text{还原型}]^d[\text{其他}]^e} \quad (5-3)$$

# 第三节 电极电势的应用

## 一、比较氧化剂和还原剂的相对强弱

电极电势的大小，反映了氧化还原电对中氧化型物质得电子能力和还原型物质失电子能力的相对强弱，也就是物质氧化性、还原性的相对强弱。电对中电极电势越大，表示其电对中的氧化型愈易得电子变成它的还原型，其氧化型（氧化剂）的氧化能力越强，而其还原型（还原剂）的还原能力则越弱。如 $F_2$ 是强的氧化剂，其相应的还原型 $F^-$ 是弱的还原剂；反之，电对中的电极电势越小（愈负），表示电对中的还原型愈容易失电子变成它的氧化型，其还原型（还原剂）的还原能力越强，而其氧化型（氧化剂）的氧化能力则越弱。如 Li 是强的还原剂，其氧化型 $Li^+$ 是弱的氧化剂。

**【例 5-5】**在标准状态下，判断下列电对中最强的氧化剂和最强的还原剂，并排出下列电对中各氧化型和还原型的强弱顺序：

$MnO_4^-/Mn^{2+}$；$Cu^{2+}/Cu$；$Fe^{3+}/Fe^{2+}$；$I_2/I^-$；$Cl_2/Cl^-$；$Sn^{4+}/Sn^{2+}$

解：查表得知，各电对的标准电极电势如下：

$MnO_4^- + 8H^+ + 5e^- \rightleftharpoons Mn^{2+} + 4H_2O \qquad \varphi^\theta = 1.51V$

$Cu^{2+} + 2e^- \rightleftharpoons Cu \qquad \varphi^\theta = 0.337V$

$Fe^{3+} + e^- \rightleftharpoons Fe^{2+} \qquad \varphi^\theta = 0.771V$

$I_2 + 2e^- \rightleftharpoons 2I^- \qquad \varphi^\theta = 0.535V$

$Cl_2 + 2e^- \rightleftharpoons 2Cl^- \qquad \varphi^\theta = 1.36V$

$Sn^{4+} + 2e^- \rightleftharpoons Sn^{2+} \qquad \varphi^\theta = 0.154V$

在标准状态下，电对 $MnO_4^-/Mn^{2+}$ 的 $\varphi^\theta$ 值最大，其氧化型 $MnO_4^-$ 是最强的氧化剂；电对 $Sn^{4+}/Sn^{2+}$ 的 $\varphi^\theta$ 值最小，其还原型 $Sn^{2+}$ 是最强的还原剂。

各氧化型的氧化能力由强到弱的顺序为：

$$MnO_4^- > Cl_2 > Fe^{3+} > I_2 > Cu^{2+} > Sn^{4+}$$

各还原型的还原能力由强到弱的顺序为：

$$Sn^{2+} > Cu > I^- > Fe^{2+} > Cl^- > Mn^{2+}$$

## 二、判断氧化还原反应进行的方向

任何一个氧化还原反应，都可以利用电对的电极电势值来判断氧化还原反应自发进行的方向。其方法是将某一氧化还原反应分成两个半电池反应，并将两个半电池反应组成一个原电池，根据原电池的电动势 $E = \varphi_+ - \varphi_-$ 值，即可判断反应进行的方向。

若 $E = \varphi_{+} - \varphi_{-} > 0$，反应正向自发进行；反之，反应逆向自发进行。

在标准状态下的氧化还原反应，则用 $E^{\theta}$ 代替 $E$。若 $E^{\theta} = \varphi^{\theta}_{+} - \varphi^{\theta}_{-} > 0$，则反应正向自发进行，反之反应逆向自发进行。

**【例 5－6】** 在标准状态下有如下反应：$2Fe^{3+} + Sn^{2+} \rightleftharpoons 2Fe^{2+} + Sn^{4+}$。已知 $\varphi^{\theta}(Sn^{4+}/Sn^{2+}) = 0.151V$，$\varphi^{\theta}(Fe^{3+}/Fe^{2+}) = 0.771V$。求：利用此反应所设计的原电池的电动势 $E^{\theta}$，判断反应自发进行的方向。

解：假定此反应正向进行，则氧化剂为 $Fe^{3+}$，其电对为 $Fe^{3+}/Fe^{2+}$，设为正极；还原剂为 $Sn^{2+}$，其电对为 $Sn^{4+}/Sn^{2+}$，设为负极，则：

$E^{\theta} = \varphi^{\theta}(Fe^{3+}/Fe^{2+}) - \varphi^{\theta}(Sn^{4+}/Sn^{2+}) = 0.771 - 0.151 = 0.620\ (V)$

$\because E^{\theta} > 0$

$\therefore$ 反应正向自发进行。

**【例 5－7】** 有如下反应：$Pb^{2+} + Sn \rightleftharpoons Pb + Sn^{2+}$。已知 $\varphi^{\theta}(Sn^{2+}/Sn) = -0.1375V$，$\varphi^{\theta}(Pb^{2+}/Pb) = -0.1262V$，其中 $c(Sn^{2+}) = 0.100\ mol \cdot L^{-1}$，$c(Pb^{2+}) = 0.0010\ mol \cdot L^{-1}$。求：此反应电动势 $E$，并判断该反应自发进行的方向。

解：设反应正向进行，$Pb^{2+}$ 为氧化剂，其电对为 $Pb^{2+}/Pb$，为正极；Sn 为还原剂，其电对为 $Sn^{2+}/Sn$，为负极。

$$\varphi(Pb^{2+}/Pb) = \varphi^{\vartheta}(Pb^{2+}/Pb) + \frac{0.05916}{2}\lg\frac{c(Pb^{2+})}{1}$$

$$= -0.1262 + \frac{0.05916}{2}\lg\frac{0.0010}{1} = -0.2149(V)$$

$$\varphi(Sn^{2+}/Sn) = \varphi^{\vartheta}(Sn^{2+}/Sn) + \frac{0.05916}{2}\lg\frac{c(Sn^{2+})}{1}$$

$$= -0.1375 + \frac{0.05916}{2}\lg\frac{0.100}{1} = -0.1671(V)$$

$$E = \varphi(Pb^{2+}/Pb) - \varphi(Sn^{2+}/Sn) = -0.2149 - (-0.1671) = -0.0478(V)$$

$\because E < 0$

$\therefore$ 反应逆向自发进行。

从例 5－7 可看出：在氧化还原反应中，若两电对的标准电极电势 $\varphi^{\theta}$ 数值相差不大时（一般小于 0.2V），可以通过改变氧化型或还原型物质的浓度，来控制反应进行的方向。

但必须指出的是：非标准态的氧化还原反应自发进行的方向应该根据 $E$ 值来判断，虽然 $E^{\theta}$ 是决定 $E$ 值大小的主要因素，但必须考虑溶液中各种因素变化对 $E$ 值的影响。

## 三、确定氧化还原反应进行的程度

化学反应进行的程度可用化学平衡常数来衡量。氧化还原反应属于可逆反应，当反应达到平衡时，两个电极（半反应）的电极电势相等。

此时，$\varphi(Ox_1/Red_2) = \varphi(Ox_2/Red_1)$。由此可以推出，在 298.15K 时，对于任意一个氧化还原反应，计算其氧化还原反应平衡常数 $K$ 的通式为：

$$\lg K^{\theta} = \frac{nE^{\theta}}{0.05916} \tag{5-4}$$

$$(E^{\theta} = \varphi^{\theta}_{氧} - \varphi^{\theta}_{还})$$

式中：$\varphi^{\theta}_{氧}$为氧化剂电对的标准电极电势。

$\varphi^{\theta}_{还}$ 为还原剂电对的标准电极电势。

$n$ 为氧化还原反应中电子转移的数目。

由平衡常数表达式可以看出：对氧化还原反应，反应的限度可由标准平衡常数的数值表现出来。其氧化剂与还原剂的电极电势差值越大（$E^{\theta}$ 值越大），平衡常数 $K^{\theta}$ 值也就越大，氧化还原反应进行的也就越完全。

在温度 $T$ 一定时，氧化还原反应的标准平衡常数与标准态的电池电动势 $E^{\theta}$ 及转移的电子数有关。即标准平衡常数只与氧化剂和还原剂的本性有关，而与反应物的浓度无关。

应该注意的是，平衡常数 $K$ 值的大小，只能表示反应正向进行了的趋势的大小及反应平衡时完成的程度。

## 本章小结

1. 氧化数的概念

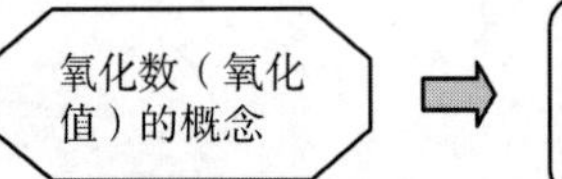


元素的氧化数是某元素一个原子的表观电荷数。这种表观电荷数是把成键电子指定给电负性较大的原子而求得。

2. 氧化还原反应

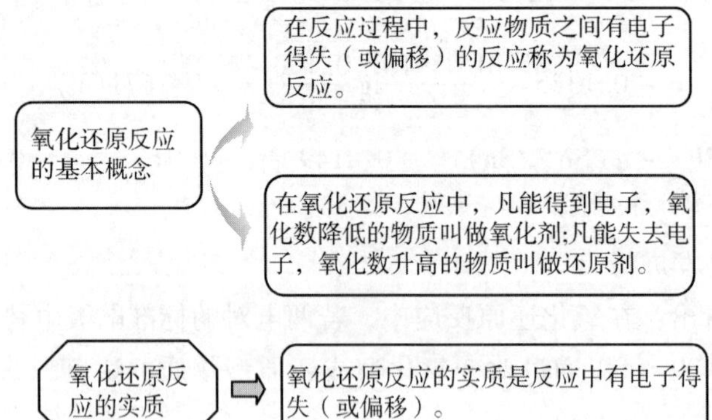

在反应过程中，反应物质之间有电子得失（或偏移）的反应称为氧化还原反应。
氧化还原反应的基本概念
在氧化还原反应中，凡能得到电子，氧化数降低的物质叫做氧化剂;凡能失去电子，氧化数升高的物质叫做还原剂。
氧化还原反应的实质
氧化还原反应的实质是反应中有电子得失（或偏移）。


3. 原电池以及电极电势

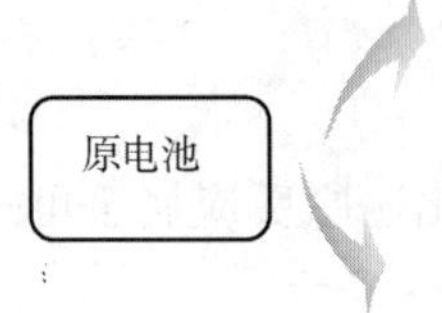


氧化还原反应的两个重要特征是反应过程中有电子的转移和热效应。原电池是利用自发氧化还原反应产生电流的装置，它使化学能转化为电能。

原电池通常是由盐桥连接的两个半电池（电极）组成。原电池的组成可以用电池组成式表示。

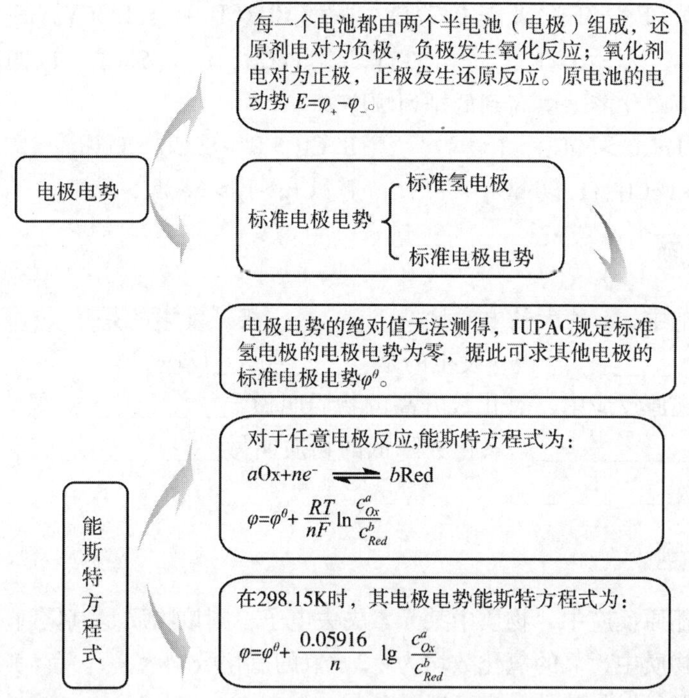

每一个电池都由两个半电池（电极）组成，还原剂电对为负极，负极发生氧化反应；氧化剂电对为正极，正极发生还原反应。原电池的电动势 $E=\varphi_+-\varphi_-$。
电极电势
标准电极电势
标准氢电极
标准电极电势
电极电势的绝对值无法测得，IUPAC规定标准氢电极的电极电势为零，据此可求其他电极的标准电极电势 $\varphi^\theta$。
对于任意电极反应,能斯特方程式为:
$a\mathrm{Ox}+ne^- \rightleftharpoons b\mathrm{Red}$
$\varphi=\varphi^\theta+\frac{RT}{nF}\ln\frac{c_{Ox}^a}{c_{Red}^b}$
能斯特方程式
在298.15K时，其电极电势能斯特方程式为：
$\varphi=\varphi^\theta+\frac{0.05916}{n}\lg\frac{c_{Ox}^a}{c_{Red}^b}$


4. 电极电势的应用

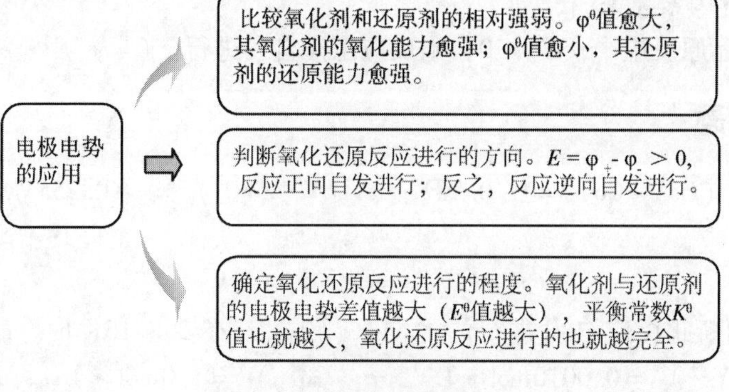

电极电势的应用
比较氧化剂和还原剂的相对强弱。$\varphi^\theta$值愈大，其氧化剂的氧化能力愈强；$\varphi^\theta$值愈小，其还原剂的还原能力愈强。
判断氧化还原反应进行的方向。$E=\varphi_+-\varphi_->0$，反应正向自发进行；反之，反应逆向自发进行。
确定氧化还原反应进行的程度。氧化剂与还原剂的电极电势差值越大（$E^\theta$值越大），平衡常数$K^\theta$值也就越大，氧化还原反应进行的也就越完全。


## 目标检测

### 一、单项选择题

1. 在酸性介质中，$H_2O_2$ 分别与 KI 和 $KMnO_4$ 反应时，$H_2O_2$ 所起的作用分别是

   A. 氧化剂，还原剂　　B. 还原剂，氧化剂

   C. 还原剂，还原剂　　D. 氧化剂，氧化剂

2. 在原电池 $Cu^{2+}+Zn \rightleftharpoons Zn^{2+}+Cu$ 中，要降低电池电动势，下列方法中，可采用的是

   A. 增大溶液中铜离子的浓度　　B. 降低溶液中铜离子的浓度

   C. 增大溶液中锌离子的浓度　　D. 降低溶液中锌离子的浓度

3. 已知 $\varphi^{\theta}(Fe^{3+}/Fe^{2+}) = 0.771V$，$\varphi^{\theta}(Cl_2/Cl^-) = 1.36V$，$\varphi^{\theta}(Sn^{4+}/Sn^{2+}) = 0.151V$，$\varphi^{\theta}(I_2/I^-) = 0.535V$。在 $FeCl_3$，$Cl_2$，$SnCl_4$，$I_2$ 四种物质中，标准状态下氧化能力由高到低排列顺序为

A. $Cl_2 > FeCl_3 > SnCl_4 > I_2$　　B. $Cl_2 > I_2 > SnCl_4 > FeCl_3$

C. $Cl_2 > FeCl_3 > I_2 > SnCl_4$　　D. $Cl_2 > I_2 > FeCl_3 > SnCl_4$

## 二、填空题

1. 在原电池中，$\varphi$ 值大的电对是____________极，发生的是____________反应；$\varphi$ 值小的电对是____________极；发生的是____________反应。

2. 在氧化还原反应中，氧化数升高的物质叫做____________，本身被氧化，它的反应产物叫做____________。氧化数降低的物质叫做____________，本身被还原，它的反应产物叫做____________。

## 三、判断题

1. 在氧化还原反应中，物质中某元素失去电子，则该物质是氧化剂。(　)

2. 在任何物质中，氧的氧化数均为 -2，氢的氧化数均为 +1。(　)

3. 氧化数既可以是整数，也可以是分数。(　)

4. 电极电势的大小，只与电对本身的性质有关，与温度、气体的分压、溶液中的相关离子浓度等因素无关。(　)

5. 在氧化还原反应中，$E^{\theta} > 0$，则反应正向自发进行。(　)

## 四、综合题

1. 已知 $\varphi^{\theta}(Co^{2+}/Co) = -0.28V$，$\varphi^{\theta}(V^{3+}/V^{2+}) = -0.255V$，标准状态下有如下反应：

$$CO + 2V^{3+} \rightleftharpoons CO^{2+} + 2V^{2+}$$

求（1）判断此反应自发进行的方向；（2）若在 298.15K 时，$c(V^{2+}) = 1.0\ mol \cdot L^{-1}$，$c(V^{3+}) = 0.0010mol \cdot L^{-1}$，$c(Co^{2+}) = 1.0mol \cdot L^{-1}$，求该反应的 $E$，并判断反应自发进行的方向。

2. 高锰酸钾与浓盐酸作用，生成氯气的反应如下：

$$2KMnO_4 + 16HCl \rightleftharpoons 2KCl + 2MnCl_2 + 5Cl_2 + 8H_2O$$

将此反应设计成原电池，写出正、负极反应、电池反应、电池组成式。

3. 在 298.15K 时，将 Pt 电极板浸入 $c(H^+) = 10.0mol \cdot L^{-1}$，$c(Cr_2O_7^{2-}) = c(Cr^{3+}) = 1.0\ mol \cdot L^{-1}$ 溶液中，计算 $\varphi^{\theta}(Cr_2O_7^{2-}/Cr^{3+})$ 值。

（王志江）

# 溶液模块

## 揭开溶液的面纱

溶液在自然界中无处不在，机体内的一切反应几乎都是在溶液中完成。例如：食物的供给、营养以及药物的吸收、体液和血液的酸碱平衡等等都离不开溶液，生物离开了溶液就不能生存。溶液，就像披着面纱的美丽少女。

# 第六章 溶　液

◎**知识目标**

1. 了解分散体系的概念、三类分散系的特点。
2. 理解稀溶液依数性的定义及掌握稀溶液依数性的内容。

◎**技能目标**

1. 能够熟练掌握溶液的配制方法及浓度计算。
2. 能掌握不同溶液组成表示方法并能熟练进行换算。
3. 能掌握难挥发非电解质稀溶液依数性的原理和初步应用。
4. 能根据沸点升高公式及凝固点降低公式计算未知物质的摩尔质量或质量。
5. 能够判断哪些是高渗、低渗或等渗溶液。

人们在生活和工作中经常接触到溶液。人体内的血液、细胞内液、细胞外液以及其他的体液都是溶液。在药物的研究、开发、生产和临床使用中，经常要涉及到溶液。人体内化学反应及药物在体内的吸收和代谢过程大都是在溶液中进行的，因此掌握溶液的知识是十分必要的。本章简要介绍以水为溶剂的液态溶液的形成、溶液组成的表示方法以及它的基本性质。

## 第一节　分散体系

一种或几种物质分散在另一种物质中所形成的体系称为分散体系，简称分散系。其中被分散的物质称为分散相或分散质；容纳分散相的物质称为分散介质或分散剂。分散体系可以是液态，也可以是气态或固态。而比较常见的是液态分散体系，根据分散质的颗粒大小，通常将分散系分为离子或分子分散系、胶体分散系和粗分散系，见表6－1。

**表6－1　分散系的分类**

| 分散系类型 | | 分散质组成 | 粒径 | 性质 | 示例 |
|---|---|---|---|---|---|
| 分子或离子分散系 | 真溶液 | 小分子或小离子 | < 1nm | 均相，透明，均匀，稳定，能透过滤纸和半透膜 | 蔗糖、食盐等的水溶液 |

续表

| 分散系类型 | | 分散质组成 | 粒径 | 性质 | 示例 |
|---|---|---|---|---|---|
| 胶体分散系 | 溶胶 | 分子、原子、离子的聚集体 | 1 ~ 100nm | 非均相，不均匀，有相对稳定性，能透过滤纸，不能透过半透膜 | $Fe(OH)_3$ 溶胶、$As_2S_3$ 溶胶 |
| | 高分子溶液 | 高分子 | | 均相，透明，均匀，稳定，能透过滤纸，不能透过半透膜 | 蛋白质溶液、动物胶溶液 |
| 粗分散系 | 悬浊液 | 固体小颗粒 | >100nm | 非均相，不透明，不均匀，不稳定，不能透过滤纸和半透膜 | 牛奶、豆浆 |
| | 乳浊液 | 液体小珠滴 | | | 泥浆、烟尘 |

分子或离子分散系是指被分散的物质以分子、原子或离子的形式被均匀地分散到另一种均匀的物质中所形成的体系。这种均匀的分散体系称为溶液，溶液中不论是被分散的物质还是分散介质的颗粒半径都很小，一般小于 1nm，因此也将这种溶液称为真溶液。例如蔗糖、食盐等的水溶液。

胶体分散系是指被分散物质的颗粒半径在 1 ~ 100nm 之间的分散体系，简称胶体。胶体又分为溶胶和高分子溶液两类：溶胶是指被分散物质为分子或粒子的集合体，例如 $Fe(OH)_3$ 溶胶、$As_2S_3$ 溶胶等；高分子溶液是指被分散物质为集合物分子或生物大分子，例如蛋白质溶液、动物胶溶液等。

粗分散系是指被分散物质的颗粒半径大于 100nm 的分散体系，例如泥浆、烟尘等。

## 第二节　溶液的组成及浓度的表示方法

溶液也称为真溶液，是由两种或两种以上物质组成的均匀分散系，其中被分散的物质称为溶质，而溶质周围的介质称为溶剂。溶质被分散为小的离子或分子，所以溶液属于离子或分子分散系。溶液可分为气态溶液、液态溶液和固态溶液。通常所说的溶液是指液态溶液，在液态溶液中，水溶液是最常见的。

### 一、溶液组成的表示方法

在生产和实验中，常用溶液中溶质的量与溶液（或溶剂）的量之比表示溶液的组成。而溶质的量与溶液（或溶剂）的量常使用不同的物理量来表示，一般情况下，使用同一种物理量表示溶质和溶液（或溶剂）的量的表示方法，称为分数；使用不同物理量表示溶质和溶剂的量的表示方法，称为浓度。常见的溶液组成的表示方法有以下几种。

#### （一）　体积分数

溶质 B 的体积与溶液总体积之比称为溶质 B 的体积分数，用符号 $\varphi_B$ 表示。即：

$$\varphi_B = V_B/V \tag{6-1}$$

式中，$V_B$ 为溶质的体积，$V$ 为溶液的体积。体积分数的单位为 1。

当溶质为液态（如酒精、甘油等）时，常用体积分数（$\varphi_B$）表示溶液的组成。体积分数可用小数表示，亦可用百分数表示。例如，市售普通药用酒精为 $\varphi_{酒精} = 0.95$ 或 $\varphi_{酒精} = 95\%$ 的酒精溶液；临床上，$\varphi_{酒精} = 0.75$ 或 $\varphi_{酒精} = 75\%$ 的酒精溶液用做外用消毒剂（称为消毒酒精），$\varphi_{酒精}=0.30\sim0.50$ 的溶液用于高烧病人擦浴以降低体温。

**（二）质量分数**

溶液中，溶质的质量与溶液的质量之比称为溶质 B 的质量分数，用符号 $\omega_B$ 表示，即：

$$\omega_B=\frac{m_B}{m}=\frac{m_B}{m_A+m_B} \tag{6-2}$$

式中，$m_B$、$m_A$、$m$ 分别表示溶质 B、溶剂 A、溶液的质量。质量分数的单位为 1，可用小数表示，亦可用百分数表示。例如，市售浓硫酸的 $\omega_B=0.98$ 或 $\omega_B=98\%$。

**（三）摩尔分数**

溶液中组分 B 的摩尔分数定义为：B 的物质的量除以溶液的总物质的量，用符号 $\chi_B$ 表示，即：

$$\chi_B=\frac{n_B}{n}=\frac{n_B}{n_A+n_B+n_C+\cdots} \tag{6-3}$$

式中，$n_A$、$n_B$、$n_C$、…分别为组分 A、B、C 等的物质的量，$n$ 为溶液的总物质的量。$\chi_B$ 的单位为 1。

**【例 6-1】** 计算由 18g 葡萄糖（$C_6H_{12}O_6$）和 63g 水组成的溶液中，葡萄糖和水的摩尔分数。

解：$$n_{葡萄糖}=\frac{m_{葡萄糖}}{M_{葡萄糖}}=\frac{18}{180}=0.1\ (\text{mol})$$

$$n_{水}=\frac{m_{水}}{M_{水}}=\frac{63}{18}=3.5\ (\text{mol})$$

$$\chi_{葡萄糖}=\frac{n_{葡萄糖}}{n_{水}+n_{葡萄糖}}=\frac{0.1}{3.5+0.1}=0.028$$

$$\chi_{水}=\frac{n_{水}}{n_{水}+n_{葡萄糖}}=\frac{3.5}{3.5+0.1}=0.972$$

故葡萄糖和水的摩尔分数分别为 0.028 和 0.972。

**（四）物质的量浓度**

溶质 B 的物质的量浓度简称 B 的浓度，其定义为：溶质 B 的物质的量除以溶液的体积，用符号 $c_B$ 表示，即：

$$c_B=n_B/V \tag{6-4}$$

式中，$n_B$ 为溶质 B 的物质的量、$V$ 为溶液的体积。化学和医药学上物质的量浓度常用 $mol\cdot L^{-1}$、$mmol\cdot L^{-1}$ 或 $\mu mol\cdot L^{-1}$ 等单位表示。

物质的量浓度是最常用的溶液组成的表示方法。在学习和实验中，经常进行有关物质的量浓度的计算。

**【例 6-2】** 将 0.1775 g 硫酸钠溶于水中，配成 25.00ml 溶液，计算所得溶液中 $Na^+$ 和 $SO_4^{2-}$ 的浓度。

解：$$c_{Na_2SO_4}=\frac{n_{Na_2SO_4}}{V}=\frac{m_{Na_2SO_4}/M_{Na_2SO_4}}{V}=\frac{0.1775/142}{0.0250}=0.0500\ (mol\cdot L^{-1})$$

∵ $Na_2SO_4 = 2\ Na^+ + SO_4^{2-}$

1mol　2mol　1mol

∴ $c_{Na^+} = 2c_{Na_2SO_4} = 2 \times 0.0500 = 0.1000\ (mol \cdot L^{-1})$

$c_{SO_4^{2+}} = c_{Na_2SO_4} = 0.0500\ (mol \cdot L^{-1})$

故所得溶液中 $Na^+$ 和 $SO_4^{2-}$ 的浓度分别为 0.1000 mol · L$^{-1}$ 和 0.0500 mol · L$^{-1}$。

当溶质含量较少时，为了使用方便，常用 mmol · L$^{-1}$ 或 μmol · L$^{-1}$ 作为浓度的单位。由物理量的关系可知：$c_B$（mmol · L$^{-1}$）= 1000 × $c_B$（mol · L$^{-1}$）。例如，生理盐水的 $c_{NaCl} = 0.154\ mol \cdot L^{-1} = 154\ mmol \cdot L^{-1}$。

**（五）质量摩尔浓度**

溶质 B 的质量摩尔浓度的定义为：溶液中溶质 B 的物质的量除以溶剂的质量，用符号 $b_B$ 表示，即：

$$b_B = n_B / m_A \tag{6-5}$$

式中，$n_B$ 为溶质 B 的物质的量，单位为 mol；$m_A$ 为溶剂 A 的质量，单位为 kg。质量摩尔浓度的单位为 mol · kg$^{-1}$。

例如，在例 6-1 所得溶液中，葡萄糖的质量摩尔浓度为：

$b_{葡萄糖} = n_{葡萄糖} / m_{水} = 0.1 / (63 \times 10^{-3}) = 1.587\ (mol \cdot kg^{-1})$

质量摩尔浓度与体积无关，故不受温度变化的影响。对于较稀的水溶液来说，质量摩尔浓度的单位为 mol · kg$^{-1}$，物质的量浓度的单位为 mol · L$^{-1}$ 时，质量摩尔浓度在数值上近似等于物质的量浓度。

**课堂互动**

将 10g 氯化钠溶于 90g 水（密度 1.07g · mL$^{-1}$）求：

（1）氯化钠的质量分数；（2）氯化钠的摩尔分数和水的摩尔分数；（3）氯化钠的物质的量浓度；（4）氯化钠的质量摩尔浓度。

**（六）质量浓度**

溶质 B 的质量浓度用符号 $\rho_B$ 表示，其定义为：溶液中溶质 B 的质量除以溶液的体积，即：

$$\rho_B = m_B / V \tag{6-6}$$

式中，$m_B$ 为溶质 B 的质量，$V$ 为溶液的体积。质量浓度的单位为 g · L$^{-1}$，及其千分之一单位 mg · L$^{-1}$。

【例 6-3】中国药典规定，生理盐水的规格为：0.5 L 生理盐水中含 NaCl 4.5g，计算生理盐水中氯化钠的质量浓度。

解：$\rho_{NaCl} = m_B / V = 4.5 / 0.5 = 9\ (g \cdot L^{-1})$。

医药上，由固态溶质配制溶液时，常用质量浓度表示溶液的组成。例如，50 g · L$^{-1}$ 葡萄糖溶液、9g · L$^{-1}$ 氯化钠溶液、12.5 g · L$^{-1}$ 碳酸氢钠溶液等。

**课堂互动**

密度（ρ）的定义和单位分别是什么？和质量浓度有什么区别？

## 二、溶液组成表示方法之间的换算

在实验室和生产实际中，根据溶液的用途和习惯，采用不同的组成表示方法。例如，用于进行化学反应的溶液，常用物质的量浓度；临床使用的溶液，常用质量浓度和体积分数。

同一溶液在不同用途中，其组成往往使用不同的表示方法来表示，因此有时必须进行换算。B 的质量浓度 $\rho_B$ 与物质的量浓度 $c_B$ 之间的关系为：

$$c_B = \frac{\rho_B}{M_B}$$

或

$$\rho_B = c_B M_B \tag{6-7}$$

式中，$M_B$ 为 B 的摩尔质量，单位为 $g \cdot moL^{-1}$；$\rho_B$ 为质量浓度，单位为 $g \cdot L^{-1}$；$c_B$ 为物质的量浓度，单位为 $mol \cdot L^{-1}$。

B 的质量分数 $\omega_B$ 与物质的量浓度 $c_B$ 间的关系为：

$$c_B = 1000\rho \frac{\omega_B}{M_B} \tag{6-8}$$

式中，$M_B$ 为 B 的摩尔质量，单位为 $g \cdot mol^{-1}$；$\rho$ 为溶液的密度，单位为 $kg \cdot L^{-1}$ 或 $g \cdot mol^{-1}$。

**【例 6-4】** 已知市售浓盐酸的密度 $\rho = 1.19kg \cdot L^{-1}$、质量分数 $\omega = 0.37$，计算该盐酸溶液的物质的量浓度。

解：$c_{HCl} = \frac{n_{HCl}}{V} = \frac{m_{HCl}/M_{HCl}}{m/(\rho \times 1000)}$

$$c_B = 1000\rho \frac{\omega_B}{M_B}$$

$$c_{HCl} = 0.37 \times 1.19 \times 1000/36.5 = 12\ (mol \cdot L^{-1})$$

故盐酸溶液的物质的量浓度为 12 $mol \cdot L^{-1}$。

# 第三节　稀溶液的依数性

溶液是由溶质和溶剂组成的，它的性质通常取决于溶质的性质，如溶液的密度、颜色、气味、导电性等都与溶质的性质有关。但是溶液的某些性质却与溶质的本性无关，只取决于溶质的粒子数目，这些只与溶液中溶质粒子数目有关，而与溶质本性无关的性质称为溶液的依数性。溶液的依数性只有在溶液的浓度很稀时才有规律，而且溶液浓度越稀，其依数性的规律性越强。溶液的依数性有蒸气压下降、沸点升高、凝固点下降和溶液的渗透压。本节主要讨论难挥发非电解质稀溶液的依数性。

## 一、溶液的蒸气压下降

### （一）饱和蒸气压

如果将纯溶剂（如水）置于密闭容器中，如图 6－1（a）所示。液剂表面能量较高的分子，能够克服分子间的引力而进入液面上的空间，这个过程就是蒸发。已经形成蒸气的分子在运动中，有一部分会撞击到液面上而被拉回液体内，重新凝结成液体分子。开始时，由于液面上蒸气分子较少，凝结速率较小，而蒸发始终以等速进行。随着蒸发过程的进行，液面上蒸气分子逐渐增多，凝结速率逐渐增大。一定温度下，最终达到蒸发速率等于凝结速率的平衡状态，此时蒸气所具有的压力称为该温度下液体的饱和蒸气压（$p_A^*$），简称蒸气压。

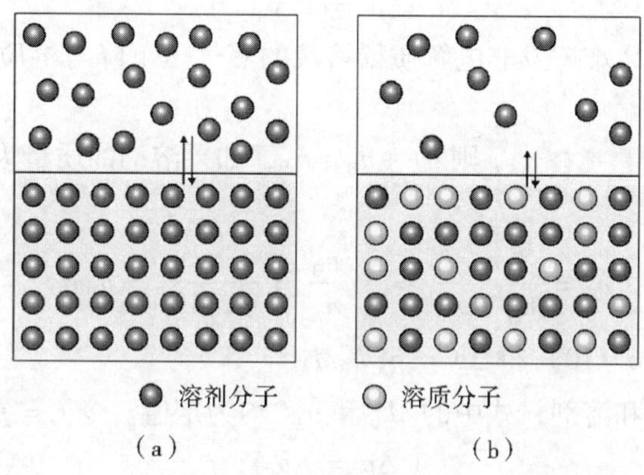


图 6－1 纯溶剂（a）和溶液（b）的蒸发—凝结示意图

蒸气压的大小与物质的本性有关，并随温度的升高而增大，在一定温度下是恒定值。例如，水的蒸气压在 0℃（273K）时为 610.50Pa，50℃（323K）时为 12 334 Pa，而在 100℃（373K）时的蒸气压增大为 101 325Pa。在一定温度下，固体也有一定的饱和蒸气压。大多数固体的蒸气压都很小，但碘和樟脑等均有较大的蒸气压。

### （二）溶液的蒸气压下降

在一定的温度下，纯水的蒸气压是一个定值。若在纯水中溶入少量难挥发非电解质（如蔗糖、甘油等）后，则发现在同一温度下，稀溶液的蒸气压总是低于纯水的蒸气压，见图 6－2。

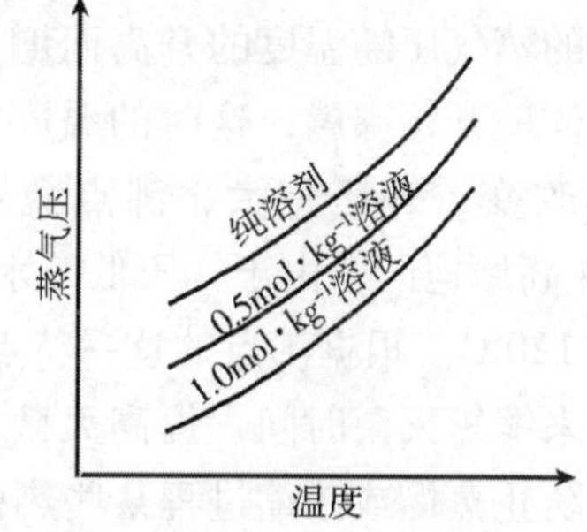


图 6－2 纯溶剂与溶液的饱和蒸气压曲线

由于溶质是难挥发的物质，因此溶液的蒸气压实际上是溶液中溶剂的蒸气压，如图 6－1（b）。溶液的蒸气压之所以低于纯溶剂的蒸气压，是由于难挥发非电解质溶质溶于溶剂后，溶质分子占据了溶液的一部分表面，使溶液表面上溶剂分子数减少，使单位时间内蒸发出来的溶剂分子数减少，产生的压力降低，因此溶液的蒸气压就比相同温度下纯溶剂的蒸气压低，显然溶液的浓度越大，溶液的蒸气压就越低。

若某温度下纯溶剂的蒸气压为 $p_A^*$，溶液的蒸气压为 $p$，$p_A^*$ 与 $p$ 的差值就称为溶液的蒸气压下降，用 $\Delta p$ 表示：

$$\Delta p = p_A^* - p$$

法国物理学家拉乌尔（Raoult F. M.）对溶液的蒸气压进行了定量研究，得出如下结论：在一定温度下，难挥发非电解质稀溶液的蒸气压（$p$）等于纯溶剂的蒸气压（$p_A^*$）与溶液中溶剂的摩尔分数（$x_A$）的乘积，即

$$p = p_A^* x_A \tag{6-9}$$

对于由一种溶剂和一种溶质组成的溶液来说，$x_A + x_B = 1$。所以

$$p = p_A^*(1 - x_B) = p_A^* - x_B p_A^*$$

由上式可得：

$$\Delta p = p_A^* x_B \tag{6-10}$$

即在一定温度下，难挥发非电解质稀溶液的蒸气压下降与溶质的摩尔分数成正比，而与溶质的本性无关。

对于稀溶液，由于 $n_A \gg n_B$，则 $n_A + n_B \approx n_A$，如果溶剂的质量为 $m_A$，溶剂的摩尔质量为 $M_A$，则

$$x_B = \frac{n_B}{n_A + n_B} \approx \frac{n_B}{n_A} = \frac{n_B}{m_A/M_A} = b_B M_A \tag{6-11}$$

将上式代入式（6-10）得 $\Delta p = p_A^* b_B M_A$

对于指定的温度和溶剂，式中的 $M_A$ 和 $p_A^*$ 均为定值。令 $K = p_A^* M_A$，可得：

$$\Delta p = K b_B \tag{6-12}$$

式中，$\Delta p$ 为难挥发性非电解质稀溶液的蒸气压下降值；$b_B$ 为溶质的质量摩尔浓度；$K$ 为比例常数。

上式表明：在一定温度下，难挥发性非电解质稀溶液的蒸气压下降（$\Delta p$）与溶质的质量摩尔浓度成正比，而与溶质的种类和本性无关。

## 二、溶液的沸点升高

液体的蒸气压随温度的升高而增大。当温度升高至使液体的蒸气压等于外界的压力时，液体就开始沸腾，这时的温度就是液体的沸点（$T_b^0$）。显然，液体的沸点随外界压力而改变，外压愈大，沸点愈高。例如，外压为 101.325kPa 时，水的沸点为 100℃；在高原地区，由于气压低，水在不到 100℃ 就沸腾，而在压力锅里，水的沸点甚至可达 120℃。根据沸点的这一特点，临床上采用在密闭的高压消毒器内加热——热压灭菌法来缩短灭菌时间、提高灭菌效能；实验室通过采用减压蒸馏法或减压浓缩的装置，以防止蒸馏或浓缩过程某些热稳定性差的有机化合物在温度较高时分解或氧化。

如图 6-3 所示，溶剂形成溶液后，由于其蒸气压低于纯溶剂的蒸气压，在 $T_b^0$ 时溶液的蒸气压小于外界压力，只有温度继续升高至 $T_b$、溶液的蒸气压等于外压时，溶液才会沸腾，所以溶液的沸点高于纯溶剂的沸点，这一现象称为溶液的沸点升高。溶液沸点的升高起因于溶液蒸气压的下降，故沸点的升高值与蒸气压的下降值成正比，即：

$$\Delta T_b = T_b - T_b^0 = K_1 \cdot \Delta p$$

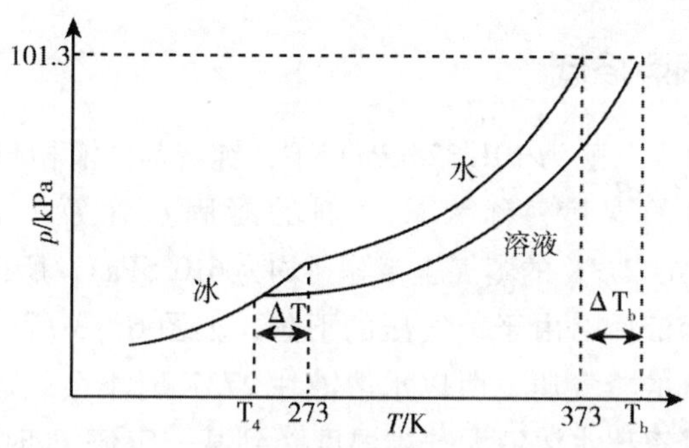


图6－3 溶液的沸点升高和凝固点降低

对于难挥发非电解质的稀溶液，将式6－12代入上式，得：

$$\Delta T_b = K_1 \cdot K \cdot b_B = K_b \cdot b_B \qquad (6-13)$$

式中，$\Delta T_b$——溶液的沸点升高值，K；

$K_b$——溶剂的摩尔沸点升高常数，$K \cdot kg \cdot mol^{-1}$；

$b_B$——质量摩尔浓度，$mol \cdot kg^{-1}$。

由式6－3可知：在一定温度下，难挥发非电解质稀溶液的沸点升高值只与溶液的质量摩尔浓度成正比，而与溶质的本性无关。溶剂的摩尔沸点升高常数（$K_b$），对每一种溶剂为一恒定值。常用溶剂的 $K_b$ 和外压为标准状况的压力（即101.325kPa）时的沸点（$T_b$，称正常沸点）见表6－2。

**表6－2 常用溶剂的 $K_b$ 和 $K_f$ 值**

| 溶剂 | $T_b$/K | $K_b$/（$K \cdot kg \cdot mol^{-1}$） | $T_f$/K | $K_f$/（$K \cdot kg \cdot mol^{-1}$） |
|---|---|---|---|---|
| 水 | 373.0 | 0.52 | 273.0 | 1.86 |
| 苯 | 353.1 | 2.53 | 278.5 | 5.10 |
| 萘 | 491.0 | 5.80 | 353.0 | 6.90 |
| 三氯甲烷 | 334.2 | 3.63 | 209.5 | 4.68 |
| 乙酸 | 391.0 | 2.93 | 290.0 | 3.90 |
| 乙醇 | 351.4 | 1.22 | 155.7 | 1.99 |

【例6－5】把1.0g葡萄糖溶于18.5g水中，所得溶液在101.325 kPa下，沸点升高了0.156 K，求葡萄糖的摩尔质量。

解：查表6－2得：水的 $K_b = 0.52\ K \cdot kg \cdot mol^{-1}$

$$\Delta T_b = K_b b_B = K_b \times \frac{m_B}{M_B m_A} \times 1000$$

$$M_B = \frac{K_b m_B \times 1000}{m_A \Delta T_b}$$

$$= \frac{0.52 \times 1.0 \times 1000}{18.5 \times 0.156}$$

$$= 180.2\ (g \cdot mol^{-1})$$

故葡萄糖的摩尔质量为 $180.2\ g \cdot mol^{-1}$。

## 三、溶液的凝固点降低

在一定的外界压力（一般为101.325kPa）下，纯溶剂的液相与固相具有相同的蒸气压、可以平衡共存时的温度，称为该溶剂的凝固点（$T_f^0$）。例如，当大气压为101.325kPa时，水与冰在273K的蒸气压相等（均为610.5Pa），所以水的凝固点为273K。

水溶解溶质形成溶液后，由于蒸气压的下降，如图6-3所示，在273K时，溶液的蒸气压将低于纯溶剂的蒸气压，所以水溶液在273K时不会结冰。如果使温度降低，由于冰的蒸气压的下降率比水溶液大，当温度降到某一定值$T_f$时，冰的蒸气压就会重新等于水溶液的蒸气压，这时的温度为溶液的凝固点。显然，溶液的凝固点低于纯溶剂的凝固点，这一现象称为溶液的凝固点降低。

溶液凝固点降低的原理具有实用意义。将盐（如NaCl、$CaCl_2 \cdot H_2O$等）和冰或雪混合，形成溶液，由于凝固点降低、冰熔化而降温，可以用作水产品、食品的贮藏和运输的冷却剂；在冬季往汽车散热器（水箱）的冷却水中加入适量的己二醇或甘油等可以防止水冻结；物质中含有杂质后，可以看成以杂质为溶质、纯物质为溶剂的溶液，故凝固点（熔点）比纯物质低、沸点比纯物质高，实验室中常通过测定物质的熔点、沸点以检验物质的纯度。

与溶液的沸点升高一样，溶液凝固点的降低亦起因于溶液蒸气压的下降，故难挥发非电解质的稀溶液的凝固点降低值与溶液的质量摩尔浓度成正比，而与溶质的本质无关，即：

$$\Delta T_f = T_f^0 - T_f = K \cdot \Delta p$$

$$\Delta T_f = K_f \cdot b_B \tag{6-14}$$

式中，$\Delta T_f$——溶液的凝固点降低值，K；

$K_f$——溶剂的摩尔凝固点降低常数，$K \cdot kg \cdot mol^{-1}$；

$b_B$——质量摩尔浓度，$mol \cdot kg^{-1}$。

溶剂的凝固点降低常数（$K_f$）只决定于溶剂的本性。常用溶剂的$K_f$和外压为标准状况的压力（即101.325kPa）时的凝固点（$T_f$，称正常凝固点）见表6-2。

**【例6-6】** 取0.749g某氨基酸溶于50.0g水中，测得其凝固点为-0.188℃，试求该氨基酸的摩尔质量。

解：查表6-2得：水的$K_f = 1.86\ K \cdot kg \cdot mol^{-1}$，$T_f^0 = 0$ ℃。

$$\Delta T_f = K_f \frac{m_B}{M_B m_A} \times 1000$$

$$M_B = \frac{K_f m_B}{m_A \Delta T_f} \times 1000$$

$$= \frac{1.86 \times 0.749 \times 1000}{50.0 \times 0.188}$$

$$= 148\ (g \cdot mol^{-1})$$

故该氨基酸的摩尔质量为$148\ g \cdot mol^{-1}$。

应当注意，$K_b$、$K_f$分别是稀溶液的$\Delta T_b$、$\Delta T_f$与$b_B$的比值，不能机械地将$K_b$和$K_f$理解成质量摩尔浓度为$1mol \cdot kg^{-1}$时的沸点升高$\Delta T_b$和凝固点降低$\Delta T_f$，因$1mol \cdot kg^{-1}$

的溶液已不是稀溶液，溶剂化作用及溶质粒子之间的作用力已不可忽视，$\Delta T_b$、$\Delta T_f$ 与 $b_B$ 之间已不成正比。

溶质的相对分子质量可通过溶液的沸点升高及凝固点降低两种方法进行测定（例 6-5、例 6-6）。在实际工作中，常用凝固点降低法。这是因为：①对同一溶剂来说，$K_f$ 总是大于 $K_b$，所以凝固点降低法测定时的灵敏度高；②用沸点升高法测定相对分子质量时，往往会因实验温度较高引起溶剂挥发，使溶液变浓而引起误差；③某些生物样品在沸点时易被破坏。

**课堂互动**

在冬季，常常往汽车散热器的冷却水中加入防冻剂，质量相同的下列物质作为防冻剂时，防冻效果最好的是

A 蔗糖（M = 342）　　B 甘油（M = 92）

C 乙醇（M = 46）　　D 葡萄糖（M = 180）

## 四、溶液的渗透压

### （一）渗透现象和渗透压

将一滴蓝色 $CuSO_4$ 溶液加入到一杯纯水中，不久杯子里的水很快就会变成蓝色，如果不让溶液与水直接接触，用一种只允许溶剂分子通过，而溶质分子不能通过的半透膜把它们隔开，这样会有什么现象发生呢？

半透膜是一种只允许较小的溶剂分子通过，而较大的溶质分子不能通过的薄膜，如生物的细胞膜、动物的肠衣、血管壁以及人工制造的羊皮纸、玻璃纸等均属于半透膜。

如果用半透膜将蔗糖溶液与纯溶剂（水）隔开，我们将会看到：溶液的液面慢慢上升到一定的高度（$h$），如图 6-4。

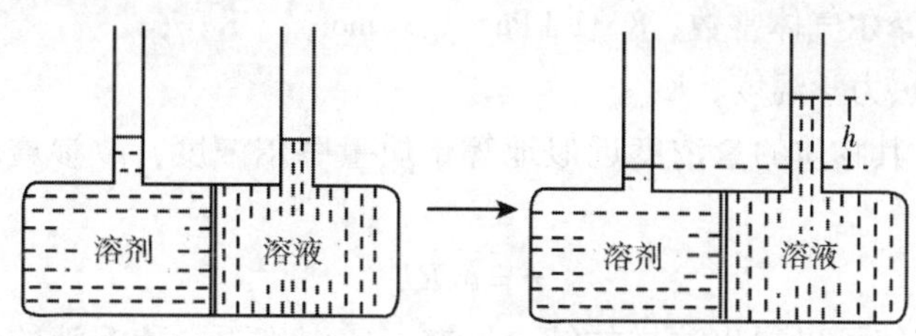


图 6-4　渗透现象

当把溶液（如蔗糖水溶液）和纯溶剂（如水）用半透膜隔开时，溶剂分子可以自由地透过半透膜，而溶质分子不能透过，如图 6-5。显然，是溶剂分子通过半透膜进入溶液导致溶液液面的上升。将纯溶剂换成蔗糖的稀溶液，也会出现相同的情况。这种溶剂分子通过半透膜由纯溶剂（或稀溶液）进入溶液（或浓溶液）的过程称为渗透。

可见，渗透产生的特定条件是：

（1）有半透膜存在。

（2）膜的两侧液体存在浓度差。

渗透的产生是因为单位体积液体里，纯溶剂的分子数比溶液中的溶剂分子数多，单位时间内从纯溶剂（或稀溶液）中进入溶液（或浓溶液）的溶剂分子数必然大于由溶液（或浓溶液）进入纯溶剂（或稀溶液）的分子数。结果溶液液面缓缓上升并同时产生静水压。随着液面的不断升高，静水压逐渐增大。当液面上升到一定高度（$h$）时，静水压大到恰能使水分子进出半透膜的速率相等，即渗透达到平衡状态，液面就会停止上升。这种恰能阻止渗透现象继续发生而达到动态平衡的压力称为溶液的渗透压（$\pi$）。当向溶液的一边施加超过溶液渗透压的压力时，如图 6 - 6 所示，溶液中的水分子就会被压过半透膜而流向纯水的一边，这一过程称为反渗透。

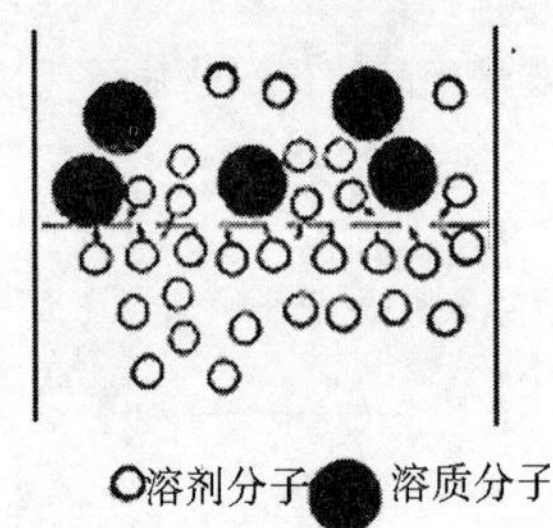

图 6 - 5　半透膜示意图

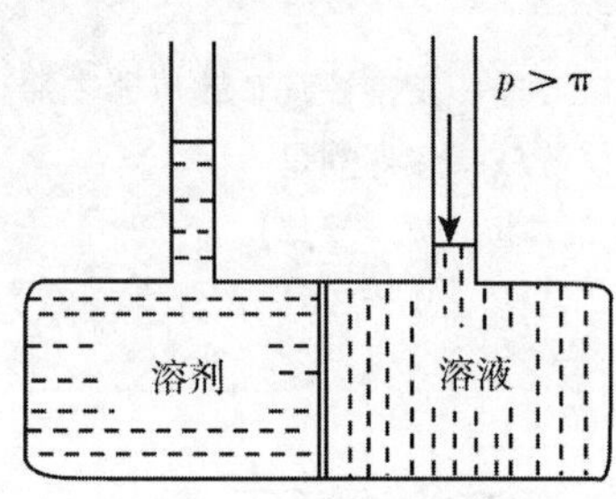

图 6 - 6　反渗透示意图

## （二）渗透压与溶液浓度和温度的关系

渗透压是溶液的一个重要的性质，凡是溶液都有渗透压。渗透压的大小与溶液的浓度和温度有关。

1886 年荷兰物理学家范特荷夫（Van't Hoff）根据实验结果，总结出稀溶液的渗透压与溶液的浓度、温度之间的关系为：

$$\pi = c_B RT \qquad (6-15)$$

式中，$\pi$——溶液的渗透压，kPa；

$c_B$——溶质质点的物质的量浓度，$mol \cdot L^{-1}$；

$R$——摩尔气体常数，8.31 $kPa \cdot L \cdot mol^{-1} \cdot K^{-1}$；

$T$——热力学温度，K。

对于稀溶液，其物质的量浓度近似地等于质量摩尔浓度，故渗透压的公式可以表述为：

$$\pi = b_B RT \qquad (6-16)$$

从范特荷夫定律可以得出这样的结论：在一定温度下，稀溶液的渗透压取决于单位体积溶液里溶质数目的多少，而与溶质的本性和种类无关。所以，渗透压也属于稀溶液的依数性。

范特荷夫定律适用于非电解质稀溶液渗透压的计算。计算电解质溶液的渗透压时，由于电解质在溶液中发生电离，使溶液中溶质微粒的总浓度大于电解质本身的浓度，所以必须要考虑电解质的解离。对电解质稀溶液，式（6 - 15）引进一校正系数 $i$（$i$ 称为范特荷夫系数），即：

$$\pi = icRT \qquad (6-17)$$

$i$ 可以近似取整数，它表示 1 个强电解质“分子”在溶液中解离出的离子数。例如，NaCl 溶液，$i = 2$；$CaCl_2$ 溶液，$i = 3$；$Na_3PO_4$ 溶液，$i = 4$；$NaHCO_3$ 溶液，$i = 2$。

## （三）渗透压在医学上的意义

渗透现象和生命科学有着密切的联系，它广泛存在于动植物的生理活动中。

### 1. 渗透浓度

人体体液是一个复杂的体系，有非电解质分子和电解质解离而产生的离子，它们的渗透效应是相同的。因此，医学上通常用渗透浓度来比较溶液渗透压的大小。

渗透浓度定义为：溶液中能产生渗透效应的所有溶质微粒的总浓度。用符号 $c_{os}$ 表示，常用单位为 $mmol \cdot L^{-1}$。

**表 6－3 正常人血浆、组织间液和细胞内液中各种溶质的浓度**

| 物质名称 | 血液中浓度 $(mmol \cdot L^{-1})$ | 组织间液中浓度 $(mmol \cdot L^{-1})$ | 细胞内液中浓度 $(mmol \cdot L^{-1})$ |
|---|---|---|---|
| $Na^+$ | 114 | 137 | 10 |
| $K^+$ | 5 | 4.7 | 141 |
| $Ca^{2+}$ | 2.5 | 2.4 | / |
| $Mg^{2+}$ | 1.5 | 1.4 | 31 |
| $Cl^-$ | 107 | 112.7 | 4 |
| $HCO_3^-$ | 27 | 28.3 | 10 |
| $HPO_4^{2-}$ $H_2PO_4^-$ | 2 | 2 | 11 |
| $SO_4^{2-}$ | 0.5 | 0.5 | 1 |
| 磷酸肌酸 | – | – | 45 |
| 肌肽 | – | – | 14 |
| 氨基酸 | 2 | 2 | 8 |
| 肌酸 | 0.2 | 0.2 | 9 |
| 乳酸盐 | 1.2 | 1.2 | 1.5 |
| 三磷酸腺苷 | – | – | 5 |
| 一磷酸己糖 | – | – | 3.7 |
| 葡萄糖 | 5.6 | 5.6 | – |
| 蛋白质 | 1.2 | 0.2 | 4 |
| 尿素 | 4 | 4 | 4 |
| | 303.7 | 302.2 | 302.2 |

### 2. 等渗、低渗和高渗溶液

在相同温度下，渗透压相等的两种溶液称为等渗溶液。渗透压不同的两种溶液，把渗透压相对高的溶液叫做高渗溶液，把渗透压相对低的溶液叫做低渗溶液。由此可知，等渗、低渗和高渗溶液是相对的。

在医学临床上，溶液的等渗、低渗和高渗是以血浆的渗透浓度为比较标准来衡量的。正常人血浆的渗透浓度平均值约为 $303.7\ mmol \cdot L^{-1}$，据此临床上规定：凡是渗透浓度在 $280 \sim 320\ mmol \cdot L^{-1}$ 的溶液为等渗溶液；渗透浓度低于 $280\ mmol \cdot L^{-1}$ 的溶液为低渗溶液；渗透浓度高于 $320\ mmol \cdot L^{-1}$ 的溶液为高渗溶液。临床上常用到的生理盐水（$9g \cdot L^{-1}$ NaCl 溶液）、$50g \cdot L^{-1}$ 葡萄糖溶液和 $12.5g \cdot L^{-1}$ $NaHCO_3$ 溶液均为等渗溶液。

在给病人输液时，通常要考虑溶液的渗透压。这是因为红细胞内液为等渗溶液，当红细胞置于低渗溶液中时，溶液的渗透压低于细胞内液的渗透压，水分子透过细胞膜向细胞内渗透，红细胞将逐渐膨胀，当膨胀到一定程度后，红细胞就会破裂，释出血红蛋白，这种现象在医学上称为溶血现象，见图6－7（a）。当红细胞置于高渗溶液中时，溶液的渗透压高于细胞内液的渗透压，水分子透过细胞膜向细胞外渗透，红细胞将逐渐皱缩，这种现象在医学上称为胞浆分离，见图6－7（b）。皱缩后的细胞失去了弹性，当它们相互碰撞时，就可能粘连在一起而形成血栓。只有在等渗溶液中时，红细胞才能保持其正常形态和生理活性，见图6－7（c）。溶血现象和血栓的形成在临床上都可能会造成严重的后果。

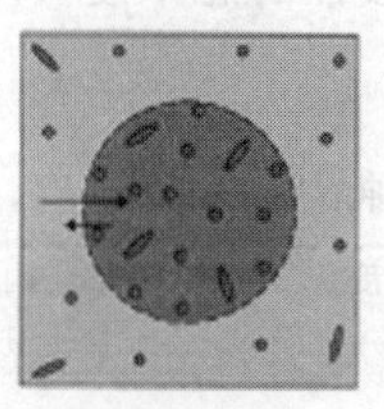

a. 在低渗溶液中

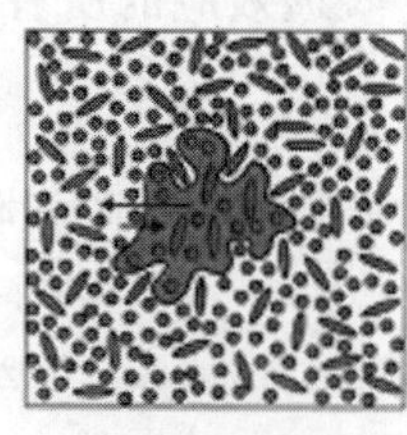

b. 在高渗溶液中

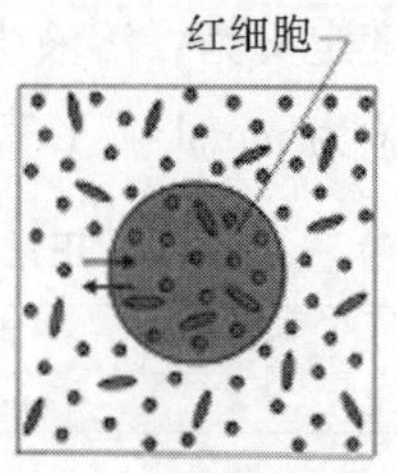


c. 在等渗溶液中

图6－7　红细胞在不同溶液中的形态示意图

临床上还有许多其他方面也要考虑溶液的渗透压。例如，通常用与组织细胞液等渗的生理盐水冲洗伤口，如用纯水或高渗盐水会引起疼痛；当配制眼药水时，除了要考虑溶液的pH值外，还要考虑溶液的渗透压与眼黏膜细胞内液的渗透压是否相等，否则会刺激眼睛引起疼痛。在使用高渗溶液时，应注意一次输入剂量不宜过大，注射速率要慢一些。

**3. 晶体渗透压与胶体渗透压**

人体体液中含有多种电解质（如NaCl）、小分子物质（如葡萄糖）和高分子化合物（如蛋白质等）。其中电解质解离出的小离子和小分子物质产生的渗透压称为晶体渗透压，蛋白质等高分子化合物产生的渗透压称为胶体渗透压。人体血浆的正常渗透压约为770kPa，其中晶体渗透压约为766kPa，胶体渗透压仅为3.85kPa左右。

由于生物半透膜（如细胞膜和毛细血管壁）对各溶质的通透性并不相同，所以晶体渗透压和胶体渗透压有不同的生理功能。细胞膜是一种功能极其复杂的半透膜，不但蛋白质等大分子物质不能透过，小分子物质和电解质离子也不能自由透过，只有水分子可以自由透过细胞膜。由于晶体渗透压远大于胶体渗透压，所以细胞外液晶体渗透压对维持细胞内外的水盐平衡和细胞正常形态起重要作用。毛细血管壁也是半透膜，它可以让水、小离子和小分子物质自由通过，而不允许蛋白质等高分子化合物的分子和离子透过，所以血浆中胶体渗透压对维持毛细血管内外的水盐平衡起着重要作用。如果因某种原因而使血浆蛋白含量减少，导致血浆胶体渗透压降低，血浆内的水、盐就会通过毛细血管壁进入组织间液，引起水肿。

知识链接

### 反渗透法用于海水淡化

海水淡化即利用海水脱盐生产淡水，是实现水资源利用的开源增量技术，可以增加淡水总量，且不受时空和气候影响，水质好、价格渐趋合理，可以保障沿海居民饮用水和工业锅炉补水等稳定供水。从海水中取得淡水的过程谓海水淡化。现在所用的海水淡化方法有海水冻结法、电渗析法、蒸馏法、反渗透法，目前应用反渗透膜的反渗透法以其设备简单、易于维护和设备模块化的优点迅速占领市场，逐步取代蒸馏法成为应用最广泛的方法。

反渗透法又称超过滤法，是1953年才开始采用的一种膜分离淡化法。该法是利用只允许溶剂透过、不允许溶质透过的半透膜，将海水与淡水分隔开。在通常情况下，淡水通过半透膜扩散到海水一侧，从而使海水一侧的液面逐渐升高，直至一定的高度才停止，这个过程为渗透。此时，海水一侧高出的水柱静压称为渗透压。如果对海水一侧施加一大于海水渗透压的外压，那么海水中的纯水将反渗透到淡水中。反渗透法的最大优点是节能。它的能耗仅为电渗析法的1/2，蒸馏法的1/40。因此，从1974年起，美日等发达国家先后把发展重心转向反渗透法。

## 本章小结

1. 分散体系

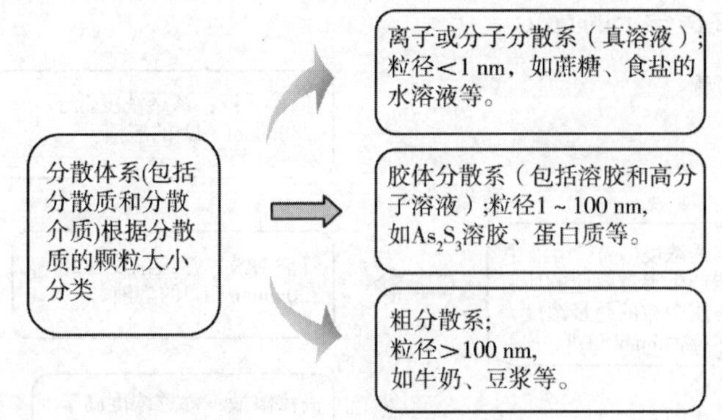

分散体系(包括分散质和分散介质)根据分散质的颗粒大小分类
离子或分子分散系（真溶液）；粒径<1 nm，如蔗糖、食盐的水溶液等。
胶体分散系（包括溶胶和高分子溶液）;粒径1 ~ 100 nm，如As2S3溶胶、蛋白质等。
粗分散系；粒径>100 nm，如牛奶、豆浆等。


2. 溶液组成及浓度的表示方法

常用溶液中溶质的量与溶液（或溶剂）的量之比表示溶液的组成，主要包括浓度和分数两类。医药工作中常用的溶液组成表示方法如下表。

| 表示方法 | 符号 | 定义 | 表达式 | 常用单位 |
|---|---|---|---|---|
| 体积分数 | $\varphi_B$ | 溶质的体积/溶液的体积 | $\varphi_B = V_B/V$ | |
| 质量分数 | $\omega_B$ | 溶质的质量/溶液的质量 | $\omega_B = m_B/m$ | |
| 摩尔分数 | $\chi_B$ | 溶质的物质的量/溶液的总物质的量 | $\chi_B = n_B/n$ | |
| 物质的量浓度 | $c_B$ | 溶质的物质的量/溶液的体积 | $c_B = n_B/V$ | $mol \cdot L^{-1}$ |
| 质量摩尔浓度 | $b_B$ | 溶质的物质的量/溶剂的质量 | $b_B = n_B/m_A$ | $mol \cdot kg^{-1}$ |
| 质量浓度 | $\rho_B$ | 溶质的质量/溶液的体积 | $\rho_B = m_B/V$ | $g \cdot L^{-1}$ |

在实验室和生产实践中，常见的组成表示方法之间的换算有：

（1）质量浓度 $\rho_B$ 与物质的量浓度 $c_B$ 之间的关系为：

$$c_B = \frac{\rho_B}{M_B}$$

（2）质量分数 $\omega_B$ 与物质的量浓度 $c_B$ 之间的关系为：

$$c_B = 1000\rho \frac{\omega_B}{M_B}$$

3. 稀溶液的依数性

（1）稀溶液的依数性的计算公式

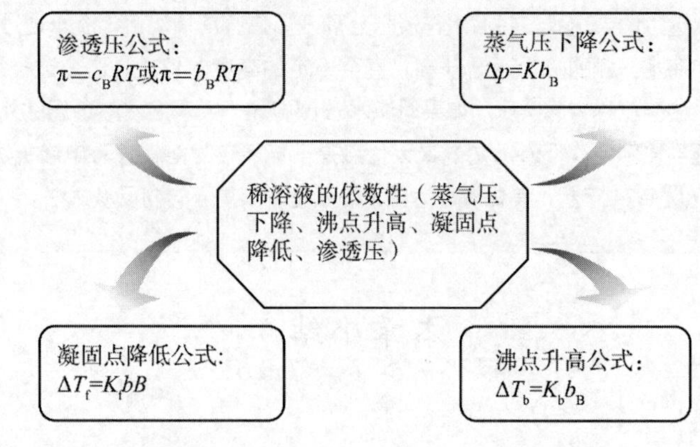


（2）渗透压在医学上的意义

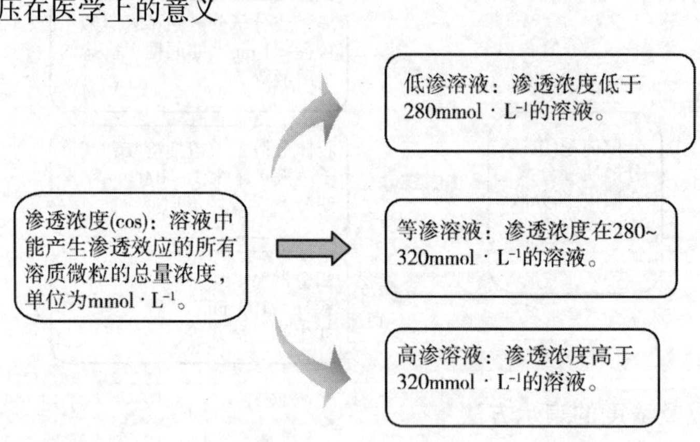

低渗溶液：渗透浓度低于280mmol · L⁻¹的溶液。
渗透浓度(cos)：溶液中能产生渗透效应的所有溶质微粒的总量浓度，单位为mmol · L⁻¹。
等渗溶液：渗透浓度在280~320mmol · L⁻¹的溶液。
高渗溶液：渗透浓度高于320mmol · L⁻¹的溶液。


## 目标检测

### 一、单项选择题

1. 某患者需补 $5.0\times10^{-2}$ mol $Na^+$，应补生理盐水的体积为

A. 300 ml　　B. 500 ml

C. 233 ml　　D. 325 ml

2. 稀溶液的依数性本质是

A. 蒸气压下降　　B. 沸点升高
C. 凝固点下降　　D. 渗透压

3. 将0.002mol 非电解质溶于 25g 无水 HAc 中，所得溶液的凝固点降低值为 0.312K，则无水 HAc 的摩尔凝固点降低常数 $K_f$ 为

A. 0.39　　B. 3.9
C. 1.86　　D. 0.082

4. 将4.5g 某非电解质溶解于100g 水中，所得溶液于 −0.465℃时结冰，该非电解质的相对分子质量为

A. 90 g · $mol^{-1}$　　B. 135 g · $mol^{-1}$
C. 172 g · $mol^{-1}$　　D. 180 g · $mol^{-1}$

5. 欲使被半透膜隔开的两种溶液间不发生渗透现象，其条件是

A. 两溶液酸度相同　　B. 两溶液体积相同
C. 两溶液的物质的量浓度相同　　D. 两溶液的渗透浓度相同

6. 下列溶液能使红细胞发生皱缩的是

A. 12.5g · $L^{-1}$ $NaHCO_3$ 溶液　　B. 1.0 g · $L^{-1}$ NaCl 溶液
C. 9.0 g · $L^{-1}$ NaCl 溶液　　D. 100 g · $L^{-1}$葡萄糖溶液

7. 已知甲溶液为 0.1mol · $ml^{-1}$ NaOH，乙溶液为 0.1mol · $ml^{-1}$ $CaCl_2$，丙溶液为 1mol · $ml^{-1}$葡萄糖，丁溶液为 1mol · $ml^{-1}$NaCl，他们凝固点降低值由大到小的顺序为

A. 甲、乙、丙、丁　　B. 丁、丙、乙、甲
C. 甲、丙、乙、丁　　D. 丁、乙、丙、甲

## 二、填空题

1.下列溶液使用了哪种组成表示法。

（1）0.75 酒精溶液________；（2）1mol · $L^{-1}$氢氧化钠溶液________；（3）9g · $L^{-1}$氯化钠溶液________；（4）98% 硫酸溶液________；（5）0.15mol · $kg^{-1}$甘油溶液________。

2. 市售浓氨水（含 $NH_3$ 28%，密度 0.90g · $ml^{-1}$）、浓硫酸（含 $H_2SO_4$ 98%，密度 1.84g · $ml^{-1}$）和浓硝酸（含 $HNO_3$ 70%，密度 1.19g · $ml^{-1}$）的物质的量浓度分别为________、________和________。

3. 稀溶液的依数性包括________、________、________和________。

4. 发生渗透现象的条件是：（1）________，（2）________。

5. 临床上规定渗透浓度在________ mmol · $L^{-1}$范围内的溶液为等渗溶液。

6. 将相同质量的 A、B 两物质（均为难挥发的非电解质）分别溶于水配成 1L 溶液，在同一温度下，测得 A 溶液的渗透压大于 B 溶液，则 A 物质的相对分子质量________ B 物质的相对分子质量。

## 三、判断题

1. 质量摩尔浓度为溶液中溶质 B 的物质的量除以溶液的质量。（　　）

2. 由于乙醇比水易挥发，故在相同温度下乙醇的蒸气压大于水的蒸气压。(　　)

3. 将相同质量的葡萄糖和尿素分别溶解在100g水中，则形成的两份溶液在温度相同时的$\Delta p$、$\Delta T_b$、$\Delta T_f$、$\pi$均相同。(　　)

4. 若两种溶液的渗透压力相等，其物质的量浓度也相等。(　　)

5. 0.2 mol·$L^{-1}$的NaCl溶液的渗透压力等于0.2 mol·$L^{-1}$的葡萄糖溶液的渗透压力。(　　)

6. 将浓度不同的两种非电解质溶液用半透膜隔开时，水分子从渗透压小的一方向渗透压大的一方渗透。(　　)

## 四、综合题

1. 试计算10ml 100 g·$L^{-1}$KCl注射液中所含$K^+$和$Cl^-$的物质的量。

2. 从人尿中提取出一种中性含氮化合物，将90mg纯品溶解在12g蒸馏水中，所得溶液的凝固点比纯水降低了0.233K，试计算此化合物的摩尔质量（水的$K_f$=1.86）。

3. 为防止水在仪器中结冰，可在水中加入甘油降低凝固点。如果将凝固点降至-2℃，每100g水中应加入甘油多少克？（甘油的分子量为92，水的$K_f$=1.86）

4. 10.0g某高分子化合物溶于1L水中所配制成的溶液在27℃时的渗透压力为0.432 kPa，计算此高分子化合物的相对分子质量。

（崔　英）

# 第七章 | 电解质溶液

◎**知识目标**

1. 熟悉酸碱质子理论及酸碱反应的实质。
2. 通过学习水的质子自递平衡，理解水溶液中的酸碱平衡及平衡常数的意义。
3. 理解缓冲溶液的概念、组成及作用原理。
4. 掌握沉淀溶解平衡及溶度积常数的意义。
5. 理解溶度积规则。

◎**技能目标**

1. 能够应用电解质的解离平衡理论，对一元弱酸（碱）溶液中氢离子和氢氧根离子浓度和溶液 pH 值进行简单计算。
2. 能够计算缓冲溶液的 pH 值。
3. 学会缓冲溶液的配制。
4. 能够运用溶度积规则，判断沉淀溶解平衡移动的方向。

在水溶液中或熔融状态下能够导电的化合物叫电解质（electrolyte）。如酸、碱、盐都是电解质，它们的水溶液都能导电，但导电能力不尽相同。根据电解质在水中的导电能力的不同，可将电解质分为强电解质（strong electrolyte）和弱电解质（weak electrolyte），强电解质在水溶液中完全解离成离子，如 NaCl、HCl、NaOH 等；弱电解质在水溶液中仅能部分解离成离子，如 HAc、$NH_3$ 等。

人体的体液和组织液中含有多种电解质离子，如 $K^+$、$Na^+$、$HCO_3^-$、$CO_3^{2-}$、$PO_4^{3-}$ 等，这些离子在维持体内的渗透平衡、酸碱平衡以及在神经、肌肉等组织中的生理、生化过程起着重要作用。

## 第一节 酸碱理论

酸碱概念的形成前后经历了三百年的时间，很多科学家都提出过自己的理论，最终使得化学界对于酸碱的概念有了普遍，而且更加深刻的认识。

### 一、经典的酸碱理论

1887 年，瑞典化学家阿仑尼乌斯（Arrhenius）提出酸碱电离理论，该理论认为：在水中电离产生的阳离子全部是 $H^+$ 的化合物为酸；电离出的阴离子全部是 $OH^-$ 的化合物为碱。酸碱的电离理论能解释很多事实，例如强酸、弱酸的问题。强酸能够电离出更多的氢离子从而与金属的反应更为剧烈。酸碱的电离理论还解释了酸碱反应的实质是 $H^+$ 和 $OH^-$ 相互作用生成 $H_2O$ 的反应。但该理论有一定的局限性，一方面把酸碱限制于必须含有可电离的 $H^+$ 和 $OH^-$ 的化合物，无法解释 $CH_3CH_2ONa$、$Na_2CO_3$ 等物质的碱性，$NH_4Cl$ 的酸性；另一方面把酸碱限定在以水为溶剂的体系，无法解释不在水中进行和没有氢氧化物参加的酸碱反应，如在气态下或以苯为溶剂时，

$$NH_3 + HCl \longrightarrow NH_4Cl$$

此酸碱反应过程中既没有发生电离又没有氢氧化物参加。

酸碱电离理论仅适用于水溶液中，由于是最早提出的一种酸碱理论，所以也称为经典的酸碱理论。它对人类认识酸碱现象起到了巨大的作用，在化学元素史上占有重要的位置，虽有一定的局限性，但由这一理论所产生的酸、碱、盐的概念还是经常使用。

## 二、酸碱质子理论

针对阿仑尼乌斯电离理论的局限性，1923 年，丹麦化学家布朗斯台德（Bronsted）和英国化学家劳瑞（Lowry）提出了酸碱质子理论。

### （一）酸碱的定义

酸碱质子理论认为：凡能给出质子（$H^+$）的物质都是酸（acid），凡能接受质子的物质都是碱（base），即酸是质子的给予体，碱是质子的接受体。如 HAc、HCl、$NH_4^+$、$H_2CO_3$ 等能够给出质子，都是酸。而 $PO_4^{3-}$、$OH^-$、$Cl^-$、$NH_3$ 等能够接受质子，都是碱。酸碱质子理论扩大了酸碱的范围，酸碱不再局限于分子，还可以是阴离子或阳离子。用 HB 代表某酸，即有：

$$HB \rightleftharpoons H^+ + B^-$$

可见，HB 是质子的给予体为酸；$B^-$ 是质子的接受体为碱。

酸和碱不是孤立的，而是矛盾的统一体。一种酸给出一个质子后变成了碱，碱接受一个质子后又变成了酸。酸和碱的对应关系表示如下：

$$\text{酸} \rightleftharpoons \text{质子} + \text{碱}$$

$$HAc \rightleftharpoons H^+ + Ac^-$$

$$NH_4^+ \rightleftharpoons H^+ + NH_3$$

$$H_2CO_3 \rightleftharpoons H^+ + HCO_3^-$$

$$HCO_3^- \rightleftharpoons H^+ + CO_3^{2-}$$

$$H_2O \rightleftharpoons H^+ + OH^-$$

$$H_3O^+ \rightleftharpoons H^+ + H_2O$$

酸与碱依赖质子的给出与获得相互依存、相互转化，这种关系称为共轭关系。酸失去质子后形成的碱为该酸的共轭碱，碱得到质子后形成的酸为该碱的共轭酸。酸与其共轭碱、碱与其共轭酸称为共轭酸碱对。如：$HAc - Ac^-$、$NH_4^+ - NH_3$、$H_3O^+ - H_2O$、$HCO_3^- - CO_3^{2-}$ 等。

在以上的酸碱对应关系中，可看到：$HCO_3^-$ 在 $HCO_3^- - CO_3^{2-}$ 体系中是酸，而在 $H_2CO_3 - HCO_3^-$ 体系中是碱，说明酸碱质子理论中的酸碱不是绝对的，而是相对的。像

$HCO_3^-$ 这样既有给出质子的能力又有接受质子的能力，既可以是酸又可以是碱的物质，我们称之为两性物质。

**（二）酸碱反应的实质**

质子不能在溶液中单独存在，当一种酸释放出质子时，必须有相应的碱接受质子，即一种酸要转化为它的共轭碱，所给出的质子必须有另一种碱接受。反之，碱也必须从另一种酸得到质子，才能转变为它的共轭酸。因此，酸碱反应的实质是在两个共轭酸碱对之间的质子传递反应。即

$$\overset{H^+}{\text{酸}_1 + \text{碱}_2} \rightleftharpoons \text{碱}_1 + \text{酸}_2$$

酸碱反应既可以在水溶液中进行，也可以在非水溶剂和无溶剂条件下进行。如氯化氢与氨气的反应：

$$\overset{H^+}{HCl(g) + NH_3(g)} \rightleftharpoons NH_4Cl(s)$$

按照质子理论观点，电离理论中的电离作用、中和反应、水解反应等都属于酸碱反应。如：

（1）水的电离：$\overset{H^+}{H_2O + H_2O} \rightleftharpoons OH^- + H_3O^+$

（2）弱碱的电离：$\overset{H^+}{H_2O + NH_3} \rightleftharpoons OH^- + NH_4^+$

（3）弱酸的电离：$\overset{H^+}{HAc + H_2O} \rightleftharpoons Ac^- + H_3O^+$

（4）酸碱中和：$\overset{H^+}{H_3O^+ + OH^-} \rightleftharpoons H_2O + H_2O$

（5）盐的水解：$\overset{H^+}{H_2O + Ac^-} \rightleftharpoons OH^- + HAc$

酸碱反应的方向取决于酸碱的相对强度。一般来讲，反应总是由较强的酸与较强的碱作用，向着生成较弱的碱和较弱的酸的方向进行。

酸碱的强度是相对的。酸越强，它给出质子的能力越强，其共轭碱接受质子的能力就越弱，即碱性越弱；反之，酸越弱，其共轭碱的碱性越强。化合物酸碱性的强弱除与物质的本性有关外，还与反应对象及溶剂有关。同一种酸碱在不同溶剂中，由于

溶剂接受（或给出）质子的能力不同，显示不同的酸性（碱性）。如 HAc 在水中为弱酸，在液氨中却为强酸；$HNO_3$ 在水中的酸性比在醋酸中的酸性强，而在纯硫酸中却变成了碱。

知识链接

**酸碱电子理论**

1923 年美国化学家路易斯（Lewis）提出了酸碱电子理论。该理论认为：凡是可以接受电子对的物质称为酸；凡是可以给出电子对的物质称为碱。因此酸是电子对的接受体，碱是电子对的给予体。凡“缺电子”的离子或分子都是酸，如 $Mn^{2+}$、$Cu^{2+}$、$Fe^{2+}$、$H^+$、$BF_3$ 等；凡可“给出电子对”的离子或分子都是碱，如 $Cl^-$、$CN^-$、$NH_3$、$H_2O$ 等。酸碱反应的实质是形成配位键，生成酸碱配合物的过程。

# 第二节 水溶液的酸碱性

## 一、水的质子自递平衡和 pH 值

### （一）水的质子自递平衡

根据质子理论，水是一种既能给出质子也能接受质子的酸碱两性物质，水分子之间能发生质子的传递反应。即

$$H_2O + H_2O \xrightarrow{H^+} \rightleftharpoons H_3O^+ + OH^-$$

这种在同种分子之间所发生的质子传递反应称为质子自递反应。

一定温度下，水的质子自递反应达到平衡时，存在如下关系：

$$K_i = \frac{[H_3O^+][OH^-]}{[H_2O]^2} \tag{7-1}$$

$K_i$ 为水的电离平衡常数。由于水是一种极弱的电解质，式中 $[H_2O]$ 可看成一个常数，将两常数合并，令 $K_i[H_2O]^2 = K_w$，而为了简化书写常用 $H^+$ 代替 $H_3O^+$，则上式整理为：

$$K_w = [H^+][OH^-] \tag{7-2}$$

式中 $K_w$ 称为水的离子积常数，简称水的离子积（ion product of water），它表明水中 $[H^+]$ 与 $[OH^-]$ 的乘积为一个常数。

水的质子自递反应是吸热反应，$K_w$ 随温度的升高而增大。实验测得，298.15K 时，纯水中 $[H^+]$ 和 $[OH^-]$ 的浓度分别为 $1.0 \times 10^{-7}$ mol · $L^{-1}$。室温范围内，$K_w$ 值变化不大，常采用 $K_w = 1.0 \times 10^{-14}$ 进行有关的计算。

### （二）溶液的pH值

水的离子积不仅适用于纯水，也适用于以水为溶剂的稀溶液体系。$H^+$与$OH^-$共存于一个水溶液体系，二者浓度的乘积为$K_w$。

298.15K时纯水中，$[H^+] = [OH^-] = 1.0 \times 10^{-7} mol \cdot L^{-1}$。若向纯水中加入酸，溶液中$[H^+]$增大，$[OH^-]$相应降低，则有$[H^+] > [OH^-]$；若向纯水中加入碱，溶液中$[OH^-]$增大，$[H^+]$随之降低，则有$[H^+] < [OH^-]$。因此，室温下水溶液中$[H^+]$及$[OH^-]$的关系见表7－1。

**表7－1 室温下水溶液中$[H^+]$及$[OH^-]$的关系**

| $[H^+]$及$[OH^-]$的关系 | 溶液的酸碱性 |
|---|---|
| $[H^+] = [OH^-] = 1.0 \times 10^{-7} mol \cdot L^{-1}$ | 中性溶液 |
| $[H^+] > 1.0 \times 10^{-7} mol \cdot L^{-1} > [OH^-]$ | 酸性溶液 |
| $[H^+] < 1.0 \times 10^{-7} mol \cdot L^{-1} < [OH^-]$ | 碱性溶液 |

由上表可看出，溶液的酸碱性可用$[H^+]$或$[OH^-]$表示，两者之间可通过$K_w = [H^+][OH^-]$相互换算。

对于$[H^+]$或$[OH^-]$比较小的溶液，为方便书写和记忆，常用pH或pOH表示溶液的酸碱性。pH定义为氢离子浓度的负对数，即：

$$pH = -\lg [H^+] \tag{7-3}$$

pOH定义为氢氧根离子浓度的负对数，即：

$$pOH = -\lg [OH^-] \tag{7-4}$$

$$pH + pOH = pK_w = 14 \tag{7-5}$$

常用pH值的范围为0～14，适用于表示$[H^+]$和$[OH^-]$在1.0～$1.0 \times 10^{-14}$ $mol \cdot L^{-1}$的溶液酸碱性。当$[H^+]$或$[OH^-] \geq 1.0\ mol \cdot L^{-1}$时，不再用pH或pOH表示。根据pH和pOH的定义，溶液的pH值越小，$[H^+]$越大，溶液的酸性越强；溶液pOH值越大，$[OH^-]$越大，溶液的碱性越强。

## 二、溶液的酸碱平衡

弱酸、弱碱在水溶液中只有部分解离，都是弱电解质。例如，醋酸的水溶液中只有少数的醋酸分子在水分子的作用下解离成水合氢质子（氢离子）和醋酸根离子，同时，一部分氢离子和醋酸根离子又相互吸引、相互碰撞而重新结合成醋酸分子。

$$H_2O + HAc \rightleftharpoons H_3O^+ + Ac^-$$

（箭头示$H^+$由HAc转移至$H_2O$）

简写为：

$$HAc \rightleftharpoons H^+ + Ac^-$$

由此可知，弱电解质的解离过程是可逆的。

### （一）一元弱酸（碱）的解离平衡和平衡常数

在弱电解质中，解离出来的离子与未解离的分子最终将达到解离平衡。一元弱酸（HB）在水溶液中的质子转移平衡，可表示如下：

$$HB + H_2O \rightleftharpoons B^- + H_3O^+$$

根据化学平衡原理有：

$$K_i = \frac{[B^-][H_3O^+]}{[HB][H_2O]} \tag{7-6}$$

$K_i$ 为弱电解质解离达到平衡时的平衡常数，称为解离常数。

$[H_2O]$ 在稀水溶液中视为常数，对于弱酸，把它与平衡常数 $K_i$ 合并为 $K_a$。为了简便，$H_3O^+$ 简写为 $H^+$，则上式可改写为：

$$K_a = \frac{[B^-][H^+]}{[HB]} \tag{7-7}$$

$K_a$ 为弱酸的解离常数，简称为酸常数。$K_a$ 的大小，表示弱酸在水溶液中放出质子（$H^+$）能力的强弱，$K_a$ 越大，溶液的酸性越强。

以 HAc 水溶液为例：

$$HAc \rightleftharpoons H^+ + Ac^-$$

$$K_a = \frac{[H^+][Ac^-]}{[HAc]}$$

### （二）一元弱碱在水溶液中的质子转移平衡

一元弱碱（B）在水溶液中的质子转移平衡，可表示如下：

$$B + H_2O \rightleftharpoons HB^+ + OH^-$$

$$K_b = \frac{[HB^+][OH^-]}{[B]} \tag{7-8}$$

$K_b$ 为弱碱的解离常数，简称为碱常数。$K_b$ 的大小，表示弱碱在水溶液中接受质子（$H^+$）能力的强弱，$K_b$ 越大，溶液的碱性越强。

以 $NH_3$ 的水溶液为例：

$$NH_3 + H_2O \rightleftharpoons NH_4^+ + OH^-$$

$$K_b = \frac{[NH_4^+][OH^-]}{[NH_3]}$$

表 7-2 列出了一些弱酸或弱碱在水中的酸常数或碱常数。

表 7-2　一些弱酸和弱碱在水中的电离常数（298K）

| 化合物 | $K_a$（或 $K_b$） | $pK_a$（或 $pK_b$） |
|---|---|---|
| 甲酸（HCOOH） | $1.77\times10^{-4}$ | 3.75 |
| 醋酸（$CH_3COOH$） | $1.76\times10^{-5}$ | 4.75 |
| 苯甲酸（$C_6H_5COOH$） | $6.46\times10^{-5}$ | 4.19 |
| 氢氰酸（HCN） | $4.93\times10^{-10}$ | 9.31 |
| 碳酸（$H_2CO_3$） | $4.30\times10^{-7}$（$K_{a_1}$） | 6.37（$pK_{a1}$） |
| | $5.61\times10^{-11}$（$K_{a_2}$） | 10.25（$pK_{a_2}$） |
| 草酸（$H_2C_2O_4$） | $5.90\times10^{-2}$（$K_{a_1}$） | 1.23（$pK_{a_1}$） |
| | $6.40\times10^{-5}$（$K_{a_2}$） | 4.19（$pK_{a_2}$） |
| 磷酸（$H_3PO_4$） | $7.52\times10^{-3}$（$K_{a_1}$） | 2.12（$pK_{a_1}$） |
| | $6.23\times10^{-8}$（$K_{a_2}$） | 7.21（$pK_{a_2}$） |
| | $2.2\times10^{-13}$（$K_{a_3}$） | 12.66（$pK_{a_3}$） |
| 氨（$NH_3$） | $1.79\times10^{-5}$ | 4.75 |
| 苯胺（$C_6H_5NH_2$） | $4.2\times10^{-10}$ | 9.38 |
| 羟胺（$NH_2OH$） | $9.1\times10^{-9}$ | 8.04 |

### （二）共轭酸碱对的 $K_a$ 和 $K_b$ 的关系

常温下，以 HAc 和 $Ac^-$ 这对共轭酸碱对的解离为例说明，水溶液中解离方程式为：

$$HAc + H_2O \rightleftharpoons H_3O^+ + Ac^- \qquad K_a = \frac{[H^+][Ac^-]}{[HAc]}$$

$$Ac^- + H_2O \rightleftharpoons HAc + OH^- \qquad K_b = \frac{[HAc][OH^-]}{[Ac^-]}$$

将 $K_a$ 与 $K_b$ 相乘，有：

$$K_a \cdot K_b = [H^+][OH^-] = K_w = 1.0\times10^{-14}$$

由上式可知，常温下，对于任何共轭酸碱对，都存在：

$$K_a \cdot K_b = [H^+][OH^-] \tag{7-9}$$

因此，只要知道弱酸的 $K_a$，就可计算其共轭碱 $K_b$。

**课堂互动**

常温下，已知 HAc 的 $K_a$ 为 $1.76\times10^{-5}$，计算 $Ac^-$ 的 $K_b$。

### （三）解离度（α）

一定温度下，弱电解质在溶液中达到解离平衡时，已解离的弱电解质分子数与解离前该电解质分子总数的比率，称为该电解质的解离度，用 $\alpha$ 表示。

$$\alpha = \frac{\text{已解离的弱电解质分子数}}{\text{弱电解质分子总数}}\times100\% \tag{7-10}$$

或：

$$\alpha = \frac{\text{已解离的弱电解质浓度}}{\text{弱电解质起始浓度}} \times 100\% \qquad (7-11)$$

例如在 298K 时，0.1mol · $L^{-1}$ HAc 水溶液的电离度为 1.33%，表示溶液中每 10000 个 HAc 分子中有 133 个分子解离形成了 $H_3O^+$ 和 $Ac^-$。

解离度和解离常数都可用来比较弱电解质的相对强弱程度，两者既有联系，又有区别。解离常数是平衡常数中的一种，在一定温度下，弱电解质的解离常数为定值；解离度是转化率的一种形式，是弱电解质解离程度的另一种表示方法。奥期瓦特（Ostwald，Friedrich Wilhelm）把解离度引入到解离平衡式中，得：

$$\alpha \approx \sqrt{\frac{K_i}{c_a}} \qquad (7-12)$$

上式表示了解离度与解离常数及溶液浓度的关系，这种关系称为稀释定律，即：同一弱电解质的解离度与其浓度的平方根成反比。可见，对于同一物质的溶液，浓度越稀，解离度越大；相同浓度时，不同弱电解质的解离度与解离常数的平方根成正比。解离度不但与电解质的本性、温度、溶剂有关，也受电解质的浓度影响。

**（四）多元弱酸、弱碱的解离平衡**

能够释放出两个或两个以上质子的弱酸为多元弱酸。如 $H_2CO_3$、$H_2S$、$H_2C_2O_4$、$H_3PO_4$ 等。多元弱酸的解离是分步进行的，每一步都有相应的解离常数，通常用 $K_{a1}$、$K_{a2}$、$K_{a3}$ 表示。以 298K 下 $H_3PO_4$ 的解离为例：

第一步　$H_3PO_4 + H_2O \rightleftharpoons H_3O^+ + H_2PO_4^-$　　$K_{a_1} = 7.52 \times 10^{-3}$

第二步　$H_2PO_4^- + H_2O \rightleftharpoons H_3O^+ + HPO_4^{2-}$　　$K_{a_2} = 6.23 \times 10^{-8}$

第三步　$HPO_4^{2-} + H_2O \rightleftharpoons H_3O^+ + PO_4^{3-}$　　$K_{a_3} = 2.2 \times 10^{-13}$

多元弱酸的电离常数都是 $K_{a_1} \gg K_{a_2} \gg K_{a_3}$，一般相差 $10^4$ 倍以上。这表明多元弱酸的高一级解离比低一级解离难得多，溶液中的 $H_3O^+$ 主要来自于第一步解离，多元弱酸酸性的强弱取决于 $K_{a_1}$ 的大小。$K_{a_1}$ 越大，多元弱酸的酸性越强。

同样，对于多元弱碱，其 $K_{b_1} \gg K_{b_2} \gg K_{b_3}$，要比较多元弱碱的强弱，只需要比较它们第一步的解离常数即可。

**（五）同离子效应和盐效应**

**1. 同离子效应**

在已达平衡的 HAc 溶液中加入 NaAc，由于 NaAc 是强电解质，完全解离，使溶液中的 $Ac^-$ 浓度大大增加，根据化学平衡移动原理，HAc 的解离平衡将逆向移动，HAc 的解离度降低。

←— 平衡移动方向

$$HAc \rightleftharpoons H^+ + Ac^-$$

$$NaAc \longrightarrow Na^+ + Ac^-$$

这种在弱电解质溶液中，加入与弱电解质具有相同离子的易溶性强电解质时，弱电解质的解离平衡将逆向移动，使弱电解质解离度减小的现象称为同离子效应。

**2. 盐效应**

如果在已达平衡的 HAc 溶液中加入的不是 NaAc，而是不含相同离子的强电解质，(如 NaCl)，因强电解质解离出来的离子使溶液中离子浓度大大增加，离子间相互牵制作用增强，离子结合成分子的机会反而减少，结果使 HAc 解离度略有增加。

这种在弱电解质溶液中加入与弱电解质不含相同离子的强电解质，使弱电解质的电离度增加的现象称为同离子效应。

在产生同离子效应的同时，必然伴随着盐效应，而且两种效应对弱电解质解离度的影响是相反的，但由于同离子效应对弱电解质解离度的影响远远超过了盐效应，所以在讨论同离子效应时，通常忽略盐效应。

## 三、弱电解质溶液 pH 值的计算

### (一) 一元弱酸、弱碱 pH 值的计算

在一元弱酸（HA）的水溶液体系中，存在 HA 和 $H_2O$ 两个解离反应，当一元弱酸的 $K_a \cdot c \geqslant 20K_w$ 时，可忽略水的解离对 $H^+$ 浓度的影响，只考虑弱酸的解离。

$$HA \rightleftharpoons H^+ + A^-$$

平衡浓度　$c_{酸} - [H^+]$　$[H^+]$　$[A^-]$

平衡常数表达式　$K_a = \dfrac{[H^+][A^-]}{[HAc]} = \dfrac{[H^+]^2}{c_{酸} - [H^+]}$

由于弱电解质的解离度很小，溶液中的 $[H^+]$ 远小于 HA 的总浓度，即 $c_{酸} - [H^+] \approx c_{酸}$。所以，当 $K_a \cdot c \geqslant 20K_w$，$c/K_a \geqslant 500$ 时，公式可简化为：

$$[H^+] \approx \sqrt{c_{酸} \cdot K_a} \quad (7-13)$$

【例 7－1】计算 298K 时 $0.025\text{mol} \cdot L^{-1}$ HAc 的 $\alpha$ 和 pH 值。

解：　已知　$c = 0.025\text{mol} \cdot L^{-1}$，$K_a = 1.76 \times 10^{-5}$

因　$K_a \cdot c > 20K_w$，$c/K_a > 500$，

故可用式（7－13）计算：

$[H^+] \approx \sqrt{c(HAc) \cdot K_a} = \sqrt{1.76 \times 10^{-5} \times 0.025} = 6.63 \times 10^{-4}$ $(\text{mol} \cdot L^{-1})$

$pH = -\lg[H^+] = -\lg(6.63 \times 10^{-4}) = 3.18$

一元弱碱的 $[OH^-]$ 计算与一元弱酸的方法类似，一元弱碱 $A^-$ 的解离反应式为：

$$A^- + H_2O \rightleftharpoons HA + OH^-$$

当 $K_b \cdot c \geqslant 20K_w$，$c/K_b \geqslant 500$ 时，

$$[OH^-] \approx \sqrt{c_{碱} \cdot K_b} \quad (7-14)$$

### (二) 多元弱酸或弱碱溶液 pH 值的计算

多元弱酸是分步解离的，由于溶液中的 $H^+$ 主要来自于第一步解离，多元弱酸溶液的 $[H^+]$ 可按一元弱酸对待。即：当 $K_a \cdot c \geqslant 20K_w$，$c/K_{a_1} \geqslant 500$ 时，

$$[H^+] \approx \sqrt{c_{酸} \cdot K_{a_1}}$$

【例 7－2】计算常温下 0.010mol·$L^{-1}$ $H_2CO_3$ 溶液的 pH 值。

解：多元弱酸的 $H^+$ 主要来自于第一步解离，而 $K_a \cdot c > 20K_w$，$c/K_{a_1} > 500$

$$\therefore \quad [H^+] \approx \sqrt{c_{酸} \cdot K_{a_1}}$$
$$= \sqrt{0.001 \times 4.2 \times 10^{-7}}$$
$$= 6.5 \times 10^{-5} \ (mol \cdot L^{-1})$$

$$pH = -\lg[H^+] = -\lg(6.5 \times 10^{-5}) = 4.19$$

# 第三节 缓冲溶液

## 一、缓冲溶液的概念、组成及作用原理

许多化学反应，特别是生物体内的反应，只有在一定的 pH 值条件下才能正常进行。如人体血液正常的 pH 值在 7.35～7.45 之间，如果超过这个范围机体就会出现不同程度的酸中毒或碱中毒，严重可危及生命。像人体血液这样能抵抗外来少量强酸、强碱或稍加稀释，而保持其 pH 值基本不变的溶液称为缓冲溶液。这种抵抗作用称为缓冲作用。

按照酸碱质子理论，缓冲溶液均是由一定浓度的共轭酸碱对组成的混合溶液。在缓冲溶液中，共轭酸碱对又称为缓冲对。常见缓冲对的类型有：

弱酸及其盐：如 HAc－NaAc

弱碱及其盐：如 $NH_3$－$NH_4Cl$

多元酸的酸式盐及其对应的次级盐：如 $NaHCO_3$－$Na_2CO_3$

**课堂互动**

相同体积的 0.1mol·$L^{-1}$HAc 和 0.1mol·$L^{-1}$NaOH 组成的混合液是不是缓冲溶液？相同体的 0.1mol·$L^{-1}$HAc 和 0.05mol·$L^{-1}$NaOH 呢，为什么？

下面以 HAc－NaAc 缓冲溶液为例说明缓冲溶液的作用机制。

NaAc 为强电解质，在溶液中完全解离，HAc 为弱电解质，又由于 $Ac^-$ 同离子效应的影响，故 HAc 主要以分子的形式存在。在此混合体系中：$Na^+$、HAc、$Ac^-$ 的浓度较大，其中 HAc－$Ac^-$ 为共轭酸碱对。

当向溶液中加入少量的强酸时，溶液中存在的大量 $Ac^-$ 与强酸解离产生的 $H^+$ 结合生成 HAc，使 HAc 的解离平衡向左移动，从而不使溶液中的 $H^+$ 浓度明显升高，保持溶液 pH 值基本不变，如图 7－1（a）所示。可见，$Ac^-$ 为抗酸成分；如果向溶液加入少量的强碱，则 $OH^-$ 会与 HAc 解离出的 $H^+$ 结合成为 $H_2O$，此时溶液中 $H^+$ 的消耗促使大量的 HAc 进一步解离，使 HAc 的解离平衡向右移动来补充 $H^+$，从而不会使 $H^+$ 浓度因加入强碱而明显改变，保持溶液 pH 值基本不变，如图 7－1（b）所示，这里的 HAc 为抗碱成分。

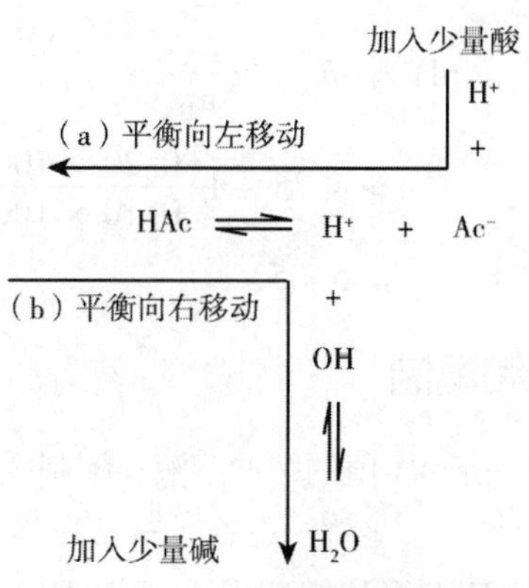


图7－1　缓冲溶液的作用原理

由此可见，缓冲溶液的缓冲原理为：缓冲溶液中存在大量的抗酸成分和抗碱成分，通过质子转移平衡的移动，来调节溶液的pH值基本不变。其中共轭酸是抗碱成分，共轭碱是抗酸成分。

## 二、缓冲溶液pH值的计算

每种缓冲溶液都有一定的pH值，其大小决定于组成此溶液的缓冲对的性质和浓度。例如，在HA－$A^-$缓冲溶液中存在下列平衡：

$$HA \rightleftharpoons H^+ + A^-$$

$$[H^+] = K_a \cdot \frac{[HA]}{[A^-]}$$

在缓冲溶液中，$c_{(HA)}$和$c_{(A^-)}$都比较大，可近似地认为［HA］＝$c_{(HA)}$，［$A^-$］＝$c_{(A^-)}$，上式可得：

$$[H^+] = K_a \cdot \frac{c_{HA}}{c_{A^-}}$$

$$pH = pK_a + \lg\frac{c_{A^-}}{c_{HA}} \quad (7-15)$$

由于$c = n/V$，而$V$相同，所以，式（7－15）又可以表示为：

$$pH = pK_a + \lg\frac{n_{A^-}}{n_{HA}} \quad (7-16)$$

这就是缓冲溶液pH值的近似公式，其中$\frac{c_{A^-}}{c_{HA}}$称为此缓冲溶液的缓冲比，$c_{(HA)}$与$c_{(A^-)}$的和为缓冲溶液的总浓度。

由式（7－15）可看出缓冲溶液pH值决定于：

①缓冲对中弱酸的酸常数$K_a$；

②缓冲溶液的缓冲比。当加入少量的水稀释时，溶液中HA和$A^-$的浓度都有所降低，但比值不变，所以少量的稀释，溶液的pH值基本不变。

【例7－3】用100ml 0.10mol·$L^{-1}$的HAc溶液和100ml 0.20mol·$L^{-1}$的NaAc溶液混合配成1L缓冲溶液，已知HAc的$pK_a$＝4.75，求此缓冲溶液的pH值。

解：

$$\mathrm{pH} = \mathrm{p}K_{\mathrm{a}} + \lg\frac{n_{\mathrm{A^-}}}{n_{\mathrm{HA}}}$$
$$= 4.75 + \lg\frac{0.20\times100}{0.10\times100}$$
$$= 5.05$$

## 三、缓冲溶液的选择和配制

在实际工作中，常需配制一定pH值的缓冲溶液，配制缓冲溶液的原则及步骤如下：

**1. 选择合适的缓冲对**

所选的缓冲对物质稳定，且不能与溶液中主要物质发生作用。其次缓冲溶液的pH值应在缓冲对的缓冲范围内，即 $\mathrm{pH}=\mathrm{p}K_a\pm1$，并且 $\mathrm{p}K_{\mathrm{a}}$ 尽量接近所需配制溶液的pH值，这样所配制的缓冲溶液才能够有较大的缓冲容量。

**2. 选择适当的总浓度**

在实际工作中，总浓度一般可控制在 $0.05\sim0.2\ \mathrm{mol\cdot L^{-1}}$ 之间。浓度太稀，缓冲能力不够；浓度过高，则会引起渗透浓度过大和试剂的浪费。

**3. 计算所需抗酸成分和抗碱成分的量**

当缓冲对及总浓度确定后，根据缓冲溶液pH值的计算公式算出所需抗酸成分和抗碱成分的量，为了使缓冲溶液具有较大的缓冲能力，尽量使缓冲比接近于1。实际工作中，配制缓冲溶液常使用相同浓度的共轭酸、共轭碱溶液，只需取不同体积混合即可。

**【例7-4】** 如何用浓度均为 $0.10\ \mathrm{mol\cdot L^{-1}}$ 的共轭酸和共轭碱配制100ml pH值为5.00的缓冲溶液。

解：（1）选择缓冲系

∵ 要求缓冲溶液的 pH=5.00

HAc 的 $\mathrm{p}K_{\mathrm{a}}=4.75$

∴ 可选择 $\mathrm{HAc-Ac^-}$ 缓冲对。

（2）计算共轭酸和共轭碱的体积

设需HAc溶液 $V_{\mathrm{HAC}}$ ml，则NaAc溶液为 $(100-V_{\mathrm{HAC}})$ ml

因两溶液浓度相等，则：

$$\mathrm{pH}=\mathrm{p}K_a+\lg\frac{V_{\mathrm{Ac^-}}}{V_{\mathrm{HAc}}}$$

$$5.00 = 4.75 + \lg\frac{100-V_{\mathrm{HAC}}}{V_{\mathrm{HAC}}}$$

$$V_{\mathrm{HAC}}=36\ (\mathrm{ml})$$

$$V_{\mathrm{NaAc}}=100-36=64\ (\mathrm{ml})$$

∴ 将64ml $0.10\ \mathrm{mol\cdot L^{-1}}$ NaAc与36ml $0.1\ \mathrm{mol\cdot L^{-1}}$ HAc混合，就可配100ml pH=5.00的缓冲溶液。

**4. 校正**

按以上方法配制的缓冲溶液，其实际pH值与计算值会有差异，需要用精密pH试纸或 pH 计对所配缓冲溶液进行校正。

课堂互动

欲配 pH = 4.5 缓冲溶液，下列缓冲对中，宜选择的是（　）。

A. $NH_3 - NH_4Cl$ ［$pK_{b(NH_3)} = 4.75$］

B. HAc − NaAc ［$pK_{a(HAc)} = 4.76$］

C. HCOOH − HCOONa ［$pK_{a(HCOOH)} = 3.75$］

D. $NaH_2PO_4 - Na_2HPO_4$ ［$pK_{a_2} = 7.20$］

## 四、缓冲溶液在医药、食品、化妆品等领域中的应用

缓冲溶液在医药学上具有重要意义，如正常人血液的 pH 值相当稳定，主要是由于血液中存在的多种缓冲对协调发挥作用，维持机体酸碱平衡。血液中存在的缓冲对主要有：

血浆缓冲系统：$H_2CO_3 - NaHCO_3$、H − 蛋白质 − Na − 蛋白质、$NaH_2PO_4 - Na_2HPO_4$。

红细胞缓冲系统：$NaH_2PO_4 - Na_2HPO_4$、$H_2CO_3 - KHCO_3$、$H_2BO_2 - KHBO_2$。

血浆中 $H_2CO_3 - NaHCO_3$ 缓冲溶液是最主要的缓冲对，其缓冲机制与肺的呼吸功能及肾的排泄和重吸收功能密切相关。正常人体代谢产生的 $CO_2$ 进入血液后与水结合成 $H_2CO_3$，$H_2CO_3$ 与血浆中的 $HCO_3^-$ 组成共轭酸碱对，建立如下解离平衡：

$$CO_2 + H_2O \rightleftharpoons H_2CO_3 \rightleftharpoons H^+ + HCO_3^-$$

当体内酸性物质增多时，受同离子效应的影响，大量的 $HCO_3^-$ 与 $H^+$ 结合，使平衡向左移动，$H^+$ 被消耗，产生的 $CO_2$ 由肺呼出，消耗的 $HCO_3^-$ 可通过肾脏减少对其排泄来补充，使 $H^+$ 浓度的变化不大；当体内碱性物质增多时，$OH^-$ 与平衡中的 $H^+$ 结合，使平衡向右移动，身体的补偿机制通过碱缓冲肺部 $CO_2$ 的呼出量和肾脏增加对 $HCO_3^-$ 的排泄，使基本维持正常。

在药物生产中，药物的疗效、稳定性、溶解性以及对人们的刺激性均必须全面考虑。选择合适的缓冲溶液在药物生产中是必不可少的。如维生素 C 水溶液（$5mg \cdot ml^{-1}$）pH = 3.0，若直接用于局部注射会产生难受的刺痛，常用 $NaHCO_3$ 调节其 pH 值在 5.5 ~ 6.0 之间，就可以减轻注射时的刺痛，并能增加其稳定性。在配置抗生素的注射剂时，常加入适量的维生素 C 与甘氨酸钠作为缓冲剂以减少机体的刺激，而有利于药物吸收。有些注射液经高温灭菌后，pH 值会发生较大变化，一般可采取适当的缓冲液进行调整，使加温灭菌后，其 pH 值仍保持恒定。可见缓冲溶液在制药过程中是十分重要的。

缓冲溶液在食品加工中也发挥着重要的作用，食品加工、保存过程中都需稳定的 pH 值，或要求 pH 值变动范围很窄，常用有机酸及其盐类配成缓冲系统，防止因原料调配及加工过程中酸碱含量变化而引起 pH 值过分波动。在食品工业中，经常用葡萄酸、醋酸、柠檬酸和磷酸的钠盐组成缓冲体系来控制 pH 值和调节酸味。在酵母菌酿酒中，活菌数量适宜，却不产生酒精，主要是因为酵母菌发酵需要一定的酸性环境，这个酸性环境的 pH 值一般在 4.5 ~ 6.0 之间，但因为酵母菌发酵的代谢活动，会使这个 pH 值发生改变，常用缓冲溶液来维持微生物适宜的 pH 值。

化妆品的 pH 值是决定其功效和稳定性的因素之一。如润肤霜的 pH 值应控制在 4.0～6.5，和皮肤的 pH 值相近，如果大于 7，会使表皮的天然调湿因子及游离脂肪酸遭到破坏；脱毛剂的 pH 值则控制在 10.0～12.5 之间比较适宜，低于 10 脱毛速度太慢，高于 12 则对皮肤刺激性大。因此，缓冲溶液在化妆品中也发挥着重要的作用。洗发液刚配出来时黏度正常，但经一段时间放置后黏度发生波动，原因之一就是制品 pH 值过高或过低，导致某些原料（如琥珀酸酯磺酸盐类）水解，影响制品黏度。所以，在洗发液配制后期加入缓冲溶液（如 $NaH_2PO_4-Na_2HPO_4$）。乳酸和乳酸钠组成的缓冲溶液常用于护肤类的膏霜、乳液及护发用品，用来保持化妆品 pH 值相对稳定，它们本身也是很有效的保湿剂。

## 第四节　沉淀-溶解平衡

### 一、沉淀-溶解平衡

相同的条件下，不同的物质在水中的溶解度是不同的，绝对不溶的物质是没有的，通常把 100g 水中溶解度小于 0.01g 的物质叫难溶物质或微溶物。许多强电解质在水中的溶解度小，但溶解的部分是完全解离，如 AgCl、$BaSO_4$、$CaCO_3$ 等物质，常把这类物质称为难溶强电解质。

一定温度下，把固体的难溶强电解质 AgCl 放入水中，由于水分子的作用，会有微量的 AgCl 脱离其固体表面，成为水合阳离子 $Ag^+_{(aq)}$ 和水合阴离子 $Cl^-_{(aq)}$ 进入溶液，这个过程称为溶解。同时水合阳离子 $Ag^+_{(aq)}$ 和水合阴离子 $Cl^-_{(aq)}$ 处在无序的运动中，当它们相互碰撞到固体表面时，受到固体表面的吸引力又会重新回到固体表面上来，这个过程叫沉淀。沉淀和溶解是两个相反的过程，起初溶液中的水合阳离子 $Ag^+_{(aq)}$ 和水合阴离子 $Cl^-_{(aq)}$ 浓度很小，AgCl 溶解速度较大，这时的溶液为未饱和状态，随着溶解的继续进行，水合阳离子 $Ag^+_{(aq)}$ 和水合阴离子 $Cl^-_{(aq)}$ 浓度逐渐增大，溶解的速度也就慢慢变小，同时水合阳离子 $Ag^+_{(aq)}$ 和水合阴离子 $Cl^-_{(aq)}$ 相互碰撞的机会增多，沉淀的速度逐渐增大。当溶解的速度与沉淀的速度相等时，便达到了沉淀-溶解动态平衡，此时的溶液为饱和溶液。

### 二、难溶强电解质的溶度积

#### （一）溶度积常数

在一定条件下，当 AgCl 达到沉淀-溶解动态平衡时，溶液中各离子的浓度不再改变，未溶解的 AgCl 与溶液中的水合阳离子 $Ag^+_{(aq)}$ 和水合阴离子 $Cl^-_{(aq)}$ 存在的平衡可表示为：

$$AgCl_{(s)} \underset{\text{沉淀}}{\overset{\text{溶解}}{\rightleftharpoons}} Ag^+_{(aq)} + Cl^-_{(aq)}$$

根据化学平衡原理，在一定温度下，

$$K = \frac{[Ag^+][Cl^-]}{[AgCl]}$$

$$K[AgCl] = [Ag^+][Cl^-]$$

由于［AgCl］为常数，K 也是常数，两常数合并，用 $K_{sp}$ 表示，得：

$$K_{sp} = [Ag^+][Cl^-]$$

用 $A_mB_n$ 代表任一难溶强电解质，则：

$$A_mB_n(s) \rightleftharpoons mA^{n+} + nB^{m-}$$

$$K_{sP} = [A^{n+}]^m[B^{m-}]^n \quad (7-17)$$

式 7－17 表明：温度一定时，难溶强电解质的饱和溶液中各离子浓度幂的乘积为一个常数（$K_{sp}$），此常数为溶度积常数，简称为溶度积。

**课堂互动**

溶度积与哪些因素有关?

**（二）溶度积常数与溶解度的换算**

溶度积常数与溶解度都可表示难溶强电解质的溶解能力。但它们两者之间既有联系又有区别：溶度积是指在一定的温度下，难溶电解质的饱和溶液中，各离子浓度幂的乘积；而溶解度是指在一定的温度下，一定量饱和溶液中所含溶质的量。在此指的是在 1L 饱和溶液中所含溶质的物质的量，即摩尔溶解度。溶度积与溶解度之间可以相互换算。

对于任一难溶强电解质 $A_mB_n$，其摩尔溶解度为 s $mol \cdot L^{-1}$，则有：

$$A_mB_n(s) \rightleftharpoons mA^{n+} + nB^{m-}$$

达到沉淀－溶解平衡时，　$ms$　$ns$

$$K_{sP} = [A^{n+}]^m[B^{m-}]^n = (ms)^m\ (ns)^n$$

$$= m^m \cdot n^n \cdot s^{m+n} \quad (7-18)$$

例如，对于 AB 型（$m=1$，$n=1$）的难溶强电解质（如 AgCl，FeS，$BaSO_4$ 等），则有：

$$K_{SP} = s^2 \quad (7-19)$$

$$s = \sqrt{K_{SP}} \quad (7-20)$$

对于 $AB_2$（$m=1$，$n=2$）或 $A_2B$ 型（$m=2$，$n=1$）的难溶强电解质［如 $Ag_2CO_3$，$PbI_2$，$Mn(OH)_2$ 等］，则有：

$$K_{SP} = 4s^3 \quad (7-21)$$

$$s = \sqrt[3]{\frac{K_{sp}}{4}} \quad (7-22)$$

对于相同类型的难溶强电解质也可通过溶度积常数来比较溶解度的大小。即温度一定，$K_{sp}$ 越大，$s$ 越大；相反，$K_{sp}$ 越小，$s$ 越小。例如：AgCl 和 $BaSO_4$ 为相同类型（AB 型），可以根据它们溶度积的大小直接比较它们溶解度的大小；$Ag_2CO_3$ 和 $PbI_2$ 为相同类型（$A_2B$ 或 $AB_2$ 型），也可进行比较。但对于不同类型的难溶强电解质［例如：AgCl 和 $Ag_2CO_3$ 或 $Mn(OH)_2$ 和 $BaSO_4$］，就不能根据溶度积的大小直接比较其溶解度的大小。因为相同类型的难溶电解质，$K_{SP}$与 $s$ 的换算关系是一样的；而不同类型的难溶电解质，其 $K_{SP}$与 $s$ 的换算关系是不一样的，$K_{SP}$与 $s$ 之间没有必然的关系。

## 三、溶度积规则

### （一）反应熵

难溶强电解质的沉淀溶解平衡是一种动态平衡，当溶液中难溶强电解质离子的浓度发生变化时，平衡被破坏，向着某一方向移动，直至重新达到新的平衡。

对于 $A_mB_n$ 难溶强电解质，则：

$$A_mB_n(s) \rightleftharpoons mA^{n+} + nB^{m-}$$

反应中的任一时刻有：

$$Q_i = (c_{A^{n+}})^m \cdot (c_{B^{m-}})^n \tag{7-23}$$

$Q_i$ 表示难溶强电解质溶液中任一时刻离子浓度幂之乘积，称为反应熵（或离子积）。

### （二）溶度积规则

在任何难溶强电解质溶液中，$Q_i$ 和 $K_{sp}$存在如下三种情况。

（1）$Q_i = K_{sp}$时，表示此溶液处于沉淀－溶解平衡状态，为饱和溶液，此时既无新的沉淀析出，也无沉淀溶解。

（2）$Q_i > K_{sp}$时，表示此溶液处于不平衡状态，为过饱和溶液，有沉淀析出，直至 $Q_i = K_{sp}$时达到沉淀溶解平衡。

（3）$Q_i < K_{sp}$时，表示此溶液处于不平衡状态，为不饱和溶液，无沉淀析出。若溶液中有难溶强电解质固体存在，沉淀将溶解，直至 $Q_i = K_{sp}$时达到沉淀溶解平衡。

利用以上三种情况可判断沉淀的生成与溶解。

## 四、沉淀的生成和溶解的条件

### （一）沉淀的生成

根据溶度积规则，要使溶液析出沉淀的条件是 $Q_i > K_{sp}$。由于一定温度下，难溶强电解质的 $K_{sp}$为定值，可通过增加溶液中难溶强电解质离子的浓度来提高 $Q_i$，通常可采用的方法如下。

**1. 加入沉淀剂**

在难溶强电解质溶液中加入含有相同离子的强电解质，从而提高 $Q_i$。例如：在 $CaCO_3$ 溶液中加入 $Na_2CO_3$，使 $CO_3^{2-}$ 离子浓度增加，从而使 $Q_i > K_{sp}$，使 $CaCO_3$ 沉淀析出。

**2. 调节 pH**

对于含有 $OH^-$和弱酸根离子的难溶强电解质，其溶解度往往会受到溶液 pH 值的影响。

【例 7－4】计算 0.01mol·$L^{-1}$ $Fe^{3+}$溶液中，要使 $Fe(OH)_3$ 析出时溶液的 pH 值。

解：$K_{sp[Fe(OH)_3]} = [Fe^{3+}][OH^-]^3 = 2.6 \times 10^{-39}$

溶液开始析出 $Fe(OH)_3$ 时，

$$[OH^-] = \sqrt[3]{\frac{K_{sp}(Fe(OH)_3)}{[Fe^{3+}]}} = \sqrt[3]{\frac{2.6\times10^{-39}}{0.01}} = 6.38\times10^{-13}\ (mol\cdot L^{-1})$$

$$pH = 14 - pOH = 14 - (-\lg 6.38\times10^{-13}) = 1.8$$

由此可看出，只要控制溶液的 pH 值，就可控制溶液中的沉淀生成。

### （二）沉淀的溶解

根据溶度积规则，与沉淀的生成相反，要使沉淀溶解，必须 $Q_i < K_{sp}$，即降低溶液中沉淀所含离子的浓度。

**1. 生成弱电解质**

在溶液中加入适当的试剂，与沉淀中的离子生成弱电解质（如弱酸、弱碱或水），降低溶液中的离子浓度，使 $Q_i < K_{sp}$，于是平衡向沉淀溶解的方向移动。

（1）生成水　难溶氢氧化物均溶于酸而生成弱电解质水。如 $Mg(OH)_2$ 固体电离出来的 $OH^-$ 与酸提供的 $H^+$ 结合生成水，降低了溶液中的 $OH^-$ 浓度，使平衡向 $Mg(OH)_2$ 溶解的方向移动，如果加入的酸足够多，$Mg(OH)_2$ 将全部溶解。

$$Mg(OH)_{2(s)} \rightleftharpoons Mg^{2+}_{(aq)} + 2OH^-_{(aq)}$$

$$+$$

$$2HCl \longrightarrow 2Cl + 2H^+$$

$$\rightleftharpoons H_2O$$

平衡移动的方向 →

（2）生成弱碱　某些难溶氢氧化物还可以溶于铵盐而生成弱电解质氨水。例如：

$$Mg(OH)_{2(s)} \rightleftharpoons Mg^{2+}_{(aq)} + 2OH^-_{(aq)}$$

$$+$$

$$2NH_4Cl \longrightarrow 2Cl + 2NH_4^+$$

$$\rightleftharpoons 2NH_3\cdot H_2O$$

平衡移动的方向 →

（3）生成弱酸　由于弱酸根离子可以与 $H^+$ 结合生成弱酸，降低了溶液中的弱酸根浓度，使 $Q_i < K_{sp}$，于是平衡向沉淀溶解的方向移动。如 $CaCO_3$ 溶解于 HCl 中：

$$CaCO_{3(s)} \rightleftharpoons Ca^{2+}_{(aq)} + CO^{2-}_{3(aq)}$$

$$+$$

$$2HCl \longrightarrow 2Cl + 2H^+$$

$$\rightleftharpoons H_2CO_3$$

平衡移动的方向 →

这是难溶的弱酸盐可溶于强酸的原因。

**2. 发生氧化还原反应**

加入氧化剂或还原剂，使某一离子发生氧化还原反应而降低其浓度，使 $Q_i < K_{sp}$。如：CuS 不溶于盐酸，但可溶于 $HNO_3$ 中，就是因为 $HNO_3$ 可将 $S^{2-}$ 氧化为单质 S，极大程度地降低了 $S^{2-}$ 的浓度，使 CuS 沉淀溶解。

$$3CuS + 8HNO_3 = 3Cu(NO_3)_2 + 3S\downarrow + 2NO + 4H_2O$$

**3. 生成配位化合物**

AgCl 沉淀可溶于氨水中，主要是由于 $[Ag(NH_3)_2]^+$ 配离子的生成，降低了 $Ag^+$ 的浓度，从而使 AgCl 沉淀溶解：

$$AgCl_{(S)} + 2NH_3 \cdot H_2O = [Ag(NH_3)_2]Cl + 2H_2O$$

## 五、分步沉淀

当溶液中同时含有几种离子，加入某种试剂时，往往可以和多种离子生成沉淀，根据溶度积规则，离子积先达到溶度积的先沉淀，后达到的后沉淀。这种由于溶度积的不同和溶液中实际离子浓度的不同而先后沉淀的现象称为分步沉淀。

【例 7－5】在含有 $0.1\ mol \cdot L^{-1}$ 的 $Cl^-$ 和 $I^-$ 的溶液中滴加 $AgNO_3$，最先析出的沉淀是哪一种?

解：已知 $K_{sp(AgCl)} = 1.77 \times 10^{-10}$；$K_{sp(AgI)} = 8.51 \times 10^{-17}$。

∵ 它们是同种类型难溶强电解质，且溶液中 $Cl^-$ 和 $I^-$ 的浓度相同，而

$$K_{sp(AgCl)} > K_{sp(AgI)}$$

∴ AgI 沉淀先析出

利用分步沉淀原理，可使多种离子分离，当难溶强电解质的溶度积相差越大，分离得越完全。

## 本章小结

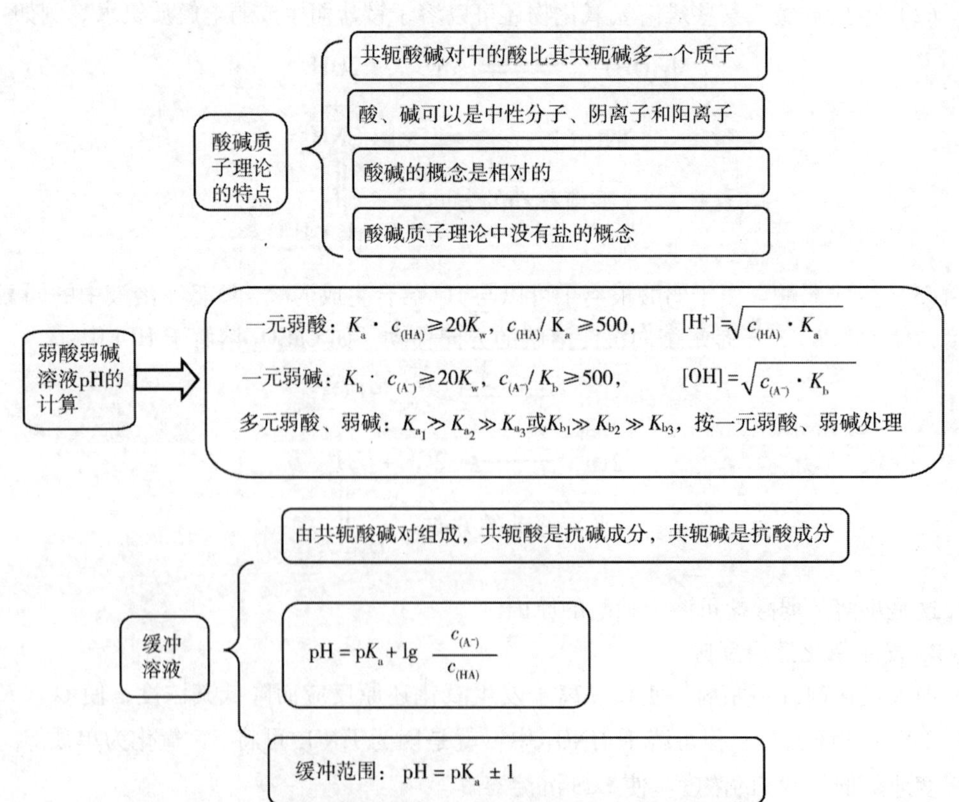

沉淀溶解平衡 ⇨

溶度积：$K_{SP}=[A^{n+}]^m[B^{m-}]^n$

溶度积规则：

$Q_i=K_{sp}$时，为饱和溶液，此时既无新的沉淀析出，也无沉淀溶解

$Q_i>K_{sp}$时，为过饱和溶液，有沉淀生成

$Q_i<K_{sp}$时，为不饱和溶液，没有沉淀生成或沉淀溶解

## 目标检测

### 一、单项选择题

1. 下列弱电解质溶液中，pH 值最大的是

A. 0.010 mol · $L^{-1}$ $NH_3$ · $H_2O$　　B. 0.010 mol · $L^{-1}$ HAc

C. 0.10 mol · $L^{-1}$ HCl　　D. 0.10 mol · $L^{-1}$ $NH_3$ · $H_2O$

2. 欲使 HAc 解离度下降，而溶液 pH 值升高，下列物质中，应加入的是

A. NaCl　　B. $NH_4Cl$

C. NaAc　　D. HCl

3. 下列电解质溶液中，电离度 α 最小的溶液为

A. 0.10 mol · $L^{-1}$ NaAc　　B. 0.010 mol · $L^{-1}$ $NH_3$ · $H_2O$

C. 0.10 mol · $L^{-1}$ $NH_3$ · $H_2O$　　D. 0.10 mol · $L^{-1}$HCl

4. 欲获得较大浓度的 $S^{2-}$，下列物质中，需向饱和 $H_2S$ 水溶液中加入的是

A. 适量的 NaOH 溶液　　B. 适量的硫粉末

C. 适量的蒸馏水　　D. 适量的 HCl 溶液

5. 婴儿胃液 pH ＝5，成人胃液 pH ＝1，则成人胃液的［$H^+$］是婴儿胃液［$H^+$］的

A. $10^4$倍　　B. 5 倍

C. $10^{-4}$倍　　D. $10^5$倍

6. 下列各组溶液，有缓冲作用的是

A. 0.2 mol · $L^{-1}$KCl

B. 0.02 mol · $L^{-1}$$NH_3$ · $H_2O$

C. 0.2 mol · $L^{-1}$ $NaH_2PO_4$ 和 0.2 mol · $L^{-1}$ $Na_2HPO_4$

D. 0.01 mol · $L^{-1}$HAc 和 0.2 mol · $L^{-1}$HCl

7. 欲配 pH＝4.5 缓冲溶液，下列物质中，宜选择的是

A. $NH_3-NH_4Cl$　［$pK_{b(NH_3)}=4.75$］

B. HAc－NaAc　［$pK_{a(HAc)}=4.76$］

C. HCOOH－HCOONa　［$pK_{a(HCOOH)}=3.75$］

D. $NaH_2PO_4-Na_2HPO_4$［$pK_{a_2}=7.20$］

8. 影响缓冲容量的主要因素是

A. 缓冲溶液的 pH 值和缓冲比

B. 弱酸的 $pK_a$ 和缓冲比

C. 弱酸的 $pK_a$ 和缓冲溶液的总浓度

D. 缓冲溶液的总浓度和缓冲比

9. 在含有等浓度的 $CrO_4^{2-}$ 和 $Cl^-$ 的混合溶液中加入 $AgNO_3$ 溶液，先有白色沉淀生成，后有砖红色沉淀生成，这种现象称为

A. 分步沉淀　　B. 沉淀的生成

C. 沉淀的转化　　D. 沉淀的溶解

## 二、填空题

1. 根据酸碱质子理论：$HCO_3^-$、$Ac^-$、$NH_4^+$ 三种物质中，

（1）可为酸的是 ______、______，其共轭碱分别为 ______、______。

（2）可为碱的是 ______、______，其共轭酸分别为 ______、______。

2. 在 $S^{2-}$、$CO_3^{2-}$、$H_2CO_3$、$H_2PO_4^-$、$HPO_4^{2-}$ 五种物质中，属于两性物质的是______、______。

3. $H_2O$ 的共轭酸为______；共轭碱为______

4. $H_2PO_4^-$ 的共轭酸为______；共轭碱为______

5. $NH_3$ 的共轭酸为______；共轭碱为______。

6. HAc 在水溶液中解离的质子转移平衡为：______。在 HAc 溶液中加入少量固体 NaAc 后，平衡向______移动，使 HAc 的电度______，此现象称为______。

7. 在 $0.1mol \cdot L^{-1}$ HCl、$0.1mol \cdot L^{-1}$ HAc、$0.01mol \cdot L^{-1}$ HAc 三种溶液中，$[H^+]$ 由大到小的顺序为______。电离度由大到小的顺序为______。

8. 人体血液的 pH 缓冲范围为______，主要缓冲对为______。

9. 已知 HAc、$H_2PO_4^-$ 和 $NH_4^+$ 的 $pK_a$ 分别为 4.75，7.21 和 9.25，若欲配制与正常人血浆 pH 值相同的缓冲溶液，应选用的缓冲系为______，其中抗酸成分______。

## 三、判断题

1. $pH < 0$ 或 $pH > 14$ 的水溶液是不存在的。（ ）

2. 磷酸溶液的酸性主要取决于磷酸的第一步解离。（ ）

3. 在饱和 $H_2CO_3$ 溶液中，$[H^+] = 2[CO_3^{2-}]$。（ ）

4. 解离常数与弱电解质本身的性质和温度有关，与弱电解质的浓度无关。（ ）

5. 弱电解质溶液的浓度越大，其 pH 值越小。（ ）

6. 同离子效应可降低弱电解质的电离度。（ ）

## 四、综合题

1. 计算 298K 时下列溶液的 pH 值：

（1）0. 10mol · $L^{-1}$HAc　　　　（2）0. 010mol · $L^{-1}NH_3 \cdot H_2O$

2. 在 500ml 0. 200mol · $L^{-1}NH_3 \cdot H_2O$ 中，加入 4. 78g $NH_4Cl$ 固体，配制 1L 缓冲溶液，求此缓冲溶液的 pH 值。（已知 $NH_3$ 的 $K_b = 1.79 \times 10^{-5}$）

3. 25℃时某溶液中，$SO_4^{2-}$ 浓度为 $6.0 \times 10^{-4}$ mol · $L^{-1}$，若在 40. 0 L 该溶液中，加入 0. 010 mol · $L^{-1}BaCl_2$ 溶液 10. 0 L，问是否能生成 $BaSO_4$ 沉淀？

4. 如何配制 100ml pH = 7. 00 的缓冲液？

（王　丽）

# 第八章 胶体溶液和表面现象

◎**知识目标**

1. 掌握胶团的结构和溶胶的性质。
2. 熟悉溶胶、稳定的因素及聚沉的方法。
3. 认识高分子化合物溶液的概念及高分子化合物溶液的特征。
4. 理解表面张力、表面能及表面吸附的概念。
5. 熟悉表面活性剂的概念及表面活性剂的结构特征。

◎**技能目标**

1. 能根据胶团的结构，正确写出胶团的结构表示式。
2. 能根据不同溶胶稳定性的因素，确定溶胶的聚沉方法和各种电解质的聚沉能力。
3. 能根据高分子化合物溶液的特征，确定高分子化合物对溶胶的保护作用和敏化作用。
4. 能根据表面活性剂的特征，判断表面活性剂的类型及表面活性剂的应用。

胶体在自然界中普遍存在，对工、农业生产和科学技术都起着十分重要的作用。例如造纸、食品、染料、肥皂、制药、纺织、橡胶等工业，以及润滑剂、吸附剂、表面活性剂、感光材料和塑料生产等，在一定程度上都需要胶体化学的知识。

胶体溶液与医药学有着非常密切的关系。许多药物如胰岛素、血浆代用液及疫苗等都需制成胶体形式使用；将硝酸汞、明胶和氯化钠的混合物制成胶态甘汞，就比甘汞粒粉具有更高的防腐作用。构成人体细胞和组织的基础物质，如核酸、糖原、蛋白质等都是胶体物质；体内发生的许多病理变化和生理现象都与胶体的性质有关。因此，对于药学以及相关专业的学生来说，学习胶体溶液的基础知识是十分必要的。

## 第一节 溶　　胶

分散相粒子直径在 1 ~ 100nm 之间的分散系称为胶体分散系。根据分散介质的状态不同可分为固溶胶、气溶胶、液溶胶三类。分散介质是固体的胶体溶液称为固溶胶，如有色玻璃；分散介质是气体的胶体溶液称为气溶胶，如烟、雾等；分散介质是液体的胶体溶液称为液溶胶，简称溶胶，如 $As_2S_3$溶胶、$Fe(OH)_3$ 溶胶等。下面着重介绍液溶胶。

## 一、胶团的结构

溶胶的许多性质与其内部结构有关，胶核是固相，有很大的表面积，具有选择吸附离子的能力。胶核选择吸附与其组成相似的离子，这些离子决定溶胶所带电荷的种类，称为电位离子。电位离子又吸引溶液中带相反电荷的离子，与电位离子所带电荷相反的离子称为反离子。这部分反离子和胶核表面吸附的电位离子组成吸附层。胶核和吸附层形成胶粒。还有一部分反离子疏散地分布在胶粒周围，称之为扩散层。由于反离子的数目少于电位离子的数目，所以胶粒带电。胶粒和扩散层形成一个电中性的胶团。

现以 AgI 溶胶为例，来说明胶团的结构。将 $AgNO_3$ 溶液滴加到 KI（过量）溶液中形成 AgI 溶胶，其胶团结构如图 8-1 所示。先有一定量的 AgI 难溶物分子聚结成为胶核，它是胶体粒子的核心。此时溶液中还有 $K^+$、$I^-$、$NO_3^-$ 等离子，由于胶核选择性地吸附了与它相近的 $I^-$ 离子而形成负溶胶，$I^-$ 离子是电位离子。溶液中电荷与电位离子符号相反的 $K^+$ 离子是反离子，它们一方面受带电胶核的吸引有靠近胶核的趋势，另一方面由于本身的热运动有远离胶核的趋势。在这种情况下一部分反离子受电位离子的吸引而被束缚在固体表面，一起形成吸附层，胶核和吸附层构成胶粒。由于胶粒中反离子所带电荷比电位离子少所以胶粒带负电荷。在吸附层外面，还有一部分 $K^+$ 离子疏散地分布在胶粒周围，形成一个扩散层。胶粒和扩散层在一起总称胶团。胶粒和扩散层的电荷相反，电量相等，整个胶团显电中性。在外电场作用下，胶团的吸附层与扩散层之间的界面上发生分离，胶粒向某一电极移动。胶粒是独立运动的单位，通常所说的溶胶带电，是指胶粒而言。

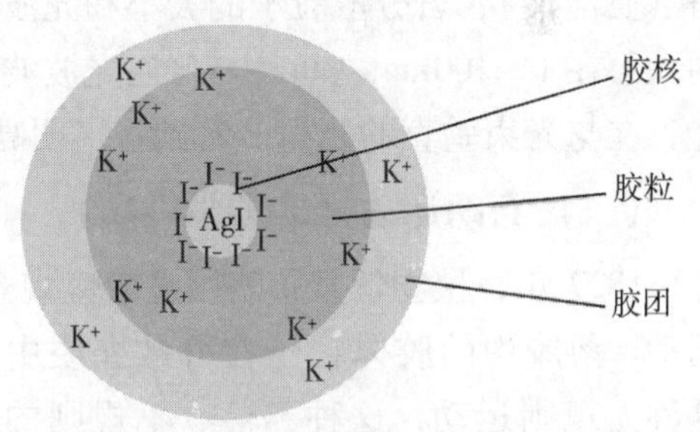


图 8-1　AgI 胶团结构示意图

当 KI 过量时，AgI 胶团的结构表示式为：

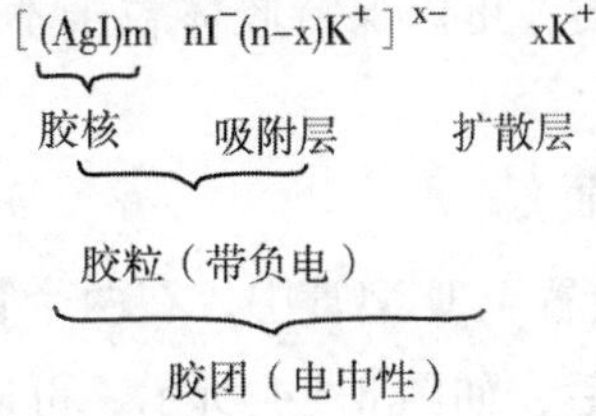


## 二、溶胶的性质

溶胶分散相粒子直径在 1~100nm 之间，是许多分子、原子或离子的集合体，高度分散在不相溶的介质中，与分散介质之间存在着极大的界面。由于溶胶的多相性、高分散性和不稳定性，导致溶胶在光学、动力学和电学方面具有一系列特殊的性质。

### （一）丁铎尔现象（光学性质）

于暗室中用一束强光照射真溶液和溶胶时，在光束垂直的侧面观察，可以看到溶胶中有一条明亮的光柱（乳光），而真溶液是透明的（图8-2），这种现象称为丁铎尔现象。

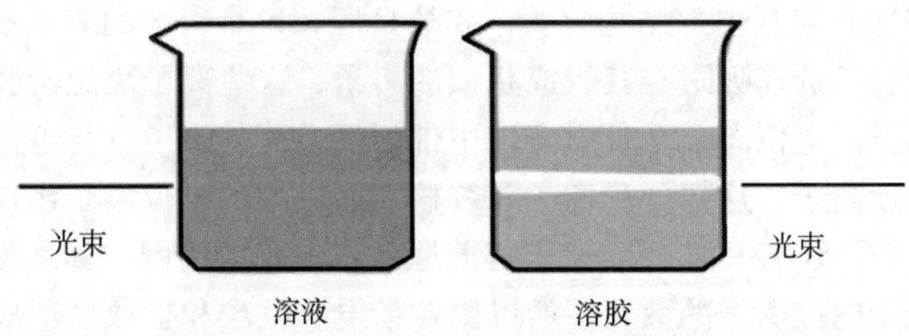


图8-2 溶胶的丁铎尔现象

丁铎尔现象的产生是胶粒对光的散射形成的，光的散射与分散粒子的大小及入射光波长有关。当光线照射到分散粒子上时，若分散粒子大于波长，则光线以一定角度从粒子表面反射出来；若分散粒子远小于光波的波长，则光线绕过粒子前进而不受阻碍（真溶液）；若分散粒子的大小和光波波长接近或稍小时，光线产生散射。溶胶粒子的大小在1~100nm之间，与普通光波波长接近，因此当光线照射到溶胶时能产生散射光，在与光束垂直的侧面能看到一道明亮的光柱，发生丁铎尔现象。

**（二）布朗运动（动力学性质）**

1827年，植物学家布朗用显微镜观察到悬浮在液面的花粉粉末不断地作不规则的运动。溶胶中的胶体粒子在分散介质中也作这种无规则运动，这种不停、不规则的运动称为布朗运动（图8-3）。由于分散介质分子处于无规则的热运动状态，从各个方向不断撞击分散相粒子，布朗运动是分子热运动的必然结果，由此表现出与粒子运动有关的性质，称为胶体的分子动力学性质，如扩散、渗透、沉降等，它们和胶体粒子的大小和形状有密切的关系。因此从分子动力学性质出发，可以研究胶体粒子的大小和形状；其次，胶体由于分子动力学性质，可以保持胶体粒子不因重力作用而发生沉降。这是溶胶能保持相对稳定的原因之一。

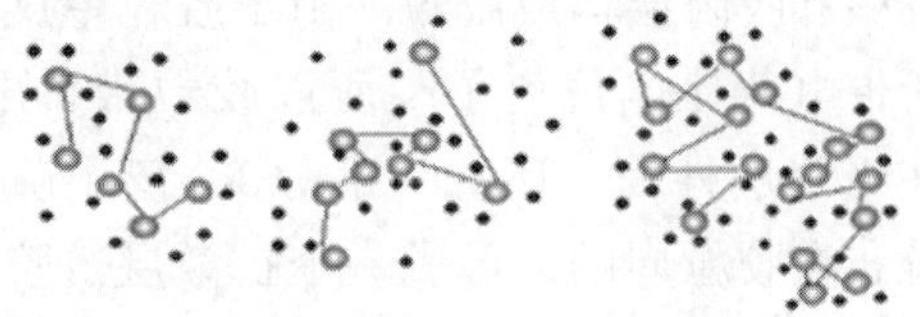

图8-3 溶胶的布朗运动示意图

**（三）电泳现象（电学性质）**

将红棕色的$Fe(OH)_3$溶胶置于U型管中，在两个管口插入正负电极，通上直流电后，如图8-4所示，可以观察到阴极附近溶胶的红棕色颜色加深，而阳极附近的颜色变浅，说明$Fe(OH)_3$胶体粒子在电场的作用下定向向阴极移动，$Fe(OH)_3$胶粒带正电荷。如用黄色的$As_2S_3$溶胶来做这个实验，则观察到阳极附近黄色变深，阴极附近黄色变浅，表明$As_2S_3$胶体粒子在电场中定向向阳极移动，$As_2S_3$胶粒带负电荷。这种在外电场的作用下，胶体粒子在分散介质中定向移动的现象称为电泳现象。

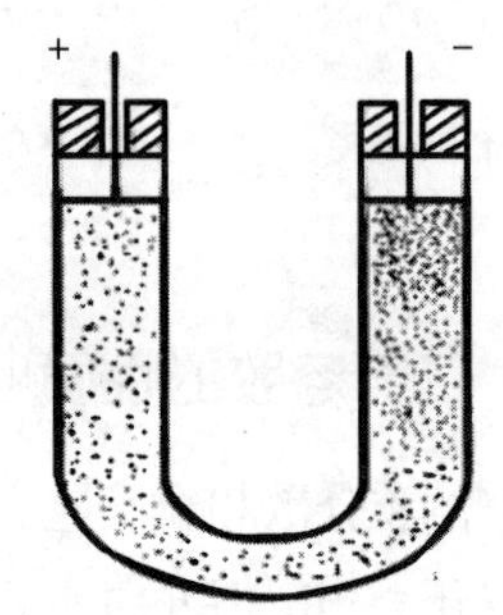


图8-4 Fe（OH）$_3$ 电泳现象

电泳现象的存在，证明胶体粒子带电，电泳的方向可以判断胶体粒子所带电荷的种类。

**课堂互动**

1. 写出 KI 与过量 $AgNO_3$ 反应所生成的 AgI 胶团的结构表示式。
2. 溶胶具有哪些特殊的性质？

## 三、溶胶的稳定性和聚沉

### （一）溶胶的稳定性

溶胶在相当长的时间内能比较稳定存在，胶体粒子很难相互聚集成大的颗粒而沉淀下来。溶胶之所以具有相对的稳定性，除了胶体粒子作高速不规则的布朗运动外，主要有下面两个原因。

**1. 胶粒带电**

在相同条件下，同一种溶胶中的胶粒带同种电荷，使得同性电荷的溶胶互相排斥而不易聚集。

**2. 胶体粒子的溶剂化作用**

吸附在胶粒表面上的离子对溶剂分子有一定的吸附能力，能将溶剂分子吸附到胶粒表面形成一层溶剂化薄膜，使胶粒彼此隔开不易相互聚集而沉降。溶剂化薄膜越厚，溶胶越稳定。

**知识链接**

**溶胶的制备方法**

1. 分散法

①机械分散法：常采用胶体磨将粗分散物料分散成胶体进行制备。分散药物、分散介质以及稳定剂从加料口处加入胶体磨中，胶体磨以 5000～10000 r/min 高速旋转将药物粉碎成胶体粒子范围，可以制成质量很好的溶胶。②超声分散法：用 20000Hz 以上超声波所产生的能量使分散粒子分散成溶胶剂的方法。

2. 凝聚法

①物理凝聚法：将蒸气或溶解状态的物质凝聚成胶体的方法。②化学凝聚法：通过控制化学反应中不溶性产物的析晶过程，使其停留在胶核尺度阶段，而得到溶胶的方法。

### （二）溶胶的聚沉

溶胶的稳定是相对的、暂时的，一旦溶胶的稳定因素被减弱或消除。胶粒就会相互聚集成大的颗粒而沉降下来。这种胶体粒子聚集成较大的颗粒而沉降的过程叫溶胶的聚沉。

能使胶体粒子发生聚沉的方法主要有：

**1. 加入少量电解质**

溶胶对电解质十分敏感，加入少量电解质就能使溶胶发生聚沉。这是因为胶粒吸引带相反电荷的离子，导致胶粒所带的电荷减少甚至被中和，溶剂化薄膜随之消失，由于溶胶稳定的主要因素被破坏，从而使胶粒从溶胶中凝聚而沉淀析出。例如往 $Fe(OH)_3$溶胶加入少量的硫酸钾或硫酸铵溶液，溶胶会立即发生聚沉作用，出现红棕色的 $Fe(OH)_3$ 沉淀。

电解质对溶胶的聚沉能力，主要取决于电解质中和胶粒电荷相反的离子的总价数，反离子的总价数越高，聚沉能力越强。例如，对于 AgI 正溶胶，聚沉能力：$K_3[Fe(CN)_6] > K_2SO_4 > NaCl$；$CaCl_2 > NaCl$。而对于 AgI 负溶胶，聚沉能力：$AlCl_3 > CaCl_2 > NaCl$；$K_2SO_4 > NaCl$。

**2. 加热**

许多溶胶加热时会发生聚沉，因为升高温度，根据溶胶的布朗运动的性质，胶粒的运动速度就会加快，加大了碰撞的机会，削弱了胶核对离子的吸附作用，减少了胶核所带的电荷，同时胶粒水化程度也会随之减弱，从而胶粒聚集成大的颗粒而聚沉。例如将 $As_2S_3$溶胶加热至沸腾时，就会有黄色 $As_2S_3$沉淀析出。

**3. 加入带相反电荷的溶胶**

当胶粒带相反电荷的两种溶胶相互混合时，由于胶粒彼此相互吸引，电荷被中和而发生聚沉，这种聚沉现象叫溶胶的互沉现象。例如把 $Fe(OH)_3$（正溶胶）溶胶加到 $As_2S_3$（负溶胶）溶胶中，两者的电荷相互中和，就会聚沉。

# 第二节　高分子化合物溶液

## 一、高分子化合物的概念

天然或人工合成的高分子化合物，都是由结构相同的、简单的结构单元通过共价键或配位键重复连接而成。因此，高分子化合物又称聚合物。其分子量巨大的程度应在物理机械性能方面，足以与低分子化合物有显著的差别。如淀粉、蛋白质和核酸是与生命有着密切关系的生物高分子化合物；大多数生物和生化药品都是天然高分子化合物。而常见的合成高分子化合物有合成纤维、橡胶和聚乙烯塑料等。

高分子化合物是指相对分子质量在一万以上，甚至高达上百万的物质。巨大的分子量是高分子化合物具有独特性质的根源。从高分子化合物的降解反应或低分子合成反应得知，这种大分子是以许多相同的或不同的基本链节作为化学结构单元，通过共价键连接而成的，由于各类物质的分子链长度和链节的结合方式不同，则形成线状或分枝状结构的高分子化合物。

## 二、高分子化合物溶液的特征

高分子化合物溶液的特性也即是高分子化合物与低分子物质的区别。主要表现在高分子固体及其溶液的力学性质方面。高分子化合物能自动地分散到适宜的分散介质中形成均匀的溶液。如橡胶在苯中以及蛋白质在水中都能自动溶解成为高分子化合物溶液。在这种自发形成的高分子化合物溶液中，分散相的粒子是单个的高分子化合物，这些高分子化合物和分散介质之间没有界面，因而和低分子化合物溶液一样属于均相、稳定体系。高分子化合物溶液与低分子化合物溶液是不同的，高分子化合物颗粒的直径在1~100nm之间，因而又具有溶胶的某些性质，如不能透过半透膜，扩散速度慢等。但高分子化合物溶液的分散相粒子是单个高分子，其组成、结构与溶胶的胶粒不同。高分子化合物溶液主要具有以下特性。

**（一）稳定性大**

高分子化合物溶液的稳定性与真溶液相似，在无菌、溶剂不蒸发的情况下，长期放置不沉淀。高分子化合物溶液的稳定性与其本身的结构有关，高分子化合物具有许多亲水基团，这些亲水基团与水有很强的亲和力，当高分子化合物溶于水中时，在其表面上吸引水分子形成一层牢固的水化膜，这层水化膜的厚度和紧密程度上都要比溶胶粒子与水形成的水化膜大得多，这是高分子化合物稳定性的重要原因。

**（二）黏度大**

高分子化合物溶液的黏度较一般真溶液和溶胶大得多。由于高分子化合物具有线状或分枝状结构，在溶液中能牵引介质使它运动困难，以及高分子化合物高度溶剂化，自由流动的溶剂减少，因而黏度较大。如，若在苯中溶入1%（g/g）的橡胶，该溶液黏度要比纯苯的黏度大十多倍。

当高分子溶液的浓度增加时，其黏度急剧上升。此外，高分子溶液的黏度还与溶质的大小、形状及溶剂化程度等因素有关。

**（三）盐析**

加入少量电解质就能使溶胶聚沉。而对于高分子溶液来说，加入少量电解质，并不能使它失去稳定性，这时分子仍是高度水化的，直到加入更多电解质，才能使它发生聚沉。这种在高分子化合物溶液中加入大量电解质，使高分子化合物从溶液中聚沉的过程，称为盐析。发生盐析作用的主要原因是去水化。

两者发生聚沉对电解质的需求之所以差别很大，这是因为溶胶稳定的主要因素是溶胶粒子带电，电解质中和电荷的能力很强，只需加入少量电解质就能中和胶粒所带的电荷。而高分子化合物溶液稳定的主要因素是其表面有一层牢固的水化膜，必须加入大量的电解质，才能将水化膜破坏而使高分子化合物聚沉。

盐析能力与盐类离子的种类有关。不同种类和浓度的电解质，盐析的能力不同；不同的高分子化合物溶液盐析时，要求的电解质浓度也不同，盐析所需电解质的最小浓度称为盐析浓度。利用这一性质可对蛋白质进行分离。

**（四）溶解过程的可逆性**

高分子化合物能自动溶解在溶剂里形成真溶液。用烘干或蒸发的方法能将高分子化合物从它的溶液里分离出来。若再加入溶剂又能自动溶解，得到原来状态的真溶液。而胶体溶液聚沉后，加入溶剂却不能再恢复原来的状态。

高分子化合物溶液和溶胶主要性质的区别见表8-1。

表 8-1　高分子化合物溶液与溶胶性质的对比

| 性质 | 溶胶 | 高分子溶液 |
|---|---|---|
| 粒子大小 | 1~100nm | 1~100nm |
| 能否透过半透膜 | 不能 | 不能 |
| 分散质存在形式 | 若干分子形成的胶粒 | 单个分子 |
| 扩散速度 | 慢 | 慢 |
| 系统性质 | 多相、热力学不稳定系统 | 均相、热力学稳定系统 |
| 黏度大小 | 小（与纯溶剂粘度相似） | 大 |
| 对电解质的敏感性 | 敏感（加入少量电解质就会聚沉） | 不敏感（加入大量电解质才会发生盐析） |
| 干燥或聚沉后能否复原 | 不能 | 能 |

**课堂互动**

1. 高分子化合物溶液与溶胶性质有什么不同点？

2. 高分子化合物溶液和溶胶具有稳定性的原因各是什么？用什么方法分别破坏其稳定性？

## 三、高分子化合物对溶胶的保护作用和敏化作用

若在溶胶中加入适量的高分子化合物，许多高分子化合物的一端吸附在同一个分散相粒子的表面上，将整个胶粒包裹起来形成一个保护层；或者是许多个高分子线团环绕在胶体粒子周围，形成水化外壳，将分散相粒子完全包围起来，这样就阻止了溶胶粒子的聚集，从而提高了溶胶的稳定性，如图 8-5 所示。例如，在含有明胶的硝酸银溶液中加入适量的氯化钠溶液，反应生成的氯化银不发生沉淀，而形成胶体溶液。

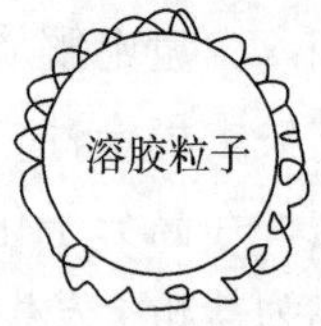

溶胶粒子

图 8-5　高分子化合物溶液对溶胶的保护作用

在溶胶中加入适量的高分子化合物溶液，可以明显地增加溶胶的稳定性，当受到外界因素作用时，可以保护溶胶不易发生聚沉，这种现象称为高分子化合物溶液对溶胶的保护作用。

高分子化合物溶液对溶胶的保护作用在生理过程中很重要。血液中所含的微溶性的无机盐类，如磷酸钙、碳酸钙等都是以溶胶的形式存在的，由于血液中的蛋白质对这些盐类溶胶起了保护作用，所以它们在血液中的含量虽然比在水中的浓度提高了近 5 倍，但仍然能稳定存在而不聚沉。如果血液中蛋白质的含量减少时，就减弱了对这些盐类溶胶的保护作用，这些微溶性盐类就可能沉积在肾、肝等器官中，这是形成各种结石的原因之一。

若在溶胶中加入的高分子化合物的量小于为起保护作用所必须的最低数量时，则不但对溶胶无保护作用，而且会使溶胶对电解质更为敏感，电解质对该溶胶的聚沉值（使一定量的胶体溶液在一定时间内开始凝聚所需电解质的浓度称作聚沉值）减小。这种在溶胶中加入少量高分子化合物可使溶胶聚沉的现象，称为高分子化合物溶液对溶

胶的敏化作用。

知识链接

### 凝胶

1. 胶凝现象：高分子溶液在适当条件下可以失去流动性，整个系统变为弹性半固体状态，这种系统叫做凝胶。液体含量较多的凝胶也叫做胶冻。高分子溶液（或溶胶）形成凝胶的过程叫做胶凝作用。例如：琼脂、动物胶等溶于热水，冷却后即可形成凝胶。

2. 触变现象：有些凝胶的网状结构不稳定，可因机械力变成有较大流动性的溶液状态，外力解除静置后又恢复凝胶状态，这种现象叫做触变。例如：临床使用的药物中就有触变性药剂，临床使用时只需用力振摇就会成为均匀的溶液。触变性药剂的主要特点是比较稳定，便于储藏。

3. 溶胀（膨润）：有的凝胶失去水分或重新吸收分散介质后，形状和体积几乎不变，这种凝胶为脆性凝胶；有的凝胶当失去分散介质后，体积显著缩小，但当重新吸收分散介质时，体积又重新膨胀，这种凝胶为弹性凝胶。干燥的弹性凝胶吸收分散介质而体积增大的现象称为溶胀。

无限溶胀：溶胀是高分子化合物溶解的第一阶段，对于某些物质在一定溶剂中，最后达到全部溶解，称为无限溶胀。例如：明胶在水中的溶胀。

有限溶胀：另一些高分子化合物，由于形成了有交联的网状结构，在溶胀过程中，所吸收的液体量达到最大值，而不再继续膨胀，这种溶胀现象称为有限溶胀。例如：植物种子在水中的溶胀。

## 第三节　表面现象

在非均相体系中，相与相之间就会存在明显的分界面，相与相之间的分界面称为相界面。不同类型相的接触就有不同类型的界面，一般有固－液、固－气、液－液、液－气等类型。习惯上把固相或液相与气相的界面称为表面。在要求不严格的场合下，“界面”和“表面”两词可通用。表面现象是自然界普遍存在的现象，在生产、科研和日常生活中经常碰到。微小液珠易蒸发、插入水中的毛细管内的水会上升、自由液滴自动呈球形等。这些在相界面上发生的一切物理、化学现象称为表面现象。溶胶的吸附现象、胶体的不稳定性、胶粒带电等，都与表面现象有关。表面现象与物质的表面积有密切关系，一定体积或一定质量的物质分割成的粒子愈细，即分散程度愈高，暴露的表面积愈大，表面现象就愈突出。

### 一、表面张力与表面能

#### （一）表面张力

组成物质的分子或粒子总是受到周围其他分子或粒子的作用，但物质表面层的分子或粒子与内部分子或粒子由于环境不同，受力不同，因而它们的能量也不相同。在以液体和气体所组成的体系中，液体内层及表面分子受力情况如图8－6所示。

液体内部的分子，由于周围分子对它的作用力相等，彼此互相抵消，其合力为零，可以在液体内部移动不需做功。而处于液体表面的分子则不同，上方稀疏的气体分子对他的吸引力小，液体内部分子对它的吸引力大，各方向所受合力不等于零，其方向与液面垂直，并指向液体内部，液体表面的分子受到向内的拉力。这种液体表面存在着自动缩小的趋势，或者说表面恒有一种抵抗扩张的力，称为表面张力，用符号σ表示。单位为：$N \cdot m^{-1}$。表面张力是分子间相互作用的结果，分子之间作用力越大，表面张力越大，因此，不同物质的表面张力不同。

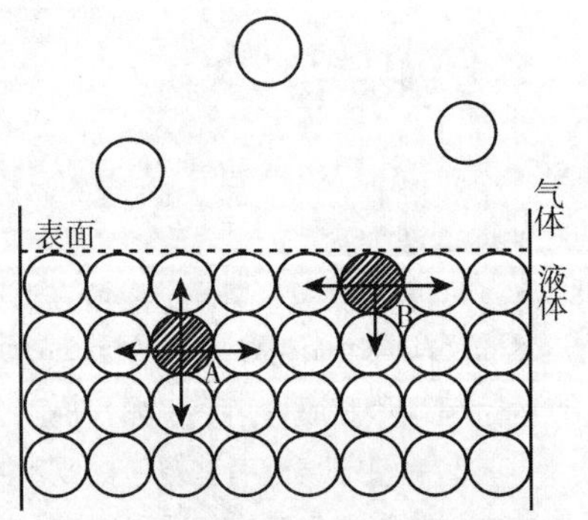


图8－6　液体内层及表面分子受力情况示意图

表面张力在日常生活中处处都可以见到，如用冷水洗澡后皮肤有收缩感觉，液滴总是趋于球形等。

### （二）表面能

由于存在表面张力，物质表面层分子要比内部分子多出一部分能量。因此，欲将液体内部的分子移到表面上，就要克服这种内部分子的拉力而对其做功。所以物体表面层分子要比内部分子多出一部分能量，这一部分能量称为表面能。表面能（$E$）等于表面张力（σ）和表面积（A）的乘积，即：

$$E = \sigma \cdot A \qquad (8-1)$$

对一定量的物体，其表面积和表面能随着分散度的增加而迅速增大。物体表面能也有自动降低的趋势，而且表面能越大，降低的趋势也越大。从式（8－1）可知，表面能的降低有两种可能的途径，即自动地减小表面张力（σ）或自动地减小表面积（$A$），或两者都自动地减小。对纯液体来说，一定温度下其表面张力是一个常数，因此表面能的降低只能通过缩小表面积来实现。

## 二、表面吸附

固体或液体表面吸引其他物质的分子、原子或离子聚集在其表面上的过程称为吸附。被吸附的物质为吸附质，具有吸附作用的物质为吸附剂。例如：溴蒸气（吸附质）可被活性炭（吸附剂）吸附。吸附作用可在固体表面上发生，也可在液体表面上发生。吸附作用是一个可逆过程，因为被吸附在吸附剂上的分子通过分子热运动，可挣脱吸附剂表面而逸出，这种与吸附作用相反的过程，称为解吸。当吸附与解吸的速度相等时，即达到吸附平衡。

### （一）固体表面的吸附

一些细粉末状或疏松多孔的固体物质，如活性炭、活性氧化铝、硅胶等，具有很大的表面积，它们都有固定的形状，无法自动缩小表面积，因而通过吸附作用，把周围介质中的分子、原子或离子吸附到自己的表面上来降低表面张力，从而降低表面能。

固体表面上的吸附按作用力性质的不同，分为物理吸附和化学吸附两类。物理吸附的作用力是范德华力，由固体表面的分子与吸附质分子之间的静电作用产生。这类吸附没有选择性，吸附速度快，吸附与解吸（与吸附相反的过程）易达平衡，但可因分子间引力大小不同使吸附的难易程度不同，在低温时易发生物理吸附。化学吸附是由于固体表面的原子的成键能力未被相邻原子所饱和，还有剩余的成键能力与吸附的分子或原子间形成了化学键，这类吸附具有选择性，但吸附与解吸都较慢，升高温度可增大化学吸附。物理吸附是较普遍现象，化学吸附通常在特定的吸附剂和吸附质之间产生。

固体表面上的吸附有广泛应用，如活性炭能有效地吸附有害气体和某些有色物质，常用作防毒面具的除毒剂、中草药制剂的脱色剂；硅胶和活性氧化铝常用于色谱分离的吸附剂；在实验室中，常用无水硅胶作干燥剂，防止仪器和试剂受潮等。

固－液界面吸附最主要的应用之一是色谱法。色谱法是利用粉状吸附剂对混合液中各组分的吸附能力不同使吸附质彼此分离的一种方法。色谱法的优点是：能使那些结构相似，熔点和沸点相差不多，利用结晶、分馏等方法无法分离的混合物，能简便、快速、有效的加以分离。经过几十年的发展，色谱法（气相色谱、高效液相色谱）已在化学、医药学等方面得到广泛的应用。

#### （二）液体表面上的吸附

液体表面也会因某种溶质的加入而产生吸附。在一定温度下，纯液体的表面张力为一定值，若在纯液体中加入某种溶质时，有两种类型：一种类型是在一定范围内，表面张力随溶质浓度的增加而降低，如合成洗涤剂（烷基苯磺酸盐）、肥皂进入水中，使水的表面张力显著降低，称为表面活性剂。它们的表面张力比纯液体的小，能自动集中在表面以降低表面张力，导致溶液表面层的浓度大于溶液内部的浓度，这种吸附称为正吸附（简称吸附）。另一种类型是表面张力随溶质浓度增加而升高，如 $KNO_3$、NaCl 等无机盐类以及甘露醇、蔗糖等多羟基有机物溶于水，可使水表面张力稍微升高，称为非表面活性剂，它们的表面张力比纯液体的大，为了使体系的表面能趋于最低，溶质分子尽可能进入溶液内部，此时溶液表面层的浓度小于其内部浓度，这种吸附称为负吸附。

### 三、表面活性剂

#### （一）表面活性剂

表面活性剂是能显著降低水表面张力的物质，它所引起液体表面的吸附是正吸附。能使水的表面张力升高的物质，称为表面惰性物质，它所引起液体表面的吸附是负吸附。这种能够改变其他物质表面性质（固体的润湿性能、液体的表面张力等）的物质称为表面活性剂。表面活性剂的分子中常含有两类基团：一类是极性基团（亲水基或疏油基），如—OH、—SH、—COOH 等；另一类是非极性基团（亲油基或疏水基），多为有机烃基。如肥皂的分子模型如图 8－7 所示。这些分子的不对称两亲结构，决定了表面活性剂具有在两相界面定向排列、形成胶束等基本性质，从而使体系趋于稳定。表面活性剂的很多用途都与这些性质有关。

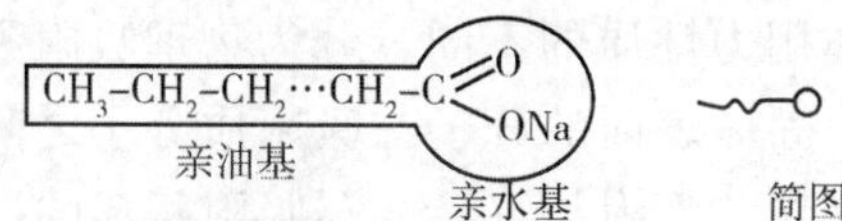


图 8－7　表面活性剂（肥皂）结构示意图

将表面活性剂溶于水时，分子中的亲水基受极性水分子的吸引有进入水中的趋势，而疏水基则受水分子的排斥有力图离开水相而向表面聚集的趋势。当浓度较大时，它主要集中在水的表面定向排列起来，构成单分子吸附层，从而降低了水的表面张力和体系的表面能。例如，向盛有水的烧杯中加入肥皂后，在水－气界面上，肥皂分子中的亲水基朝向水相，亲油基被排斥朝向空气，有规律地定向排列形成薄膜，如图 8－8 所示。

常见的表面活性剂有合成洗涤剂（如十二烷基磺酸钠）、长链脂肪酸盐（如硬脂酸钠）、胆汁酸盐等。表面活性剂是一类很重要的物质，有乳化、消泡、增溶等作用。表面活性剂与生命科学有密切关系，在生物学和医药学上有着广泛应用。如构成细胞膜的脂类、胆汁中的胆汁酸盐、血液中的某些蛋白质等都是表面活性剂。胆汁酸盐能乳化脂肪形成稳定的乳浊液，有利于消化吸收；血浆蛋白使脂溶性物质形成稳定的胶体。

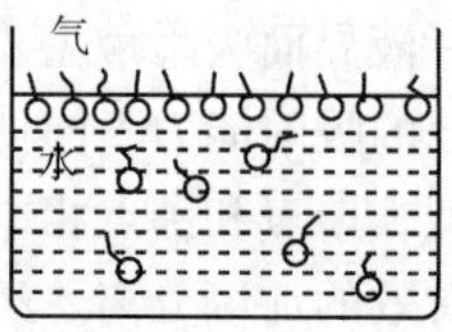

图 8－8　表面活性剂在液－气表面上的定向排列示意图

**（二）表面活性剂的应用**

**1. 乳浊液和乳化作用**

乳状液是一种以直径大于 100nm 的细小液滴在另一种互不相溶的液体中所形成的粗分散系。如果把少量油加入水中振荡，油就被分散成细小的液滴而成为乳浊液。静置后，油、水便分成两层，不能形成稳定的乳浊液。这是由于油分散成细小液滴在水中后，水和油之间的总界面面积和界面能都增大，体系处于不稳定状态，小油滴会自动合并以减小总界面面积，降低界面能。要想得到比较稳定的乳浊液，必须加入一种使其稳定性增加的表面活性剂。如在水、油混合液中加入少量的肥皂，振摇后就能得到相对均匀、稳定的乳浊液。能增加乳浊液稳定性的物质，称为乳化剂。常用的乳化剂是一些表面活性剂，如肥皂、蛋白质、磷脂等。乳化剂使乳浊液稳定的作用，称为乳化作用（乳化）。

乳化剂使乳浊液稳定的原因有以下两个方面：一方面乳化剂是一种表面活性剂，能被吸附在分散介质（水）和分散相（油滴）的界面上，降低了界面张力和界面能，乳浊液变得稳定；另一方面，当乳化剂吸附在两液体的界面时，其分子中的亲油基伸向油相，亲水基伸向水相，乳化剂分子在两相界面上定向排列，形成了一层乳化剂分子保护膜。

水和油形成的乳状液有两种类型，一种是水（或水溶液），简称“水”或用字母“W”表示；另一种是不溶或难溶于水的有机液体，简称“油 ”或用字母“O”表示。不论是“油”或“水”都可以作为分散相，也可以作为分散介质。凡是水分散在油中的称为“油包水”型乳浊液，常以 W/O 表示，如原油、油剂青霉素注射液等属于 W/O 型；油分散在水中称为“水包油”型乳状液，常以 O/W 表示；如牛奶、农药乳剂、鱼肝油乳剂等属于 O/W 型。

形成乳状液的类型主要决定于所使用的乳化剂的性质。若加入油溶性乳化剂，如胆固醇、钙肥皂等，形成 W/O 型乳状液；当加入水溶性乳化剂，如乳蛋白、钠肥皂等，形成 O/W 型乳状液。据此可判断乳浊液的类型。两种不同类型乳浊液示意图如图 8－9 所示。

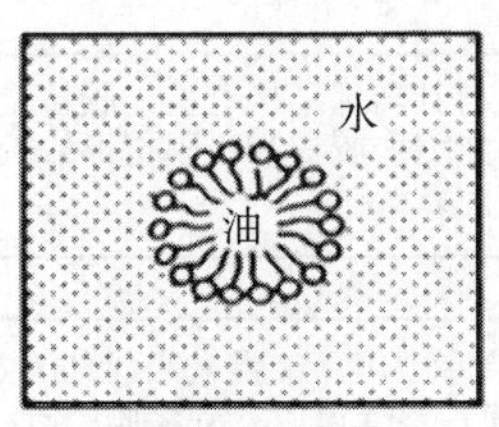

水包油型乳状液

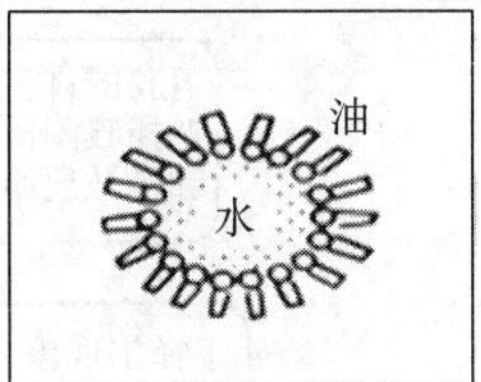

油包水型乳状液

图 8－9 两种不同类型乳状液示意图

乳状液和乳化作用在医药学上有着非常重要的意义，医药学中乳状液称为乳剂。药用油类常需乳化后才能作为内服药，如鱼肝油乳剂；消毒和杀菌用的药剂也常制成乳剂，例如煤酚皂溶液，以增加药物和细菌的接触面，提高药效。此外，油脂在体内的消化吸收过程中，依赖于胆汁中胆汁酸盐的乳化作用。

**2. 润湿剂**

在固体和液体接触的界面上加入表面活性剂，这些表面活性剂的分子定向吸附在固液界面上，降低了界面张力，使液体能在固体表面很好地黏附，从而很好地润湿固体。像这种能够改善润湿程度的表面活性剂称为润湿剂。在外用软膏中常加入润湿剂，用以增加药物对皮肤的润湿程度，提高药物效率。

**3. 增溶剂**

有些药物在水中的溶解度很小，很难达到治疗疾病的有效浓度。若在药物中加入一种可以形成胶束的表面活性剂，药物分子就会钻进胶束的夹缝或中心，使溶解度明显提高，从而达到药物的有效浓度。这种能增加物质溶解度的作用称为增溶作用，能形成胶束的表面活性剂称为增溶剂。

增溶作用不等于溶解作用。溶解过程是溶质以单个的分子或离子状态分散在溶剂中；而增溶过程是溶质分子或离子以聚集状态进入胶束中，增溶发生后虽然胶束体积增大，但是分散相粒子数目没有明显改变。

增溶作用在制药工业中经常使用。例如氯霉素的溶解度为 0.25%，加入吐温作增溶剂可使溶解度增大到 5%；消毒防腐的煤酚在水中的溶解度为 2%，加入肥皂溶液作为增溶剂，可使其溶解度增大到 50%；而维生素、激素、磺胺类等药物常用吐温来增溶。

## 本章小结

### 1. 溶胶

胶团的结构

- 溶胶粒径在1～100nm
- 溶胶的许多性质与其内部结构有关，胶核是固相，具有选择吸附离子的能力。胶核和吸附层形成胶粒。胶粒和扩散层组成胶团。

溶胶的性质

- 丁铎尔现象：于暗室中用一束强光照射真溶液和溶胶时，在光束垂直的侧面观察，可以看到溶胶中有一条明亮的光柱，而真溶液是透明的，这种现象称为丁铎尔现象。
- 布朗运动：溶胶中的胶体粒子在分散介质中作这种无规则运动，这种不停、不规则的运动称为布朗运动。
- 电泳现象：在外电场的作用下，胶体粒子在分散介质中定向移动的现象称为电泳现象。

溶胶的稳定性和聚沉

- 溶胶的稳定性：
  - 胶体粒子带电
  - 胶体粒子的溶剂化作用
- 溶胶的聚沉：
  - 加入少量电解质
  - 加热
  - 加入带相反电荷的其他溶胶

### 2. 高分子化合物溶液

高分子化合物的概念

- 高分子化合物是指相对分子质量在一万以上，甚至高达上百万的物质。巨大的分子量是高分子化合物具有独特性质的根源。
- 天然或人工合成的高分子化合物，都是由结构相同的、简单的结构单元通过共价键或配位键重复连接而成。因此，高分子化合物又称聚合物。

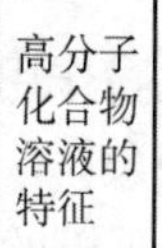

稳定性大
黏度大
盐析
溶解过程的可逆性

高分了化合物对溶胶的保护作用和敏化作用

在溶胶中加入适量的高分子化合物溶液，可以明显地增加溶胶的稳定性，当受到外界因素作用时，可以保护溶胶不易发生聚沉，这种现象称为高分子化合物溶液对溶胶的保护作用。

在溶胶中加入的高分子化合物的量小于为起保护作用所必须的最低数量时，则不但对溶胶无保护作用，而且会使溶胶对电解质更为敏感，电解质对该溶胶的聚沉值减小，这种在溶胶中加入少量高分子化合物可使溶胶聚沉的现象，称为高分子化合物溶液对溶胶的敏化作用。

3. 表面现象

表面张力与表面能

液体表面存在着自动缩小的趋势，或者说表面恒有一种抵抗扩张的力，即表面张力。

物体表面层分子要比内部分子多出一部分能量，这一部分能量称为表面能。

表面吸附

固体表面的吸附
液体表面上的吸附

表面活性剂

能够改变其他物质的表面性质（固体的润湿性能、液体的表面张力等）的物质称为表面活性剂。

表面活性剂的应用：
- 乳浊液和乳化作用
- 润湿剂
- 增溶剂

## 目标检测

## 一、单项选择题

1. 蛋白质溶液属于

A. 乳浊液　　B. 悬浊液

C. 高分子溶液　　D. 溶胶

2. 使溶胶稳定的最主要原因是

A. 胶粒带电　　B. 溶剂化膜作用

C. 胶粒的布朗运动　　D. 电泳现象

3. 在外电场的作用下，$Fe(OH)_3$ 胶体粒子移向阴极的原因是

A. $Fe^{3+}$带正电荷

B. $Fe(OH)_3$ 胶体粒子吸附阳离子而带正电荷

C. $Fe(OH)_3$ 带负电吸引阳离子

D. $Fe(OH)_3$ 胶体吸附阴离子带负电荷

4. 胶体的基本特性是

A. 高分散度、多相、热力学稳定

B. 均相、热力学稳定

C. 高分散度、多相、热力学不稳定

D. 均相、热力学不稳定

5. 下列电解质对 $Fe(OH)_3$ 溶胶（正溶胶）的聚沉能力最强的是

A. $Na_2SO_4$　　B. $Na_3PO_4$

C. NaCl　　D. $Na_2CO_3$

## 二、填空题

1. 使溶胶相对稳定的因素是____________、____________。
2. 使溶胶发生聚沉的方法有____________、____________、____________。
3. 高分子化合物溶液的特征是__________、__________、__________。__________。
4. 从结构上看，表面活性剂的分子由____________ 和____________两部分组成。

## 三、判断题

1. 将毛细管插入溶液中，溶液一定会沿毛细管上升。(　　)
2. 溶液中胶粒的布朗运动就是本身热运动的反映。(　　)
3. 加入电解质，溶胶一定会聚沉。(　　)

## 四、综合题

1. 胶粒为什么会带电?
2. 向 $Fe(OH)_3$ 胶体中逐滴加入过量的盐酸，会出现什么现象，原因是什么?
3. 为什么在溶胶中加入少量电解质就会发生聚沉，而要使蛋白质溶液聚沉则要加入大量电解质?

（王志江）

# 元素模块

## 寻找生理因子

世界之所以绚丽多彩，千奇百怪，那是因为它是由千千万万形态各异而性质不同的物质组成的。每一种物质都是由特定的元素构成，到目前为止，人们已经发现一百多种元素，有的元素对人体有益，甚至不能缺少；但有的元素对人体有毒有害。认识元素，寻找生理因子，让人们健康长寿。

# 第九章 元 素

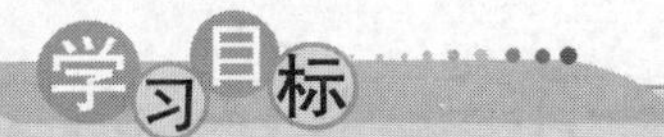


◎**知识目标**

1. 了解生物元素、食品元素、营养元素、重金属元素、美容元素、有毒有害元素。
2. 熟悉主要矿物质元素的生理功能及膳食来源。
3. 熟悉主要离子的鉴定。

◎**技能目标**

1. 知道主要生物元素的生理功能、食品营养素的来源、有害元素对人体的作用。
2. 能正确、合理选择食品和化妆品。

众所周知，天、地、生物都是由元素构成，宇宙变化制造化学元素，而生物体内不能制造元素，生物元素完全靠外界摄入。地球天然元素有92种，在人体内可以找到其中的70多种。各种元素分布于地表的上层岩石、土壤、水、植物体、生物体中，通过食物链等途径进入生物体内，直接影响生物生命元素之间的比例和平衡。

正常的生物体内元素含量有一个范围，各元素之间也有一定的比例。元素在自然体中分布的不均匀性，是导致生物体内元素不平衡的主要原因，也是引起生物各种疾病（又称地球化学疾病或地方病）的主要原因。人的生、老、病、死都与体内元素含量及元素之间的平衡有关。因此，了解元素与生物体的相关知识，才能使我们体格强壮、拥有健康。

## 第一节 生物元素

生物元素存在于无机物和有机物中，它是构建生命的化学元素。生物体内广泛参与生物活动的有机物含有C、H、O、N、S、P等元素，这些元素在体内以有机化合物的形式存在，被称为生物非金属元素。此外，生物体液中的电解质含有$K^+$、$Na^+$、$Ca^{2+}$、$Mg^{2+}$等离子；各种酶、辅酶、结合蛋白质的辅基中含有Fe、Mn、Co、Cu、Zn、Mo等元素，这些元素都被称为生物金属元素。生物元素在生物体内维持其正常的生物功能，是生物体内必不可少的化学元素。

知识链接

### 生物元素的分类

根据元素在人体内的含量和生物效应可分为：必需宏量元素、必需微量元素、非必需微量元素和有害元素。

必需宏量元素：参与人体的各种生理作用，人体缺少它们就会出现某种疾病。主要有C、H、O、N、S、P、K、Na、Ca、Mg、Cl等。

必需微量元素：现在公认的有Cr、Mn、Fe、Co、F、V、Si、Zn、B、Mo、Sn、Se、I、Cu、Ni、Br、Sr等。硼是植物生长所必需的元素。

非必需微量元素：目前没有明确的生物学作用，也未发现有毒性的元素。主要有Rb、Al、Ba、Ti、Ne、Zr等。

有害元素：由于环境污染或从饮食中摄取量过大，时间较长，对人体健康有害的元素。主要有As、Hg、Pb、Bi、Sb、Be、Cd、Ti。

任何事物都不是绝对的，随着研究的深入，将会发现一些“非必需元素”、“有害元素”具有一定的生物学作用，甚至可能是必需的元素。

## 一、生物金属元素的存在形式

生物金属元素以不同的方式存在于生物体内，参与着生命活动。生物金属元素主要有以下4种存在形式。

**1. 离子载体**

生物体中各种金属离子透过细胞膜，能与某种特定金属形成脂溶性的配合物，将离子载到细胞中，使其非常均匀地分布在细胞内外液中。常见的有$Na^{+}$、$K^{+}$、$Mg^{2+}$、$Ca^{2+}$、$Cl^{-}$等离子，它们对维持细胞内外液的容量和渗透压，以及调节体液酸碱平衡起着重要的作用。

**2. 难溶无机化合物**

少数金属元素以难溶无机化合物的形态存在于硬组织中，如$SiO_2$、$CaCO_3$、$Ca_{10}(PO_4)_6(OH)_2$等。

**3. 生物大分子**

大多金属蛋白质、肽、核酸以及各种酶以生物大分子的形式存在。如：钼是固氮酶和某些氧化还原酶的活性组分；$Fe^{2+}$是血红蛋白组分；$Cr^{3+}$是胃蛋白酶的重要组分等。

**4. 其他小分子**

低分子量的配合物、形成大分子的单体、离子载体等都以生物小分子的形式存在。如：硒代蛋氨酸，血浆中的氨基酸配合物等。

## 二、生物元素的生理功能

生物元素在生物体内起到的生理和生化现象称为生物元素的生理功能。生物元素在人体内的生理功能主要有以下四个方面。

**1. 构成了有机体**

生物元素中Ca、P可以构成硬组织，C、H、O、N、S构成有机大分子结构，如多糖、蛋白质等。

**2. 参与运载作用**

生物体中某些元素和物质的吸收、输送、传递，不是简单的扩散或渗透过程，金属离子或它们所形成的一些配合物在这个过程起着载体的作用。例如，血红蛋白中$Fe^{2+}$能把氧携带到每一个细胞中去供代谢需要；酶中存在可变氧化态的金属元素，如铁、铜和钼等，在生物氧化还原反应中起着传递电子的作用。

**3. 作为酶的活性因子**

人体内约有四分之一酶的活性与金属离子有关。金属酶是指金属离子参与酶的固定组成。例如，$Cu^{2+}$作为细胞色素氧化酶的中心离子，若除去它，酶便失去活性；$Fe^{2+}$是许多酶的活性中心。有些酶需要有金属离子存在时才能被激活并发挥催化功能（酶是具有独特生物催化功能、结构复杂的蛋白质），这些酶称为金属激活酶。例如，金属锌不仅是碳酸酚酶、DNA聚合酶、RNA聚合酶等几十种酶的必需成分，而且也是近百种酶的激活剂；酪氨酸酶是含铜的金属酶，属于黑素代谢酶。$Zn^{2+}$、$Mn^{2+}$、$Fe^{2+}$、$Co^{2+}$、$Ni^{2+}$等均可以作为酶的激活剂。

**4. 调节体液的物理、化学特性**

体液主要是由水和溶解于其中的电解质所组成。生物体的大部分生命活动是在体液中进行的。例如，$Na^{+}$、$K^{+}$、$Cl^{-}$等为维持体液中水、电解质和酸碱平衡，保证体内正常的生理、生化功能，起着重要的作用。

**5. 参与激素和维生素的生理作用**

激素是人体生长代谢过程中不可缺少的物质，某些微量元素直接参与激素的组成或影响激素的功能。例如，甲状腺中含有碘，胰岛素中含有铬，使其生理功能得到正常发挥；钴是维生素$B_{12}$的主要成分，起着高效升血的作用，对红细胞的发育成熟和血红蛋白的合成等均有重要的生理功能。

**6. 维持核酸的正常代谢**

核酸是由许多单核苷酸组成的。核酸和核苷酸作为配体，与生命金属元素形成配合物。核酸中的微量元素（如Zn、Co、Cr、Fe、Mn、Cu、Ni、V等）在稳定核酸构型、性质及DNA的正常复制等方面起着重要的作用。

**7. 充当“信使”作用**

生物体需要不断协调机体内各种生物过程，需要有传递各种信息的完善体系。细胞间信号的传递需要有接受器，化学信号的接受器是蛋白质。例如，$Ca^{2+}$是细胞中功能最多的“信使”，当钙媒介蛋白质与$Ca^{2+}$结合而被激活后，可调节多种酶的活性。因此，$Ca^{2+}$起到传递某种生命信息的作用。

**课堂互动**

1. K、Na、Ca、Fe在生物体内有何功能？
2. 你如何理解“必需元素”？

## 第二节　食品元素

食品是指各种供人食用或者饮用的成品和原料以及按照传统既是食品又是药品的物品，但是不包括以治疗为目的的物品。人体生长和正常生理活动需要各种不同种类的营养元素，即营养素。目前，已知食品中发现人体必需的营养素大约40～50种，根据其化学性质，人体所必需的营养素有蛋白质、脂肪、糖类、矿物质、维生素、水和膳食纤维七大类。食品元素通常指营养素中的矿物质成分。

**知识链接**

**你知道吗？**

营养学家和临床医师认为，有目的的偏食对人体会起到保健作用。你可以根据自身的特点，合理地多提取一些可以补充有缺陷的一面的营养食物。身体瘦弱者，适当多吃瘦肉、鱼、蛋类、乳类、豆制品等含蛋白质多的食物，同时也应注意脂类、多糖类及维生素，矿物质食品的摄入量，以保持营养的平衡。脑力劳动者。每天应有足够的碳水化合物补充大脑对养分的需求，并适当增加含磷、铁、锌、硒等微量元素丰富的食物，如蛋黄、动物脑、禽肉、核桃、芝麻等。贫血患者，多吃动物肝脏和含氨基酸、蛋白质的水果和绿色蔬菜。皮肤干燥和粗糙者，多吃胡萝卜、番茄及茄子等蔬菜水果，避免摄入鱼、虾、蟹、酒等易导致过敏的食物。合理安排日常饮食，就可以营养均衡。

### 一、主要的矿物质元素

构成生物体的元素中，除碳、氢、氧、氮四种元素外，其余元素统称为矿物质元素。矿物质元素习惯上也称为矿物质。矿物质是一类无机营养物质，是生命活动的必需物质，几乎参与体内的所有生理过程。主要矿物质元素包含常量元素有 Na、K、Ca、Mg、Cl、S、P；微量元素有 Fe、Cu、I、Co、Mn、Zn（必需营养元素），Al、B、Sn、Ni（非营养非必需元素），Hg、Pb、As、Cd（非营养有毒元素）。不同食物存在的矿物元素种类不同，含量也不同。矿物质在人体内不能自行合成，必须通过膳食进行补充。

**1. 钠**

钠大量存在于血浆、骨骼中。钠在人体中能维持正常血压和酸碱平衡，加强神经肌肉的兴奋性，同时可以将营养物质运送到细胞内，调节体内水量恒定等作用。食品中钠含量丰富，正常膳食中的食盐、酱油、味精等均含有钠，因此，不需要补充。

**2. 钾**

钾在人体内的主要作用是维持酸碱平衡，参与能量代谢以及维持神经肌肉的正常功能。当体内缺钾时，会造成全身无力、疲乏、心跳减弱、头昏眼花，严重缺钾还会导致呼吸肌麻痹死亡。

含钾较多的食品有蔬菜（如豆瓣菜、芹菜、萝卜等）、水果（橘子、橙子等）等。

**3. 钙**

钙是人体中含量最多的矿物质元素，是骨骼、牙齿及软组织的重要成分。缺钙易得佝偻病、骨质疏松症、心血管病等。

钙的主要膳食来源于奶及奶制品，绿色蔬菜如甘蓝、韭菜、小白菜等，海产品如虾皮、紫菜、海带等，杏仁、玉米油、南瓜子、煮熟晾干的豆类等。

**4. 镁**

主要存在于骨髓和软组织中，是多种酶的辅助因子，与神经、肌肉、内分泌调节作用有关，同时参与维持体内酸碱平衡。镁是钙的亲密伙伴，镁离子参与多种酶促磷酸化反应。

镁的主要膳食来源于植物性食物、乳制品、粗粮、干豆、坚果、绿叶蔬菜、肉类、海产品等。

**5. 铁**

70%的铁为功能性铁，存在于体内血红蛋白、肌红蛋白、血红素酶类、辅酶因子及运载铁中。其余约30%储存于肝脏、脾脏和骨髓中。缺铁性贫血会引起感情和性格上变化，免疫功能下降，食欲减退，乏力、面色苍白、心悸、头晕。

食物中的铁分为两种类型：血红素铁和非血红素铁。其中，血红素铁主要存在于动物性食物，非血红素铁主要存在于植物性食物中。动物性食物有肝脏、肾脏、血液、肉类和鱼类等；植物性食物有芦笋、木耳、豆类、油菜、菠菜、韭菜等。

**6. 锌**

锌主要分布于肝、肾、肌肉、前列腺、视网膜等组织器官中。是生长发育的必需物质，对于伤口愈合也很重要。缺锌会导致食欲不振、儿童生长发育迟缓甚至停滞。

锌的主要膳食来源有海产品、动物内脏、红肉类食品、干果类、谷物胚芽、麦麸等。

**7. 锰**

锰有助于骨骼、软骨、组织和神经系统的健康形成，并可激活20多种酶（包括抗氧化酶体系）的活性。锰缺乏可引起精神分裂症、帕金森病和癫痫。

植物性食物是锰的主要来源，如小米、稻米含锰量较高，扁豆、大豆、萝卜缨、大白菜也含较多的锰，茶叶和咖啡中含锰更为丰富。

**8. 硒**

硒存在于所有细胞和组织器官中。具有抗氧化作用，能保护机体免受自由基和致癌物的侵害，是延长细胞寿命、防止细胞中毒的重要营养物质。硒是维持心脏正常功能的重要元素，对心脏、肌体有保护和修复的作用。硒与金属的结合力很强，可以抵抗镉对肾、生殖腺和中枢神经的毒害；硒与体内的汞、铅、锡、铊等重金属结合，形成金属硒蛋白复合而解毒、排毒。

硒蛋氨酸和硒半胱氨酸是体内硒存在的主要形式。海产品、肝、肾、肉和整粒的谷类富含硒，通过食物和饮水是人体硒的主要来源。

**9. 碘**

碘主要集中在甲状腺里，是甲状腺素的组成部分。碘具有促进蛋白合成，活化多种酶，加速生长发育，保持正常新陈代谢的重要生理作用。人体缺碘则导致甲状腺肿大，发育停滞、痴呆等症状。

碘主要以无机碘化物的形式存在于水和食物中，容易被人体吸收。碘的主要膳食来源于海产品如海带、紫菜、干贝等，其中海带的含碘量最高。此外，动物性食品的含碘量大于植物性食品。

**10. 磷**

人体 80% 的磷存在于骨骼与牙齿中。磷对遗传信息的传递、能量代谢和物质代谢，生长发育都有至关重要的作用。如三磷酸腺苷（ATP）是一种具有储存、转移、释放能量的物质，同时，磷还参与酶的组成，维持体液酸碱平衡。

磷广泛存在于食物中，肉、鱼、蛋、牛乳、乳酪和硬壳果等蛋白含量丰富的食物含磷较多。

## 二、主要的营养元素

营养素是指食物中可以给人体提供能量、机体构成成分和组织修复以及生理调节功能的化学成分。凡是能维持人体健康以及提供生长、发育和劳动所需要的各种物质称为营养素。人体所必需的营养素有七大类：蛋白质、脂肪、糖类、矿物质、维生素、水和膳食纤维。

**1. 蛋白质**

蛋白质是生命的物质基础，是组成一切细胞和组织结构的基本材料。机体的生长、组织的修复、各种酶和激素对体内生化反应的调节、抵御疾病的抗体的组成、维持渗透压、传递遗传信息等都是蛋白质在起作用。蛋白质是构成人体组织最主要的营养素，也是体内物质主要的输送者。因此，蛋白质与各种生命活动紧密联系，没有蛋白质就没有生命。

动物性食物中以蛋类、瘦肉、乳类、鱼类、虾等含量丰富。植物性食物中以黄豆、蚕豆、花生、核桃、瓜籽含量较多，米、麦中也有少量的蛋白质。

**2. 脂肪**

脂肪是储存和供给能量的主要营养素。机体细胞膜、神经组织、激素的构成均离不开它。脂肪具有保暖隔热的作用，它能支持保护内脏、关节及各种组织，促进脂溶性维生素的吸收。

脂类物质具有重要的生物功能，是生物体能量的提供者。例如，磷脂是构成生物膜的重要组分，油脂是机体代谢所需燃料的贮存和运输形式。脂类物质也可以为动物机体提供溶解于其中的必需脂肪酸和脂溶性维生素。有机体表面的脂类物质有防止机械损伤和热量散发等保护作用。脂类作为细胞的表面物质，与细胞识别、某种特异性和组织免疫功能等有着密切的关系。

脂肪含量最高的动物性食品是猪肉，约含 60% 左右；脂肪含量最高的植物性食物是各种油料作物，其中芝麻含油多达 61%。

**3. 糖类**

糖类是生命活动提供能源的主要营养素。糖类能够帮助脂质在体内代谢，形成人体内的物质。它还能促进其他营养素的代谢，与蛋白质、脂肪结合成糖蛋白、糖脂，组成抗体、酶、激素、细胞膜、神经组织、核糖核酸等具有重要功能的物质。

糖类广泛存在于米、面、薯类、豆类、各种杂粮、水果、蔬菜中，是人类最重要、最经济的食物。

**4. 矿物质**

矿物质是人体的主要组成物质。碳、氢、氧、氮约占人体总重量的96%，钙、磷、钾、钠、氯、镁、硫占3.95%，其他微量元素共41种，常见的有铁、锌、铜、硒、碘等。矿物质虽然不能提供能量，但有着重要的生理功能，是构成骨骼的主要成分，能够维持神经和肌肉正常的生理功能，组成酶、维持着体液内外的渗透压及酸碱的平衡。人体缺乏矿物质，会产生各种疾病。例如，缺钙会得佝偻病，缺铁产生贫血，缺锌导致生长发育落后，缺碘使生长迟缓、智力落后等等。因此，矿物质是机体维持正常生理功能不可缺少的营养物质。

**5. 水**

水是生命的源泉，人对水的需要仅次于氧气。水是维持生命必需的物质，机体物质的代谢、生理活动都离不开水的参与。人体细胞的重要成分是水，正常成人体内水分大约为70%，婴儿体重的80%左右是水，老年人身体中55%是水分。

水有利于体内化学反应的进行，在生物体内起到运输物质和维持生物体温度稳定的作用。水来源于各种食物和饮用水。

**6. 维生素**

维生素是维持人体正常代谢和功能所必需的一类营养素。在体内主要作为辅酶参与机体的代谢过程。

维生素种类繁多、结构各异，理化性质和生理功能各不相同。通常根据它们的溶解性分为脂溶性维生素和水溶性维生素两大类。脂溶性维生素包括维生素A、维生素D、维生素E、维生素K等，贮存在人的肝脏中，不需要每日提供，但过量会引起中毒；水溶性维生素包括B族维生素（维生素$B_1$、维生素$B_2$、维生素$B_{12}$、泛酸、叶酸等）和维生素C等，这一类占大多数，食物的清洗、加工过程处理不当，容易损失，它们在体内不能储存，需要每日从食物中摄取，由于代谢较快不容易发生中毒。含维生素较多的食物见表9－1。

**表9－1 含维生素较多的食物**

| 维生素 | 食物 |
|---|---|
| 维生素A | 鱼肝油、牛奶、蛋黄、蔬菜（苜蓿、胡萝卜、西红柿、南瓜、山芋等）、水果（杏、李子、樱桃、山楂等） |
| 维生素$B_1$ | 谷类、麦麸、糠皮、豆类、肝类、肉类、蛋类、乳类、水果、蔬菜等 |
| 维生素$B_2$ | 肝、肾、蛋黄、酵母、牛奶、各种叶菜（菠菜、雪里蕻、芹菜等） |
| 维生素C | 新鲜蔬菜、水果和豆芽等 |
| 维生素D | 鱼肝油、蛋黄、牛奶及菌类、干菜 |
| 叶酸 | 酵母、肝及绿叶蔬菜 |

**7. 膳食纤维**

膳食纤维是食物中无法被人体消化分解的成分。主要来自于植物的细胞壁，包含纤维素、半纤维素、树脂、果胶及木质素等。膳食纤维是健康饮食不可缺少的，在保持消化系统健康上扮演着重要的角色，同时摄取足够的纤维也可以预防心血管疾病、癌症、糖尿病以及其他疾病。食物纤维对人体不具有任何营养价值，但可以清洁消化壁和增强消化功能。同时，可以稀释和加速食物中的致癌物质和有毒物质的移除，保护脆弱的消化道和预防结肠癌。纤维可减缓消化速度和快速排泄胆固醇，从而可以使血液中的血糖和胆固醇控制在理想的水平。

膳食纤维大致分为两大类，一类是可溶性的食物纤维，另一类是不溶性的食物纤维。可溶性的食物纤维大多数存在于豆类及水果中，对于降低胆固醇具有一定的功效；而不溶性的食物纤维主要存在于全谷类及一些多纤维的蔬菜中，可以预防肠癌的发生。大多数植物都含有水溶性和非水溶性纤维，所以，饮食均衡摄取不同的膳食纤维，对于保障人类健康、延长生命有着重要的作用。

## 三、主要的有害重金属元素

食物中除了富含有各种人体必需的营养元素之外，还存在某些对人体没有营养且有毒的元素，它们的存在对人体的健康造成了危害。食品中的有毒重金属元素，一部分来自于农作物对重金属元素的富集，另一部分则来自于食品生产、加工、储藏及运输进程中的污染。重金属元素可以通过食物链经生物稀释，最后进入人体造成危害。进入人体的重金属要经过一段时间的积聚才显示出毒性，往往不易被人们觉察，具有很大的潜在危害性。食品中的主要有害重金属元素有 Pb、Hg、Cd 等。

**1. 铅**

铅在自然界散布甚广，是工业生产中的一种重要原料。工业用铅可分为金属铅和含铅化合物两大类，进入环境的铅主要是含铅化合物。铅在生活中应用也非常广泛，如彩釉陶瓷、印有彩色画面的图书、塑料制品、搪瓷、马口铁食品（罐头食品、爆米花等）的焊锡、汽油中的抗爆剂等都含有铅。

铅及其化合物侵入人体的途径，主要是呼吸道，其次是消化道，通过皮肤是不能被吸收的。铅是重金属污染中毒性较大的一种，一旦进入人体很难排除。它能直接伤害人的脑细胞，特别是胎儿的神经系统，可造成婴幼儿先天智力低下，能导致老年人痴呆等。另外还有致癌、致突变的作用。

铅中毒患者应根据具体情况，使用金属络合剂驱铅治疗，疗效比较好的驱铅药物有依地酸二钠钙、乙二胺四乙酸二钠钙、乙二胺四乙酸二钠锌、二巯基丁二酸（DMSA）、二巯基丁二酸钠（$Na_2DMS$）等。多吃蔬菜、水果有利于解毒排铅。例如，柠檬、卷心菜、柿子、大蒜等；维生素 C 可缓解铅中毒，有解毒作用；果胶、海藻酸、膳食纤维等多糖类大分子物质，也可以使肠道中的铅形成凝胶沉淀，有利于排铅，减少铅吸收；适量补充微量元素铁、锌、镁、硒等可减弱铅的毒性，可用食物有南瓜、茄子、海带、动物血、蛋类、豆奶、花生、核桃等；绿豆甘草汤、茶叶水还可以加速毒物在体内的代谢排泄。

**2. 汞**

工厂排放含汞的废水使水体污染，导致湖泊、池沼等水生植物、水产品蓄积大量的汞。通过食物链的传递汞蓄积在人体中，蓄积体内最多的部位是骨髓、肾、肝、脑、肺、心等。汞的化合物对蛋白质会造成蓬松的蛋白化合物，因此对组织有腐化作用。

汞（俗称水银）为银白色液态金属，在常温下易蒸发，生产和使用过程中，主要以蒸气形式经呼吸道进入人体。除升汞（氯化高汞，$HgCl_2$）由消化道吸收迅速外，胃肠道吸收金属汞甚微，一般不会引起中毒。普通人群主要通过补牙、服用一些中药、使用高汞含量的化妆品和香皂等途径引起慢性汞中毒。此外，还有一些从事专业生产或者使用汞及其化合物的职业人群，如汞矿开采冶炼、氯碱车间、混汞法炼金的金矿、温度计厂、一些金属冶炼车间的工人及牙科医生等。

汞常见的有机化合物是烷基汞（甲基汞、乙基汞、苯基汞等）。相对于无机汞化合物而言，有机汞的脂溶性较强，并且容易进入生物组织。无机汞可以转化为有机汞（尤其是甲基汞），有机汞的化合物毒性远超于无机汞，并且在生物体内有很高的富集作用。微生物能将浮在水面的汞转换成甲基汞，而该物质易被大部分水生生物吸收。例如，鱼类是主要从水中吸收甲基汞的生物，甲基汞蓄积在鱼中，进而入侵到整个食物链内。

汞中毒患者应立即脱离汞接触，进行驱汞治疗并辅以支持对症处理。误服的金属汞大多数可以自行排出；服入汞盐者可及时洗胃、饮用蛋清、牛奶或豆浆等以保护胃黏膜并防止大量吸收。同时，汞能与蛋清、牛奶或豆浆中的蛋白质结合生成沉淀，通过排泄而除去。然后再进行驱汞治疗。急性汞中毒或中毒较严重者，应该在医院采取系统治疗。

**3. 镉**

镉污染发生的原因主要来自金属冶炼，矿山开采，电镀，油漆，颜料，陶瓷，塑料和农药等生产中排放的废气、废渣和废水。镉可以通过植物根系的吸收进入植物性食品，并通过饮水与饲料转移到动物体内，使畜禽类食品中含有镉。

镉进入人体后主要蓄积于肾脏和肝脏中，镉中毒主要损害肾功能、骨骼和消化系统。镉损伤肾脏近曲小管后，可造成钙、蛋白质等营养素的流失，使骨质脱钙，引起骨骼畸形、骨折等，导致病人骨痛难忍，并因疼痛而死亡（俗称“痛痛病”）。急性镉中毒常常引起呕吐、腹泻、头晕、多涎、意识丧失等。除了急、慢性中毒外，研究表明镉及其化合物还具有一定的致突变、致畸和致癌作用。

镉中毒的解毒方法有：吸入10%硅酮雾化，消除泡膜；定量使用肾上腺皮质激素。慢性镉中毒会引起肾脏损伤，膳食中应增加钙和磷酸盐的摄入，同时供给足量的锌和蛋白质。服用氮川三乙酸（NTA）能促使镉排除，降低镉在体内的蓄积。平时多饮水、绿百汤、淡盐水、紫菜、海带、动物血等都有利于排镉、防止镉中毒。

总之，任何一种食物所含的营养成分都不全面。合理、多样化的膳食，才能达到体内所需元素种类齐全、有适当的供应量。否则，会产生元素缺乏或因为含量过高而发生中毒等症状。

**课堂互动**

1. 你知道最佳的补钙方法吗？
2. 化妆品中为什么加入汞？汞超标会产生什么后果？

## 第三节　化妆品元素

化妆品是指以涂抹、喷洒或者其他类似方法，散布于人体表面的任何部位（如皮肤、毛发、指趾甲、唇齿等），以达到清洁、保养、美容、修饰和改变外观，或者修正人体气味，保持良好状态为目的的化学工业品或精细化工产品。化妆品是为了保持人体清洁、美化人体，尤其是美化脸容，以物理、化学等学科理论和方法，由各种原料，经配制加工制成，并使用于人体上的物品。人体通过皮肤对化妆品中有益元素的吸收，在美容功效上起到辅助与补充作用。

知识链接

### 教你判断皮肤的类型

人的皮肤类型因年龄、性别、季节不同而不同，一般分成油性、中性、干性三种类型。对皮肤的类型可以用简单方法鉴别：洗完脸后不擦化妆品皮肤有一种紧绷感，20min 恢复是油性皮肤，30min 后恢复正常则是中性皮肤，40min 以上恢复是干性皮肤。皮肤还受其他因素影响而变化，青春期过后，油性皮肤逐渐向中性、干性过渡。如果我们能够认识化妆品的成分及其对人体皮肤的影响，结合自身情况正确地合理地使用它，将为我们保护皮肤、清洁皮肤、美化皮肤、促进皮肤健康起到有益的作用。

## 一、美容元素

美容化妆品是用于面部及头发的美化用品。这类化妆品指胭脂，口红，眼影，头发染烫、发型处理、固定等用品。许多食物中都含有矿物质元素，如大部分海产品中含锌、蛋白质食物中含钠等。但从食物中摄取矿物质是有限的，例如，维生素 C 具有美白功效，橘子中富含维生素 C，但多吃橘子皮肤并不能变得很白。矿物质食用进入体内吸收需要一定的代谢周期，并不能立竿见影地作用于皮肤。因此，当食物摄取不充足或吸收有限时，由皮肤直接补充，能起到事半功倍的作用。主要的美容元素见表9－2。

**表 9－2　一些美容元素的功效**

| 美容元素 | 功效 |
|---|---|
| 铁 | 为细胞提供氧气，抗氧化，促进细胞呼吸，防止色素积聚。使皮肤润泽、富有弹性 |
| 锰 | 抵御自由基，抗氧化，减缓皮肤老化 |
| 硅 | 促进细胞组织再生。如连结组织、纤维原细胞、弹性蛋白的再生，加强皮肤自我修复能力 |
| 锶、锂 | 缓解皮肤敏感反应，让皮肤充满活力 |
| 镁 | 激活酶的活性，平衡、补充体内钙的含量 |
| 钙 | 调节细胞膜的渗透性 |
| 铜 | 抗氧化作用 |
| 锌 | 抵抗环境刺激。使皮肤光滑细腻、富有弹性 |
| 钾 | 保湿作用 |
| 溴 | 舒缓敏感肌肤 |
| 钠 | 调节渗透后，保持肌体含水量 |
| 铝 | 舒缓作用 |
| 氯 | 平衡肌肤细胞所需矿物质 |
| 硒 | 能抗氧化反应，消除有害自由基，分解过氧化物，具有抗衰老作用 |

矿物质是皮肤健康必不可少的物质，但人体自身无法合成矿物质，需要通过食物、饮水、呼吸和皮肤从外界获取。人们在使用优质化妆品的同时，注意加强各种营养元素的适量、及时补充，可从本质上达到人体美容之功效。

## 二、有毒有害元素

随着人民生活水平的提高，化妆品与人们日常生活的关系日益密切。如今化妆品的功能逐渐由简单的美容修饰作用向功能性方面延伸，出现了许多种类特殊用途的化妆品。例如，防晒、去斑、抗皱、去皱、美白嫩肤等化妆品相继出现，为人们护肤提供了便利条件。对于化妆品，国家对一些有毒有害元素进行了禁用和限量的规定。但是，仍有一些化妆品的配方设计者在化妆品组方中违规使用，给消费者造成了一定的危害。常见化妆品的主要有毒有害成分见表9－3。

**表9－3 一些美容产品中的有毒有害成分**

<table>
<tr><th>美容产品</th><th>有毒有害成分</th><th>危害</th></tr>
<tr><td>美白祛斑</td><td>汞及化合物、砷、铅</td><td rowspan="5">汞：主要对肾脏损害最大，其次是肝脏和脾脏。<br>铅：影响造血系统、神经系统、肾脏、胃肠道、生殖功能、心血管、免疫与内分泌系统。<br>砷：砷及其化合物都有毒性，皮肤如大量吸收砷可引起皮炎、色素沉积等皮肤病，最终导致皮肤癌<br>镉：镉的毒性很小，但镉化合物属剧毒，尤其是镉的氧化物。主要对是心脏、肝脏、肾脏、骨骼肌及骨组织的损害；抑制酶的活性；能破坏钙磷代谢以及参与一系列微量元素的代谢。<br>镍：引起中枢性循环和呼吸紊乱，使心肌、脑、肺和肾出现水肿、出血和变性。<br>邻苯二甲酸盐：破坏人体荷尔蒙，干扰内分泌，增加女性患乳腺癌的几率。</td></tr>
<tr><td>染发剂</td><td>铅、砷、汞</td></tr>
<tr><td>睫毛膏、粉底液、眼线笔</td><td>镉、镍</td></tr>
<tr><td>口红、胭脂</td><td>硫化汞</td></tr>
<tr><td>指甲油</td><td>邻苯二甲酸盐</td></tr>
</table>

汞盐能引起人体的急性中毒，对肾脏损害最大，能够引起尿蛋白、血尿等，严重的会导致尿毒症甚至死亡。因此，化妆品中汞的含量受到各国的高度重视，我国化妆品卫生标准中规定汞的限量不得超过1mg/kg。

铅中毒会造成神经衰弱、食欲不振、便秘，甚至损伤肝脏功能。这是由于铅毒沉积在皮下的血液、淋巴等组织中，导致血液不畅，令皮肤正常排泄黑色素能力下降，自身解毒的免疫力随之下降，最终使皮肤的污染日趋加重。我国化妆品卫生标准规定铅的限量不得超过40mg/kg。

化妆品里面有铬，皮肤抵抗力比较弱的人群，会出现皮肤刺激感和灼烧感，或者皮肤变花、变得敏感、发红，严重得就会导致皮炎或湿疹，病程长，久而不愈。如果长期使用含铬的化妆品，甚至可能导致肺癌。我国化妆品卫生标准规定化妆品中禁止含有铬。

镉及其化合物主要是对心脏、肝脏、肾脏、骨骼肌及骨组织有损害，还有可能诱发高血压、心脏扩张、早产儿死亡和肺癌。我国化妆品卫生标准规定化妆品中禁止含有镉。

镍及其盐类由于它本身具有生物化学活性，能激活或抑制一系列的酶（精氨酸酶、羧化酶、酸性磷酸酶和脱羧酶）而发挥其毒性。胶体镍或氯化镍毒性较大，可引起中枢性循环和呼吸紊乱，使心肌、脑、肺和肾出现水肿、出血和变性。长期接触镍，还能使头发变白。我国化妆品卫生标准规定化妆品中禁止含有镍。

砷有很强的毒性。砷在自然界中主要以硫化矿的形式存在，含砷化合物被广泛用于生产除草剂、杀虫剂、杀鼠剂和各种防腐剂。砷的化合物具有不同的毒性，三价砷的毒性比五价砷大得多。砷能麻痹血管运动中枢，使内脏毛细血管麻痹、扩张及透性增加。砷中毒分急性中毒和慢性中毒两种。急性砷中毒主要表现为胃肠炎症状，严重者可导致中枢神经系统麻痹而死亡，病人常有七窍流血的现象。慢性砷中毒的症状除有一般的神经衰弱症外，还有皮肤色素沉着、过度角质化、末梢神经炎等。长期使用含砷高的化妆品会引起慢性砷中毒，最终导致皮肤癌。砷及其化合物现在已经被确认为致癌物，我国化妆品卫生标准中规定砷的限量是10mg/kg（以砷计）以下。

化妆品的组成成分非常复杂，因种类不同而异。大多数化妆品都是由化妆品基质（底子）加上其他一些必要成分（添加剂）加工而成的。化妆品基质即化妆品的基本原料，它们主要是油性原料，包括油脂类、蜡类、碳氢化合物以及组成这些成分的高级脂肪酸、高级醇类等。添加剂是附加到化妆品中的物质，它能使化妆品增效、稳定、防腐，起到各种药理功能。

正确选择合适的化妆品极为重要。若选用合理，则可以起到保护、健美皮肤和润泽毛发等作用；如选用不当，往往会损害皮肤，甚至使皮肤受到感染而引起炎症，严重者可以导致机体中毒、受损。因此，一定要了解化妆品的组成和功能，真正达到美容、美化肌肤的目的。

## 第四节　重要离子的鉴定

离子的鉴定就是通过对被鉴定离子做出确定结论的化学反应现象，定性地判断出某一离子或某些离子的存在。下面介绍一些重要离子的鉴定方法。

**1. 钙离子的鉴定**

在盛有$Ca^{2+}$溶液的试管中，加入饱和草酸铵试液，生成白色草酸钙沉淀。沉淀不溶于醋酸，但能溶于盐酸和硝酸。

$$Ca^{2+} + C_2O_4^{2-} \xlongequal{} CaC_2O_4 \downarrow$$

$$CaC_2O_4 + H^+ \xlongequal{} Ca^{2+} + HC_2O_4^-$$

**2. 铁离子的鉴定**

（1）$Fe^{2+}$离子鉴定　在含有$Fe^{2+}$的溶液中，加入铁氰化钾（$K_3[Fe(CN)_6]$）试液，生成深蓝色沉淀，称为滕氏蓝。

$$3Fe^{2+} + 2[Fe(CN)_6]^{3-} \xlongequal{} Fe_3[Fe(CN)_6]_2 \downarrow \text{（深蓝色）}$$

（2）$Fe^{3+}$离子鉴定　在含有$Fe^{3+}$的溶液中，加入硫氰酸钾（KSCN）溶液，生成血红色溶液。

$$Fe^{3+} + nSCN^- \xlongequal{} [Fe(SCN)_n]^{3-n} \text{（血红色）}(n=1\sim6)$$

**3. 锌离子的鉴定**

在含$Zn^{2+}$溶液中，加入亚铁氰化钾试液，产生白色沉淀，沉淀不溶于稀盐酸，可溶于氢氧化钠。

$$2Zn^{2+} + [Fe(CN)_6]^{4-} \longrightarrow Zn_2[Fe(CN)_6] \downarrow \text{（白色）}$$

$$Zn_2[Fe(CN)_6] + 8OH^- \longrightarrow 2[Zn(OH)_4]^{2-} + [Fe(CN)_6]^{4-}$$

**4. 铬离子的鉴定**

在 $Cr^{3+}$ 的碱性溶液中加入 $H_2O_2$，$Cr^{3+}$ 被氧化成 $CrO_4^{2-}$。

$$Cr^{3+} + 4OH^- \longrightarrow CrO_2^- + 2H_2O$$

$$2CrO_2^- + 3H_2O_2 + 2OH^- \longrightarrow 2CrO_4^{2-}\text{（黄）} + 4H_2O$$

产物酸化，生成 $Cr_2O_7^{2-}$，再加乙醚、$H_2O_2$，振摇，乙醚层呈蓝色。

$$2CrO_4^{2-} + 2H^+ \longrightarrow Cr_2O_7^{2-} + H_2O$$

$$Cr_2O_7^{2-} + 4H_2O_2 + 2H^+ \longrightarrow 2H_2CrO_6 + 3H_2O$$

**5. 铅离子的鉴定**

在 $Pb^{2+}$ 的中性或弱酸性溶液中，加入铬酸钾溶液，产生黄色沉淀。

$$Pb^{2+} + CrO_4^{2-} \longrightarrow PbCrO_4 \downarrow \text{（黄色）}$$

**6. 汞离子的鉴定**

（1）$Hg^{2+}$ 离子鉴定　在 $Hg^{2+}$ 的中性溶液中逐滴加入碘化钾试液，产生橙红色沉淀，沉淀溶于过量的碘化钾形成无色溶液。

$$Hg^{2+} + 2I^- \longrightarrow HgI_2 \downarrow \text{（橙红）}$$

$$HgI_2 + 2I^- \longrightarrow [HgI_4]^{2-} \text{（无色）}$$

（2）$Hg_2^{2+}$ 离子鉴定　在中性的 $Hg_2^{2+}$ 溶液中加入碘化钾试液，生成黄绿色沉淀，瞬间变为灰绿色，并逐渐转变为灰黑色。

$$Hg_2^{2+} + 2I^- \longrightarrow Hg_2I_2 \downarrow \text{（黄绿）}$$

$$Hg_2I_2 + 2I^- \longrightarrow [HgI_4]^{2-} + Hg \downarrow \text{（灰黑）}$$

**7. 镉离子的鉴定**

在 $Cd^{2+}$ 的溶液中，加入饱和的硫化氢溶液，产生黄色沉淀。

$$Cd^{2+} + S^{2-} \longrightarrow CdS \downarrow \text{（黄色）}$$

**8. 铜离子的鉴定**

在含 $Cu^{2+}$ 的溶液中，加入亚铁氰化钾溶液，产生棕红色沉淀。

$$2Cu^{2+} + [Fe(CN)_6]^{4-} \longrightarrow Cu_2[Fe(CN)_6] \downarrow \text{（棕红色）}$$

**9. 砷的鉴定**

（1）$AsO_4^{3-}$ 的鉴定　取砷酸盐的中性溶液，加入硝酸银试液生成暗棕色沉淀。

$$AsO_4^{3-} + 3Ag^+ \longrightarrow Ag_3AsO_4 \downarrow \text{（暗棕色）}$$

（2）$AsO_3^{3-}$ 的鉴定　取亚砷酸盐的中性溶液，加入硝酸银试液生成黄色的沉淀。

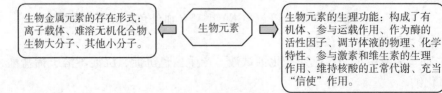

$$AsO_3^{3-} + 3Ag^+ \longrightarrow Ag_3AsO_3 \downarrow \text{（黄色）}$$

## 本章小结

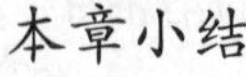

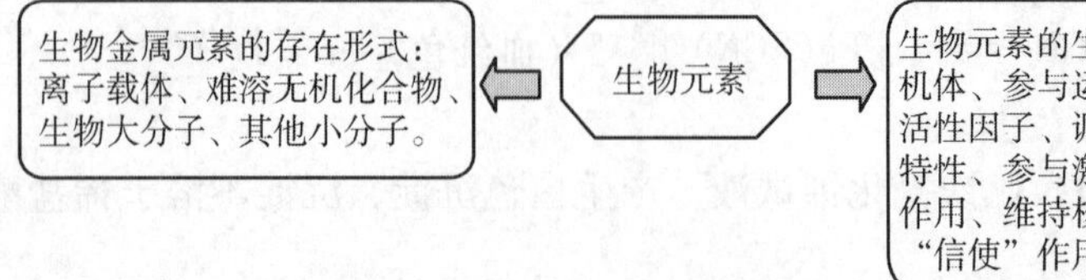

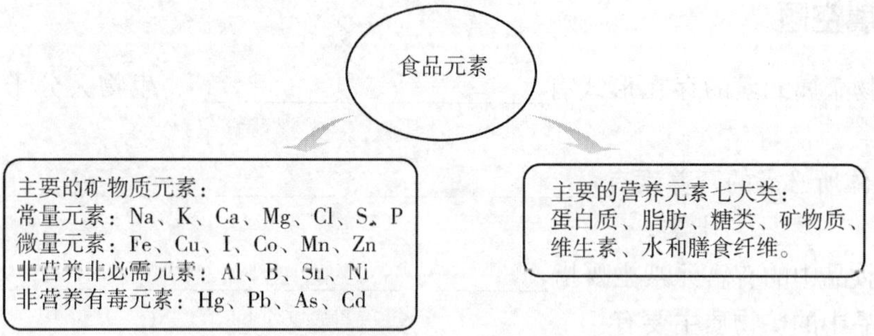

食品元素

主要的矿物质元素：
常量元素：Na、K、Ca、Mg、Cl、S、P
微量元素：Fe、Cu、I、Co、Mn、Zn
非营养非必需元素：Al、B、Sn、Ni
非营养有毒元素：Hg、Pb、As、Cd

主要的营养元素七大类：
蛋白质、脂肪、糖类、矿物质、维生素、水和膳食纤维。

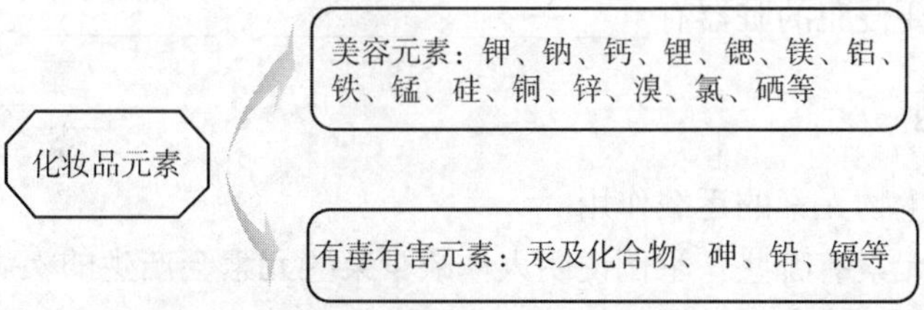

化妆品元素

美容元素：钾、钠、钙、锂、锶、镁、铝、铁、锰、硅、铜、锌、溴、氯、硒等

有毒有害元素：汞及化合物、砷、铅、镉等

## 目标检测

### 一、单项选择题

1. 下列离子中，可以作载体输送氧气的是（　）
   A. $Cr^{3+}$　　B. $Na^{+}$
   C. $Fe^{2+}$　　D. $Cl^{-}$
2. 碘主要存在于（　）。
   A. 骨骼里　　B. 肝脏
   C. 肾脏　　D. 甲状腺
3. 下列物质中，没有营养价值的是（　）
   A. 蛋白质　　B. 膳食纤维
   C. 脂肪　　D. 糖类
4. 下列物质中，对人体有害的金属元素是（　）
   A. 铜　　B. 锌
   C. 锰　　D. 铅
5. 下列物质中，含碘较多的食物是（　）
   A. 鱼类　　B. 海带
   C. 橘子　　D. 虾皮
6. 下列重金属中，产生“痛痛病”的是（　）
   A. 汞　　B. 铅
   C. 铬　　D. 镉

## 二、填空题

1. 生物金属元素的存在形式有__________、__________、生物大分子和其他小分子。

2. 人体所必需的营养素有________、______、________、________、________、________、________七类。

3. 化妆品中的有害元素主要指________、________、________、________。

4. 食品中的矿物质主要有________________________。

5. 汞中毒主要侵犯的脏器有__________、________、__________。

## 三、综合题

1. 举例说明生物元素的运载作用。
2. 人体必需元素有哪些？举例说明人体缺少某些元素会产生的疾病（至少三个）。
3. 镉中毒主要侵犯哪些脏器？
4. 化妆品中的有害元素哪些是禁用的、哪些是限量的？
5. 请说出化妆品中美容元素的功能。谈谈合理膳食与健康的关系。

（林　珍）

# 化合物模块

## 揭示复杂化合物的奥秘

到目前为止，人们发现的无机化合物有几百万种，有的组成比较简单，有的却很复杂。有一类复杂的化合物，它与材料科学、生命科学、医药科学、生物科学、食品科学及生产生活等方面有着密切的联系，它就是配位化合物。了解配位化合物的结构和性质，揭示复杂化合物的奥秘。

# 第十章 配位化合物

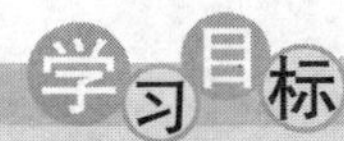


◎**知识目标**

1. 掌握配合物的定义、组成和命名。
2. 了解配合物的分类。
3. 熟悉水溶液中的配位平衡和配位平衡常数及相关计算。
4. 了解影响配位平衡移动的因素及相关计算。
5. 了解配合物在医药、食品、化妆品等领域中的应用。

◎**技能目标**

1. 能根据配合物的结构式，指出什么是中心离子、配位体、配位原子，以及配位体的数目和配位数是多少。
2. 能区别简单的配合物和螯合物。
3. 会正确命名配合物，或根据配合物的名称会写出其化学式。
4. 能利用稳定常数进行有关计算。

配位化合物（coordination compound）是一类非常重要的化合物。随着结构化学和各种物理方法的使用，特别是以 EDTA（乙二胺四乙酸）为代表的螯合剂的出现，它的存在和应用范围变得极为广泛。它不仅是无机化学的研究课题，还与生命科学、医药科学、材料科学、生物科学、食品科学及生产生活等方面有着密切的联系。目前对于它的研究正沿着广度、深度和应用等方面发展，并成为引人瞩目的领域之一。本章从配合物的组成、命名、分类和配位平衡等基础理论入手，对配位化合物理论有个初步了解，为今后的深入研究打好基础。

## 第一节 配合物的组成与命名

1798 年，法国化学家塔赫特（Tassaert）观察到钴盐在氯化氨和氨水溶液中转变得到化合物 $CoCl_3 \cdot 6NH_3$。该化合物既不是水合物也不是复盐，人们认为它是由两个简单化合物 $CoCl_3$ 和 $NH_3$ 形成的一种复杂的新型化合物。但迷惑不解的是既然简单化合物中的原子都已满足了各自的化合价，是什么因素促使它们之间形成新的一类化合物呢？塔赫特无法解释这种化合物的本质，又觉得这种化合物比较复杂，故将其称之为“复杂化合物”。

1893 年，瑞士化学家维尔纳（Werner A）对这类“复杂化合物”的本质提出了天才见解。他认为：在 $CoCl_3 \cdot 6NH_3$ 中，6 个 $NH_3$ 先与 $Co^{3+}$ 结合形成 $[Co(NH_3)_6]^{3+}$，

再与 3 个 $Cl^-$ 进行结合，如下图：

$$\left[\begin{array}{ccc} & NH_3 & \\ & \downarrow & \\ {}_3HN \rightarrow & Co^{3+} & \leftarrow NH_3 \\ {}_3HN \rightarrow & \uparrow & \leftarrow NH_3 \\ & NH_3 & \end{array}\right]^{3+} Cl^-{}_3$$

为了摆脱与当时价概念的矛盾，他提出以下几个主要观点。

**1. 主价和副价观点**

大多数化学元素表现出两种类型的化合价，即主价和副价，元素形成配合物时倾向于主价和副价都能得到满足。例如，在 $CoCl_3 \cdot 6NH_3$ 中，$Cl^-$ 与 $Co^{3+}$ 间是主价；$NH_3$ 与 $Co^{3+}$ 间是副价。

**2. 内界和外界观点**

在 $CoCl_3 \cdot 6NH_3$ 中，氨与钴离子直接相连且牢固的结合，故在钴的内界。而三个氯离子则容易解离，与钴联系得较松弛，故处在钴的外界。

**3. 空间构型观点**

元素的副价指向空间确定的方向，在内界中的分子或离子围绕着金属离子按一定方式排布，使得配位化合物具有一定的空间构型。

在他的观点中同时提出了中心离子、配体、内界、外界和配位数等概念，这些构成了维尔纳配位理论，被后人称为维尔纳配位学说。由于当时人们还不了解成键作用的本质，所以维尔纳配位理论不能阐明配体与中心离子相互作用的本质，也不能解释配位数和配体在空间排布的规律。随着化学及相关学科的发展，配位化合物的概念得以补充和扩展，人们对现代配位化合物有了进一步的了解。

配位化合物简称配合物，为一类具有特征化学结构的化合物，是由可以给出孤对电子的离子或分子（称为配体）与具有接受孤对电子的空位的原子和离子（称中心原子）按一定的组成和空间构型所形成的化合物。这种由一定数目的配体结合在中心原子周围所形成的配位体可以是中性分子，也可以是带电荷的离子。前者称配位分子，如 $[Ni(CO)_4]$、$[CoCl_3(NH_3)_3]$ 等；后者称配离子，如 $[Zn(NH_3)_4]^{2+}$、$[HgI_4]^{2-}$ 等。我们把含配离子的化合物统称为配合物。

配合物与复盐的区别要注意如下几点：

第一，$K_2HgI_4$ 和 $KAl(SO_4)_2 \cdot 12H_2O$ 两化合物分子式相似，但前者是配合物，后者是复盐。原因在于在 $K_2HgI_4$ 分子中，中心离子 $Hg^{2+}$ 先与周围 4 个 $I^-$ 结合形成 $[HgI_4]^{2-}$ 配离子后，再以离子键与 2 个 $K^+$ 结合成 $K_2[HgI_4]$，因此它是配合物，在溶液中解离时主要得到配离子 $[HgI_4]^{2-}$ 和简单离子 $K^+$；而在 $KAl(SO_4)_2 \cdot 12H_2O$ 中，$K^+$、$Al^{3+}$ 和 $SO_4^{2-}$ 分别以离子键结合，没有配位键，在溶液中解离时主要得到 $K^+$、$Al^{3+}$ 和 $SO_4^{2-}$ 等简单离子，因此它是复盐而不是配合物。其他如 $AlF_3 \cdot 3NaF$、$ZnCl_2 \cdot 3CsCl$、$KCl \cdot MgCl_2 \cdot 6H_2O$ 等都是复盐。

第二，将 $KAl(SO_4)_2 \cdot 12H_2O$ 溶解在水里，它的水溶液中也存在有 $[Al(H_2O)_6]^{3+}$、$Al(SO_4)_2^-$ 这样的配离子。所以复盐和配合物之间没有绝对的界限。

第三，配合物中必定包含配位键，如 $NH_4^+$ 是由 $NH_3$ 与 $H^+$ 通过配位键形成的。但并非所有含配位键的化合物都是配合物。

知识链接

**配位化学的奠基人——维尔纳（1866～1919）**

维尔纳（Werner A）是瑞士无机化学家，1893 年供职于苏黎世大学时提出了被后人称之为维尔纳学说的天才见解，他的学说对近代化学键理论作出了重大贡献。他大胆地提出了新的化学键——配位键，并用它来解释配合物的形成，其重要意义在于结束了当时无机化学界对配合物的模糊认识，而且为后来电子理论在化学上的应用以及配位化学的形成开了先河。他于 1913 年获得诺贝尔化学奖。

## 一、配合物的组成

配合物由中心原子（或离子）、配体和外界组成。例如，硫酸四氨合铜（Ⅱ）的化学式为 $[Cu(NH_3)_4]SO_4$，在此配合物中，金属离子 $Cu^{2+}$ 位于它的几何中心，叫中心原子（或离子）；在中心原子（或离子）周围与中心原子（或离子）以配位键相结合的阴离子或中性分子（例如 $NH_3$）叫配体；在配体中，具有孤对电子并能与中心原子（或离子）直接结合的原子叫配位原子（例如 $NH_3$ 分子中的 N）；与中心原子（或离子）直接结合的配位原子的数目叫配位数；中心原子和配体组成配合物的内界（例如 $[Cu(NH_3)_4]^{2+}$），是配合物的特征部分，通常写在方括号内。方括号以外的其它部分（例如 $SO_4^{2-}$）叫配合物的外界。内界所带电荷与外界所带电荷相抵消，使整个配合物分子不带电。$[Cu(NH_3)_4]SO_4$ 组成如图 10－1 所示。

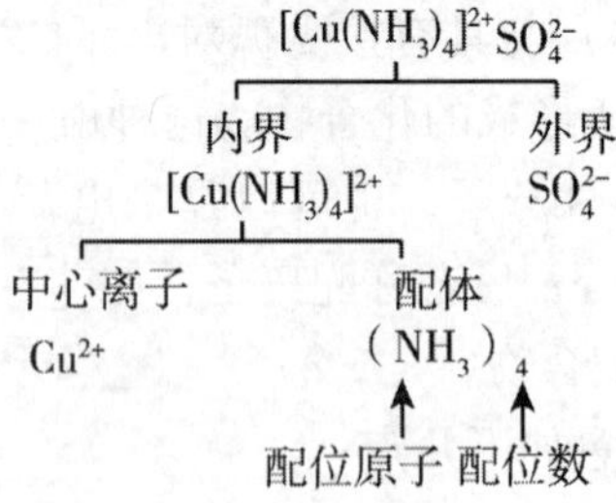


图 10－1　配合物组成示意图

### （一）中心原子（或离子）

配合物的内界中具有接受孤对电子的空轨道的原子或离子统称中心原子。一般是带正电荷的阳离子，如 $Cu^{2+}$、$Ag^+$、$Fe^{2+}$、$Co^{3+}$ 等，也有电中性的原子或带负电荷的阴离子。例如 $[Ni(CO)_4]$ 中的 Ni 是中性原子，而 $H[Co(CO)_4]$ 中的 Co 的氧化数为 －1。中心原子绝大多数为金属离子，特别是过渡金属离子。某些具有高氧化态的非金属元素也是常见的中心原子，例如 $[SiF_6]^{2-}$ 中的 $Si^{4+}$，$[BF_4]^-$ 中的 $B^{3+}$ 等。

**（二）配体**

原则上，任何含有孤对电子的分子或阴离子都能作配体。配体可以是中性分子如 $H_2O$、$NH_3$ 等，也可以是阴离子如 $Cl^-$、$CN^-$、$F^-$ 等。配体中直接与中心原子以配位键相连的原子叫配位原子。只含有 1 个配位原子的配体称单齿配位体，如 $F^-$、$Cl^-$、$Br^-$、$I^-$、$S^{2-}$、$H_2O$、$NH_3$、CO 等。含有两个或两个以上配位原子的配体称多齿配位体。例如 $C_2O_4^{2-}$（草酸根）、$H_2N—CH_2—CH_2—NH_2$（乙二胺，缩写为 en），它们都含两个配位原子，为二齿配位体；乙二胺四乙酸（缩写为 EDTA），含六个配位原子，为六齿配位体，如图 10－2 所示。

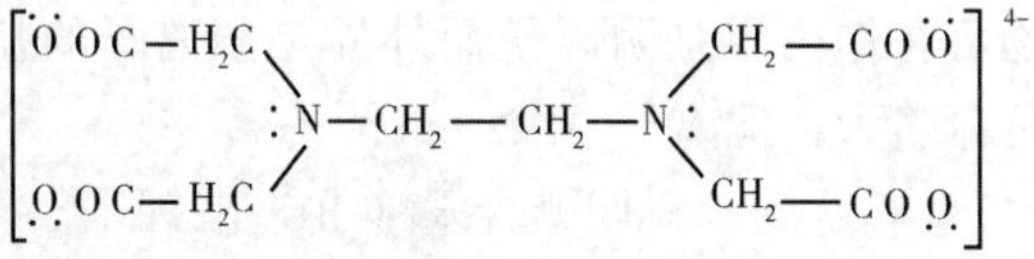

```
⎡:Ö O C－H₂C                      CH₂ — C O Ö:⎤ 4-
⎢            ╲                   ╱             ⎥
⎢            :N－CH₂ — CH₂—N:                  ⎥
⎢            ╱                   ╲             ⎥
⎣:O̤ O C— H₂C                      CH₂— C O O̤:⎦
```

图 10－2　edta 分子结构及配位原子示意图

有些配体虽然也具有两个或多个配位原子，但在形成配合物时，仅用一个原子与中心原子以配位键相连，这类配体称为异性双基配体。例如 $SCN^-$ 离子的 N 和 S 原子上都有孤对电子，当它与 $Fe^{3+}$ 中心原子形成配离子时，是以 N 原子配位，即 $[Fe(NCS)_6]^{3-}$；而与 $Ag^+$、$Hg^{2+}$ 形成配离子时，则以 S 原子配位，即 $[Ag(SCN)_2]^-$、$[Hg(SCN)_4]^{2-}$。异性双基配体属单齿配体。

**（三）配位数**

直接与中心原子配位的原子数目称为该中心原子的配位数。一般中心原子的配位数为 2、4、6、8，大部分为中心离子电荷数的 2 倍。若配体是单齿的，则配体数与配位数相等，例如：$[Ag(NH_3)_2]^+$、$[Ni(CN)_4]^{2-}$、$[Co(NH_3)_6]^{3+}$ 的配体数和配位数都分别为 2、4、6；若配体是多齿的，则配体数与配位数不相等。例如：$[Cu(en)_2]^{2+}$ 配离子，由于 1 个 en 分子可同时提供 2 个配位原子，所以配体数为 2，而配位数为 4；又如 $[Fe(EDTA)]^-$ 配离子，1 个 EDTA 可同时提供 6 个配位原子，故配体数为 1，配位数为 6。因此在计算配位数时，不能只看配体的数目，而且必须考虑配位原子的数目。

影响配位数的因素很多，但主要取决于中心原子和配体的性质。当中心原子的电荷数较高时，由于对配体吸引力较强，往往形成高配位数的配离子。例如 Pt（Ⅱ）与 $Cl^-$ 则形成 $[PtCl_4]^{2-}$，配位数为 4；而 Pt（Ⅳ）与 $Cl^-$ 则形成 $[PtCl_6]^{2-}$，配位数为 6；若中心原子的半径较大，其周围排布的配体较多，则配位数较高。例如 B 是第二周期元素，半径较小，故 B（Ⅲ）与 $F^-$ 形成 $[BF_4]^-$，而第三周期的 Al，半径相对较大，Al（Ⅲ）与 $F^-$ 形成 $[AlF_6]^{3-}$；当配体的半径愈小，且带电荷愈少，则配位数愈高。例 $[AlF_6]^{3-}$、$[Ni(NH_3)_6]^{2+}$ 等；当配体的半径较大，电荷数愈多，因配体间的斥力增大，配位数降低，如 $[AlCl_4]^-$、$[Ni(CN)_4]^{2-}$ 等。

## 二、配合物的命名

配合物种类繁多，组成复杂，命名也很复杂，在此仅介绍常见配合物的命名。

### （一）配离子的命名

配离子指的是配合物的内界，即配合物方括号的部分，它包含中心原子和配体。其命名次序为：配体数→配位体（不同配位体名称之间可用中圆点分开）→合→中心离子的名称（氧化数，用罗马数字表示）。

例如：$[Ag(NH_3)_2]^+$　二氨合银（Ⅰ）配离子

$[HgI_4]^{2-}$　四碘合汞（Ⅱ）配离子

$[Co(NH_3)_5H_2O]^{3+}$　五氨·一水合钴（Ⅲ）配离子

### （二）含配阴离子配合物的命名

配阴离子的配合物可看作内界是阴离子而外界是阳离子的盐类，可按盐的命名方法命名，即自右向左可命名为：配离子→酸→外界。

例如：$K_2[HgI_4]$　四碘合汞（Ⅱ）酸钾

$K_4[Fe(CN)_6]$　六氰合铁（Ⅱ）酸钾

$H_2[PtCl_6]$　六氯合铂（Ⅳ）酸

### （三）含配阳离子配合物的命名

配阳离子的配合物可看作内界是阳离子而外界是阴离子的盐类，按盐的命名方法命名，即自右向左可命名为：外界→配离子。

例如：$[Co(NH_3)_5H_2O]Cl_3$　三氯化五氨·一水合钴（Ⅲ）

$[Zn(NH_3)_4]SO_4$　硫酸四氨合锌（Ⅱ）

### （四）没有外界的配合物命名

没有外界的配合物的命名与配离子的命名规则相似，但中心原子的氧化数可不必标明，后面也不要写配阳离子或配阴离子。

例如：$[Ni(CO)_4]$　四羰基合镍

$[PtCl_4(NH_3)_2]$　四氯·二氨合铂

当配合物中有多种配体，命名时先阴离子，后中性分子，中间加圆点分开。当阴离子不止一种时，先简单，再复杂，最后写有机酸根离子，例如：

$K[PtCl_3NH_3]$　三氯·一氨合铂（Ⅱ）酸钾

$[CoCl(SCN)(en)_2]Cl$　一氯化一氯·一硫氰酸根·二乙二胺合钴（Ⅲ）

若中性分子不止一种时，按配位原子元素符号的英文字母顺序排列。例如：

$[Co(NH_3)_5H_2O]Cl_3$　三氯化五氨·一水合钴（Ⅲ）

**表 10-1　一些配合物的化学式及其命名实例**

| 化学式 | 名称 |
|---|---|
| $K_4[Fe(CN)_6]$ | 六氰合铁（Ⅱ）酸钾（亚铁氰化钾，黄血盐） |
| $K_3[Fe(CN)_6]$ | 六氰合铁（Ⅲ）酸钾（铁氰化钾，赤血盐） |
| $[Ag(NH_3)_2](OH)$ | 氢氧化二氨合银（Ⅰ） |
| $Na_3[Ag(S_2O_3)_2]$ | 二硫代硫酸根合银（Ⅰ）酸钠 |
| $K_2[HgI_4]$ | 四碘合汞（Ⅱ）酸钾 |
| $[Cu(NH_3)_4][PtCl_4]$ | 四氯合铂（Ⅱ）酸四氨合铜（Ⅱ） |

续表

| 化学式 | 名称 |
| --- | --- |
| $[CrCl_2(H_2O)_4]Cl$ | 一氯化二氯·四水合铬（Ⅲ） |
| $[Co(NH_3)_5(H_2O)]Cl_3$ | 三氯化五氨·一水合钴（Ⅲ） |
| $[CoCl_2(NH_3)_2(H_2O)_2]Cl$ | 一氯化二氯·二氨·二水合钴（Ⅲ） |
| $K_3[Fe(CN)_5(CO)]$ | 五氰根·一羰基合铁（Ⅱ）酸钾 |
| $[PtCl_4(NH_3)_2]$ | 四氯·二氨合铂（Ⅳ） |
| $[Co(NO_2)_3(NH_3)_3]$ | 三硝基·三氨合钴（Ⅲ） |

# 第二节　配合物的分类

配位化合物的范围很广，配体可分为单齿配体和多齿配体，它们与金属离子分别形成简单配合物和螯合物。此外，如果配合物有两个或两个以上中心原子，称为多核配合物。

## 一、简单配合物

由单齿配体（$X^-$、$NH_3$、$H_2O$）与中心原子以配位键结合而形成的配合物叫简单配合物。这类配合物中一般没有环状结构。如 $K_2[HgI_4]$、$[Cu(NH_3)_2(H_2O)_2]SO_4$ 等。后者又称混合配体配合物。

## 二、螯合物

由多齿配体与中心原子结合而成的具有环状结构的配合物，配合物中含有 2 个或 2 个以上的配位原子。在此环状结构中，配位原子像螃蟹的两个螯一样钳住了中心原子，大大增加了配合物的稳定性，此类化合物称为螯合物，这种配体也称为螯合剂。例如 $[Cu(en)_2]^{2+}$，其结构如下：

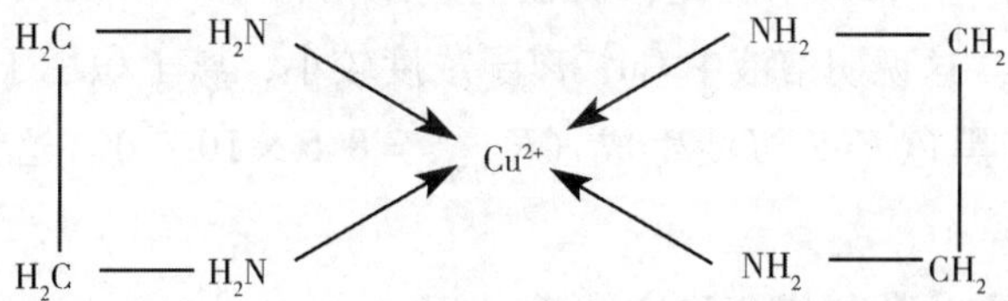


对于螯合物来说，当形成五元或六元环时，由于环的张力较小，故化合物的稳定性也较高。螯合物形成条件一般为：

（1）能形成稳定的五元环或六元环。

（2）要求螯合剂中两个配位原子之间需相隔 2 ~ 3 个其他原子。

如果螯合剂中的配位原子能与中心原子形成多个螯环，则螯合物的稳定性更高。如 EDTA 分子中的 6 个配位原子可以以不同的方式与金属离子形成 1∶1 的螯合物，此螯合物中含多个五元环，因此十分稳定。一些不易形成稳定配合物的 $Ca^{2+}$、$Mg^{2+}$ 等离子都可与 EDTA 形成相当稳定的螯合物，其空间构型如图 10 - 3 所示。

金属螯合物具有特殊的稳定性，这是由于形成环状结构而产生的，称之为螯合效应。有些金属离子与螯合剂所形成的螯合物具有特殊的颜色，因此常用于金属元素的分离和鉴定，在生产、生活和科学研究方面有着十分重要的用途。

除上述这两种基本类型以外，配位化合物还有许多其他类型，此处不再介绍。

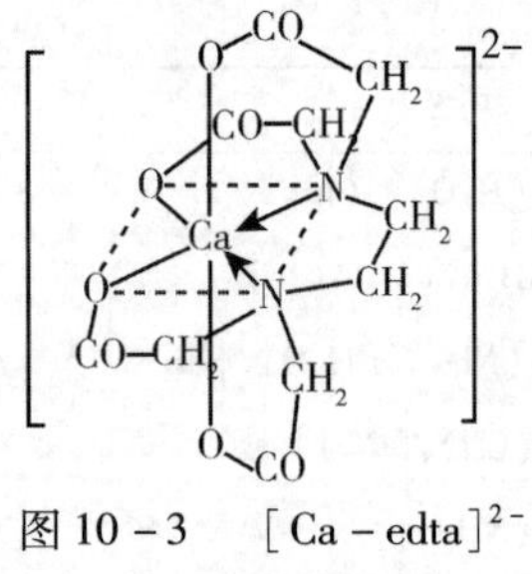

图 10－3 $[Ca-edta]^{2-}$ 离子的结构

知识链接

**螯合物和一般配合物的差别**

1. 螯合物的配体为多齿配体。
2. 两个配位原子之间须间隔两个或三个其他原子。
3. 螯合物具有特殊的稳定性。
4. 螯合物一般都具有特征的颜色。
5. 很少有分级配位现象

# 第三节 配位平衡

## 一、配位平衡常数

配合物中配离子与外界离子以离子键结合，在水溶液中能完全电离，产生配离子和外界离子。而配离子内部的中心原子与配体之间是以配位键结合，在水溶液中很难解离。例如在 $CuSO_4$ 水溶液中，加入氨水形成配合物，其外界 $SO_4^{2-}$ 离子完全电离，加入 $BaCl_2$ 试液马上产生 $BaSO_4$ 沉淀；而在上述水溶液中，若加入稀 NaOH 却不见有 $Cu(OH)_2$沉淀生成。这说明溶液中 $Cu^{2+}$ 离子浓度较小，离子积小于溶度积。但如加入 $Na_2S$ 试液，立即有黑色 CuS 沉淀生成（$K_{sp,CuS}=8.5\times10^{-45}$）。这证明溶液中还是有 $Cu^{2+}$存在。

### （一）逐级稳定常数和累积稳定常数

在配合物的水溶液中，配离子的生成一般是分步进行的，因此溶液中存在着一系列的配位平衡。设一含金属离子 M 的溶液与一含单齿配体 L 的溶液混合，如在溶液中不生成沉淀，也不生成多核配合物，而只生成 $ML_n$ 型的配合物（为了简明，省略电荷），其形成过程是逐步进行的，当体系达平衡时，溶液中有各级配离子存在：

$$M + L \rightleftharpoons ML \qquad K_1 = [ML]/[M][L]$$

$$ML + L \rightleftharpoons ML_2 \qquad K_2 = [ML_2]/[ML][L]$$

……

$$ML_{n-1} + L \rightleftharpoons ML_n \qquad K_n = [ML_n]/[ML_{n-1}][L]$$

总反应为　$M + nL \rightleftharpoons ML_n$　　　$K_{稳} = [ML_n] / [ML][L]^n$

式中 n 代表最高配位数，溶液中存在 n 个配位平衡。$K_1$、$K_2$、$K_3$……称逐级稳定常数（或称逐级生成常数）。

例如 $[Cu(NH_3)_4]^{2+}$ 配离子的形成可表示为：

$$Cu^{2+} + NH_3 \rightleftharpoons [Cu(NH_3)]^{2+} \qquad K_1 = 2.0 \times 10^4$$

$$[Cu(NH_3)]^{2+} + NH_3 \rightleftharpoons [Cu(NH_3)_2]^{2+} \qquad K_2 = 4.7 \times 10^3$$

$$[Cu(NH_3)_2]^{2+} + NH_3 \rightleftharpoons [Cu(NH_3)_3]^{2+} \qquad K_3 = 1.1 \times 10^3$$

$$[Cu(NH_3)_3]^{2+} + NH_3 \rightleftharpoons [Cu(NH_3)_4]^{2+} \qquad K_4 = 2.0 \times 10^2$$

总反应为：

$$Cu^{2+} + 4NH_3 \rightleftharpoons [Cu(NH_3)_4]^{2+} \qquad K_{稳}$$

根据多重平衡原理，总反应的平衡常数为

$$K_{稳} = K_1 \cdot K_2 \cdot K_3 \cdot K_4 \qquad (10-1)$$

$$= 2.1 \times 10^{13}$$

由于总反应的平衡常数是用来描述配位平衡的，$K$ 值越大，表明配离子的解离倾向越小，配离子的稳定性越高，故又称配合物的稳定平衡常数，用 $K_{稳}$ 表示。

由于一般配离子的逐级稳定常数彼此相差不大，因此在计算离子浓度时必须考虑各级配离子的存在。但当加入过量的配位剂，溶液中以最高配位数的配离子为主，其他各级配离子可忽略不计，这样可使计算大为简化。

有的文献用 $\beta_n$（累积稳定常数）表示配合物的稳定性：

$$\beta_1 = K_1$$

$$\beta_2 = K_1 \cdot K_2$$

$$\cdots\cdots$$

$$\beta_n = K_1 \cdot K_2 \cdot K_3 \cdots\cdots K_n \qquad (10-2)$$

应该注意的是，对相同类型的配合物（即 n 相同），$K_{稳}$ 值或 $\beta_n$ 值越大，配合物越稳定。但对不同类型配合物（即 n 不同），就不能简单地由 $K_{稳}$ 或 $\beta_n$ 比较它们的稳定性。

**课堂互动**

利用配合物的稳定常数，判断下列反应的方向和进行程度。

$$[HgCl_4]^{2-} + 4I^- \rightleftharpoons [HgI_4]^{2-} + 4Cl^-$$

已知　$\beta_{4\,[HgCl_4]^{2-}} = 10^{15.07}$，$\beta_{4\,[HgI_4]^{2-}} = 10^{29.83}$

### （二）不稳定常数

有时我们会采用不稳定常数来表征配合物的稳定性，配位平衡和不稳定常数的关系如下：

$$ML_n \rightleftharpoons ML_{n-1} + L \qquad K_{不稳1} = [ML_{n-1}][L] / [ML_n]$$

$$ML_{n-1} \rightleftharpoons ML_{n-2} + L \qquad K_{不稳2} = [ML_{n-2}][L] / [ML_{n-1}]$$

……

$ML \rightleftharpoons M + L$　　　$K_{不稳n} = [M][L]/[ML]$

总的不稳定常数：

$$K_{不稳} = [M][L]^n/[ML_n] \quad (10-3)$$

比较式（10-2）和（10-3）得：

$$K_{不稳} = 1/\beta_n \quad (10-4)$$

同时，各级稳定常数和不稳定常数的关系为：

$$K_1 = 1/K_{不稳n}$$

$$K_2 = 1/K_{不稳n-1}$$

……

$$K_n = 1/K_{不稳1}$$

常采用稳定平衡常数来表征配合物的稳定性和相关计算。

## 二、配位平衡的移动

### （一）配体的浓度

当金属离子与单齿配体配位时，由于各级稳定常数的差别不大，因此，在同一溶液中其各级形成的配合物，往往是同时存在的，而且其各型体存在的比值与游离配体的浓度有关。

例如 $Ag^+$ 和 $NH_3$ 在水溶液中可形成 $[Ag(NH_3)]^+$、$[Ag(NH_3)_2]^+$，它们的浓度与 β 的关系如下：

$$\beta_1 = \frac{[Ag(NH_3)^+]}{[Ag^+][NH_3]}$$

$$\beta_2 = \frac{[Ag(NH_3)_2^+]}{[Ag^+][NH_3]^2}$$

体系中 $[Ag^+]_{总}$ 为：

$$[Ag^+]_{总} = [Ag^+] + [Ag(NH_3)^+] + [Ag(NH_3)_2^+] \quad (10-3)$$

若用 $\alpha_0$、$\alpha_1$、$\alpha_2$ 分别代表游离的 $[Ag^+]$、$[Ag(NH_3)^+]$ 及 $[Ag(NH_3)_2^+]$ 占 $[Ag^+]_{总}$ 的百分率，则

$$\alpha_0 = \frac{[Ag^+]}{[Ag^+]_{总}} = \frac{1}{1+\beta_1[NH_3]+\beta_2[NH_3]^2}$$

$$\alpha_1 = \frac{[Ag(NH_3)^+]}{[Ag^+]_{总}} = \beta_1[NH_3]\alpha_0$$

$$\alpha_2 = \frac{[Ag(NH_3)_2^+]}{[Ag^+]_{总}} = \beta_2[NH_3]^2\alpha_0$$

由上面几个公式可见，各种配离子占金属总离子的百分数与金属离子总浓度无关，而与游离配体的浓度直接相关。

**课堂互动**

已知 $Zn^{2+}-NH_3$ 溶液中，锌的分析浓度 $[Zn^{2+}]_{总}=0.020\ mol\cdot L^{-1}$，游离氨的浓度 $[NH_3]=0.10\ mol\cdot L^{-1}$，计算溶液中锌氨配合物各型体的浓度，并指出其主要型体。

### （二）溶液的酸碱度

由于很多配体本身是弱碱，如 $F^-$、$CN^-$、$SCN^-$、$NH_3$ 等，当溶液酸碱度发生改变时可使配位平衡发生移动。当溶液中 $H^+$ 离子浓度增加时，$H^+$ 便和弱碱性配体结合成弱电解质分子或离子，从而降低配体的浓度，使配位平衡向解离方向移动，此时溶液中配位平衡与酸碱平衡同时存在。如在 $[FeF_6]^{3-}$ 溶液中加酸，由于 $F^-$ 与 $H^+$ 生成弱酸 HF，将使 $[FeF_6]^{3-}$ 配离子解离：

$$[FeF_6]^{3-} + 6H^+ \rightleftharpoons Fe^{3+} + 6HF$$

又如往 $[Cu(NH_3)_4]^{2+}$ 溶液中加酸，由于 $NH_3$ 与 $H^+$ 形成 $NH_4^+$，$[Cu(NH_3)_4]^{2+}$ 解离：

$$[Cu(NH_3)_4]^{2+} + 4H^+ \rightleftharpoons Cu^{2+} + 4NH_4^+$$

这种因 $H^+$ 浓度增加，而导致配合物稳定性降低的现象称为酸效应。利用酸效应，可通过缓冲溶液控制 pH 值来提高反应的选择性。例如 $Zn^{2+}$、$Ca^{2+}$ 均可与 EDTA 生成螯合物，但这两种螯合物的稳定性不同。若控制溶液的 pH 在 4～5 左右，则 EDTA 只与 $Zn^{2+}$ 反应，而不与 $Ca^{2+}$ 作用，从而可在 $Zn^{2+}$、$Ca^{2+}$ 共存的条件下，达到测定 $Zn^{2+}$ 含量的目的。

相反，当溶液中 $H^+$ 离子浓度降低到一定程度时，金属离子便发生水解，这种现象称水解效应。当 $OH^-$ 浓度达到一定数值时，会生成氢氧化物沉淀，也使配位平衡向解离方向移动。所以要使配离子在溶液中能稳定存在，溶液的酸度必须控制在一定的范围内。

### （三）沉淀平衡的影响

若在配合物中加入沉淀剂，由于沉淀剂与中心离子生成难溶物质，中心离子的浓度发生变化而使配位平衡向解离方向移动；反之，若在沉淀中加入能与金属离子形成配合物的配位剂，则沉淀可能转化为配离子而溶解。例如，在 $[Cu(NH_3)_4]^{2+}$ 的溶液中，加入 $Na_2S$ 溶液，配位剂 $NH_3$ 和沉淀剂 $S^{2-}$ 离子均争夺 $Cu^{2+}$ 离子，由于 $S^{2-}$ 离子争夺 $Cu^{2+}$ 离子的能力更强，因而生成 CuS 沉淀，$[Cu(NH_3)_4]^{2+}$ 发生解离。

难溶物的 $K_{sp}$ 和配离子的 $K_{稳}$ 越大，表示难溶物越易溶解；反之，$K_{sp}$ 和 $K_{稳}$ 越小，表示配离子越易破坏。

向 AgCl 沉淀中加入 $NH_3$ 水，沉淀因生成 $[Ag(NH_3)_2]^+$ 而溶解；继续向此溶液中加入 KBr 溶液，因生成更难溶的 AgBr 沉淀使 $[Ag(NH_3)_2]^+$ 解离；若继续向此溶液中加入 $Na_2S_2O_3$ 溶液，因生成更稳定的 $[Ag(S_2O_3)_2]^{3-}$ 使 AgBr 沉淀溶解；接着再加入 KI 溶液，因生成更难溶的 AgI 黄色沉淀而使 $[Ag(S_2O_3)_2]^{3-}$ 解离；再加入 KCN 溶液，AgI 沉淀溶解生成非常稳定的 $[Ag(CN)_2]^-$ 配离子；最后加入 $Na_2S$ 溶液，因生成极难

溶的 $Ag_2S$ 黑色沉淀而使 $[Ag(CN)_2]^-$ 解离。这一系列反应为：

$$AgCl_{(s)} + 2NH_3 \rightleftharpoons [Ag(NH_3)_2]^+ + Cl^-$$

$$[Ag(NH_3)_2]^+ + Br^- \rightleftharpoons AgBr_{(s)} + 2NH_3$$

$$AgBr_{(s)} + 2S_2O_3^{2-} \rightleftharpoons [Ag(S_2O_3)_2]^{3-} + Br^-$$

$$[Ag(S_2O_3)_2]^{3-} + I^- \rightleftharpoons AgI_{(s)} + 2S_2O_3^{2-}$$

$$AgI_{(s)} + 2CN^- \rightleftharpoons [Ag(CN)_2]^- + I^-$$

$$2[Ag(CN)_2]^- + S^{2-} \rightleftharpoons Ag_2S_{(s)} + 4CN^-$$

分析上述几个反应可知，每一反应都是配位平衡和沉淀平衡的加合，根据多重平衡原理，可计算出这些反应的平衡常数，根据该平衡常数可以判断反应进行的程度和计算有关离子的浓度。

**课堂互动**

1. 求 298K 时，在 $6mol\cdot L^{-1}$ 氨水中，AgCl 的溶解度。

2. 向含有 0.01mol/L $NH_4Cl$ 和 0.15mol/L $[Cu(NH_3)_4]^{2+}$ 的混合溶液，向其中通入氨气至 0.1mol/L，问有无沉淀生成?

**（四）氧化还原平衡的影响**

在配合物溶液中加入某些氧化、还原剂，可能与配合物中的中心离子或配位体反应，导致配位平衡移动。例如，向 $[Fc(NSC)]^{2+}$ 溶液中加入 $SnCl_2$ 溶液，则血红色褪去：

$$2[Fe(NSC)]^{2+} + Sn^{2+} \rightleftharpoons 2Fe^{2+} + Sn^{4+} + 2SCN^-$$

这是氧化还原平衡对配位平衡的影响。反之，配位平衡也可影响到氧化还原平衡。

**（五）配位平衡之间的转化**

若在一种配合物的溶液中，加入另一种能与中心离子生成更稳定的配合物的配位剂，则发生配合物之间的转化。例如，在 $[HgCl_4]^{2-}$ 溶液中加入 KI 溶液，则转变为 $[HgI_4]^{2-}$：

$$[HgCl_4]^{2-} + 4I^- \rightleftharpoons [HgI_4]^{2-} + 4Cl^-$$

## 第四节　配合物在医药、食品、化妆品等领域中的应用

配合物在许多方面有着广泛的应用，本节主要介绍配合物在医药、食品、化妆品等领域中的应用。

### 一、　在医药领域中的应用

配合物在生活的诸多方面有着重要的应用，近年来，配合物在金属排毒、抗菌抗病毒、治疗癌症等方面越来越受到人们的关注。

### （一）排毒作用

环境污染、过量服用金属元素药物都可能引起体内 Cd、Cr、Pb、As 等污染元素的积累。而 Fe、Cu、Zn、Ca 等必需元素的过量，最终会导致人体金属中毒。目前，体内自身无法将有些有毒的金属离子转变为无毒形式排出体外。对于体内的有毒或过量的金属离子，一般可选择合适的配体（或螯合剂）与其结合而排出体外。这种方法称螯合疗法，所用的螯合剂称促排剂（或解毒剂）。促排剂必须满足一系列要求：

（1）它们必须是水溶性的，且在生理 pH 条件下，仍有足够的螯合能力；

（2）它们与欲排除的金属离子所形成的配合物的稳定性必须大于该金属与体内生物大分子所形成的配合物的稳定性；

（3）在治疗的浓度下对人体不应有明显的毒性。

例如，D－青霉胺常用来排除体内积累的铜和治疗 Wilson 病。D－青霉胺的结构式为：

$$(CH_3)_2\overset{\overset{\displaystyle HS}{|}}{C}-\overset{\overset{\displaystyle NH_2}{|}}{C}H-COOH$$

它能与 $Cu^{2+}$ 离子螯合，形成深紫色配合物。每天 1～2g 的剂量能使初疗者排出 8～9mg $Cu^{2+}$，而且不会引起正常贮存铜的释放。

在采取螯合疗法解毒时，必须注意由于促排剂缺乏选择性，常会引起体内正常贮存的必需元素的排出。例如当用 edta 钠盐解铅中毒时，常会导致血钙水平的降低而引起痉挛。但只需改用 $Na_2[Ca(edta)]$，即可顺利排铅而使血钙不受影响。

### （二）抗菌抗病毒作用

病毒是病原微生物中最小的一种，其核心是核酸，外壳是蛋白质。不具有细胞结构的大多数病毒缺乏配系统，不能独立自营生活，必须依靠宿主的酶系统才能使其本身繁殖。某些金属配合物有抗病毒的活性，病毒的核和蛋白质均为配体，能与金属配合物作用，或占据细胞表面防止病毒的吸附，或防止病毒在细胞内的再生，从而阻止病毒的繁殖。

多数抗微生物的药物属于配体，和金属配位后往往能增加其活性，如丙基异烟酰肼与一些金属生成的配合物的抗结核杆菌能力比纯配体强。β－羟基喹啉和铁单独存在时均无抗菌活性，但形成的配合物却有很强的抗菌作用，且以 1∶3 的中性配合物透过细胞膜能力最强。

### （三）抗癌药物

癌症是危害人类健康的一大顽症，分析表明癌症和微量金属离子有密切关系：缺乏碘地区易患甲状腺肿瘤；土壤中 Zn 和 Cr 含量高的地区与肠胃癌的发病率有关；Mo、Fe、Cu 的缺乏易引起食管癌；白血病患者体内 Cu 偏高而 Mg 偏低。随着人们对金属配合物的药理作用认识的进一步深入，新的高效、低毒、具有抗癌活性的金属配合物不断被合成出来，其中包括某些新型铂配合物、有机锡配合物、有机锗配合物、茂钛衍生物、稀土配合物、多酸化合物等。

顺铂为顺式－二氯二氨合铂（Ⅱ）的俗称，其抗癌作用是美国生理学家 Rosenberg

B于1965年偶然发现的。顺铂为平面四边形结构的配合物，其抗癌作用机制和传统的有机药物有所不同。顺铂进入体内后，首先受到细胞膜的阻碍。由于顺铂含有脂溶性基团氨，整个分子为电中性，有一定的脂溶性。同时分子体积小，所以容易跨过脂质双层结构的细胞膜，进入到细胞内。由于细胞内的氯离子浓度低，顺铂进入细胞后，它很快就发生水合解离，生成带正电荷的水合离子 $[Pt(NH_3)_2(H_2O)_2]^{2+}$。DNA是细胞的遗传物质，位于细胞核内，带有负电荷。当顺铂水合离解形成 $[Pt(NH_3)_2(H_2O)_2]^{2+}$ 后，受到DNA的静电吸引力，定向快速往细胞核迁移，到达靶目标。从分子结构看，顺铂的化学性质活泼，当它到达DNA时，DNA的碱基嘌呤（N 7）取代配位水，形成 *cis*－$[Pt(NH_3)_2]$ \ DNA的加合物，从而阻止了DNA的正常复制，抑制癌细胞的分裂。

虽然顺铂已经应用于临床，有较好的疗效，但由于它水溶性小，使肿瘤细胞产生获得性耐药性，有很强的毒副作用，为了减少它的毒性，人们尝试对它作结构上的修饰，卡铂便是其中之一。卡铂化学名为1，1－环丁二羧酸二氨合铂（Ⅱ）。结构式中引入了亲水性的1，1－环丁二羧酸作为配体，因此肾毒性和引发的恶心、呕吐均低于顺铂，其作用机制与顺铂相同，虽然其化学稳定性好，毒性小，但是它与顺铂有交叉耐药性（交叉度达90%）。

金属配合物作为抗癌药物虽然有的已经应用于临床，并且显示出了较好的临床效果，但是大多数仍处于实验阶段，人们对它们的抗癌机制仍不是十分清楚。随着人们对金属配合物的抗癌机制以及其构效关系的进一步认识，人们必将合成出更多的高效低毒的金属配合物，金属配合物的抗癌前景将更为广阔。

**（四）其他药物**

多数抗微生物的药物属配体，和金属离子（或原子）配位后形成的配合物往往能增加其活性。如丙基异烟肼与一些金属配合物的抗结核杆菌的能力比配体更强，其原因可能是由于配合物的形成提高了药物的脂溶性和透过细胞膜的能力，从而活性更高。又如风湿性关节炎与局部缺乏铜离子有关。用阿司匹林治疗风湿性关节炎就是把体内结合的铜生成低分子量的中性铜配合物透过细胞膜运载到风湿病变处而起治疗作用的。但阿司匹林会螯合胃壁的 $Cu^{2+}$ 引起胃出血。如改用阿司匹林的铜配合物，则疗效增加，即使较大剂量也不会引起胃出血的副作用。

## 二、在食品领域中的应用

**（一）食物强化剂**

缺铁性贫血是世界范围内最常见的一种营养缺乏病。2002年第四次全国营养调查结果显示，我国居民贫血发生率为20.17%。缺铁性贫血已经成为我国迫切需要解决的公共卫生问题之一。食物强化剂在国际上被公认为是最为经济、快捷、可持续性的营养改善方式。铁强化酱油和铁强化面粉是我国政府为提高和改善居民的铁营养状况开展的营养改善项目，它是在酱油和面粉中添加强化剂。而NaFeEDTA是目前首选的强化剂。

NaFeEDTA的化学名为螯合铁乙二胺四乙酸铁钠，它是由有机配合剂EDTA与 $Fe^{3+}$ 形成的稳定的配合物（螯合物）。在铁强化酱油中，存在许多弱配合作用的成分，如多糖、氨基酸、肽类、核苷酸等。当采用 NaFeEDTA 进行强化，这些成分就会以 $FeEDTA^-$ 形式存在而大大增加其稳定性，有利于铁的吸收。

与一般的无机强化剂相比，NaFeEDTA 强化剂具有如下特性：

（1）吸收率高，是 $FeSO_4$ 的 2～3 倍。

（2）对食物载体感官和内在品质影响小，基本无铁味。

（3）不受植酸等铁吸收抑制剂的影响。

（4）性质稳定，在酱油中的稳定性达 24 个月以上。

（5）对肠胃刺激性小。

### （二）色素

色泽是对食品感官质量最有影响的因素之一，人们往往根据色泽来判断食品的新鲜程度、成熟度以及风味等。食品的颜色也是决定购买与否的重要因素之一，同时也是鉴别食品质量优劣的一项重要指标。很多食品的天然色素以及植物酶都是以配合物的形式存在，例如维生素 $B_{12}$ 是钴的配合物；植物固氮酶是铁、钼的蛋白质配合物等。

#### 1. 植物色素

植物色素有很多种，叶绿素是最常见的一种，它是 $Mg^{2+}$ 的大环配合物。叶绿素是高等植物和其他所有能进行光合作用的生物体内所含有的一类绿色色素，它使蔬菜和未成熟的果实呈现绿色。叶绿素的生物作用就是作为光合作用的催化剂，生物通过叶绿素吸收太阳能，固定二氧化碳，使其与水作用转变为有机化合物。叶绿素有叶绿素 a、b、c、d 等几种，高等植物中主要含叶绿素 a、b 两种，它们的结构如图 10－4 所示。

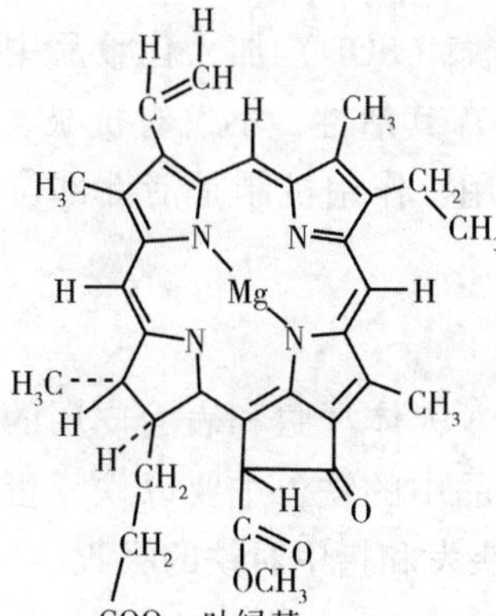

叶绿素a 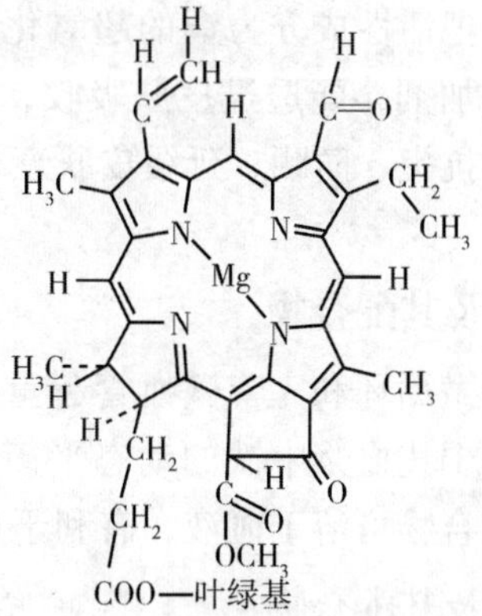　　叶绿素b

图 10－4　叶绿素的分子结构

#### 2. 动物色素

高等动物（例如牛、羊、猪等）的肉色之所以鲜红，这是因为肉中含有血红素。血红素是 $Fe^{2+}$ 的配合物，是存在于高等动物血液和肌肉中的红色色素，是影响肉制品颜色的主要色素，人们往往首先通过观察肉色来判断肉质的好坏。在活的动物机体中，它是呼吸过程中氧气和二氧化碳的载体血红蛋白的辅基。血红素的分子结构如图 10－5 所示。

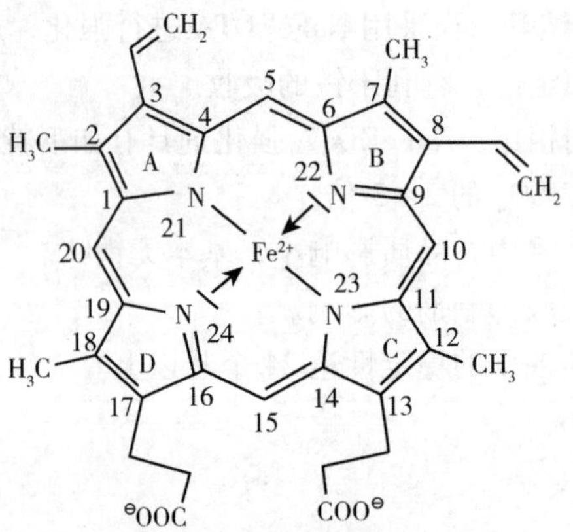

图 10－5　血红素的分子结构

## 三、在化妆品领域中的应用

随着人们生活水平的提高，化妆品在我国的使用日趋广泛。微量元素进入化妆品，是通过与蛋白质、氨基酸和脱氧核糖核酸连结而实现的。当这些微量元素被配合时，其配合物更具有生物利用性，使产品更具调理性和润湿性，而且它们更易于被皮肤、头发和指甲吸收和利用，实现化妆品护肤美容的真实涵义。目前，铜、铁、硅、硒、碘、铬和锗等七种微量元素在化妆品中的应用已经被许多国内外学者所肯定，而且逐渐为广大消费者所接受。

### （一）铜及其配合物

国内外已把活性成分为铜的超氧化物歧化酶（SOD）加入化妆品中，SOD 作为化妆品的优质添加剂，能透过皮肤吸收，且可保存其活性，不仅有抗皱、祛斑、去色素等作用，还有抗炎、防晒、延缓皮肤衰老的作用，作用机制是活性部位的铜能清除体内自由基。

### （二）铁及其配合物

铁对保持微循环和完善微血管起重要作用。人体汗腺和表面皮层的脱落造成体内铁的缺失，并干扰血浆中铁的动态平衡。化妆品中的铁，主要以铁－蛋白质配合物形式加入，该配合物可溶于血液，有利于皮肤、头发和指甲对铁的吸收。

### （三）硅及其配合物

人体含硅最高的是皮肤、主动脉、气管和腱，其含量随着年龄的增长而减少，因此老化的皮肤需含硅护肤品来补充。采用硅－蛋白质配合物作为添加剂添加到化妆品基剂中，效果较好。

### （四）硒及其配合物

硒的代谢与人体需要的维生素 E 有关，它防止过氧化物对细胞质膜的不饱和脂肪酸的作用，大大减少维生素 E 的量，保持膜的完整性。在化妆品中，用硒－蛋白质配合物作为防晒剂或护肤品中的抗氧化剂，其配合物的蛋白质部分将增加产品润湿性和亲和性。

### （五）碘及其配合物

碘刺激与毛发生长有密切关系的甲状腺荷尔蒙的分泌，对毛发生长有不可缺少的作用。目前护发品中含碘添加剂主要是海中植物的萃取液。

### （六）铬及其配合物

保持正常的葡萄糖代谢需要三价铬，因此铬起胰岛素辅因子作用。开发三价铬-蛋白质配合物类化妆品，有利于该微量元素的吸收和同化。

### （七）锗及其配合物

有机锗化妆品于20世纪80年代兴起于日本，并随着研究不断深入扩大，主要以氨基酸锗氧化物为多，这类化妆品作用于皮肤表面通过微血管、皮下细胞作用于更深处有效发挥作用。

## 本章小结

1. 配合物的组成

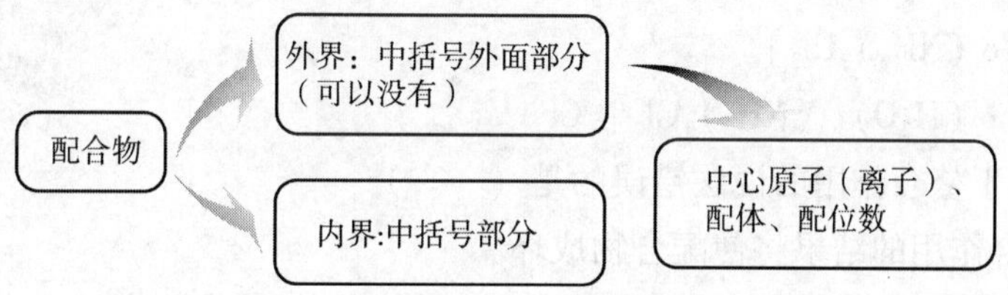


2. 影响配位平衡的主要因素

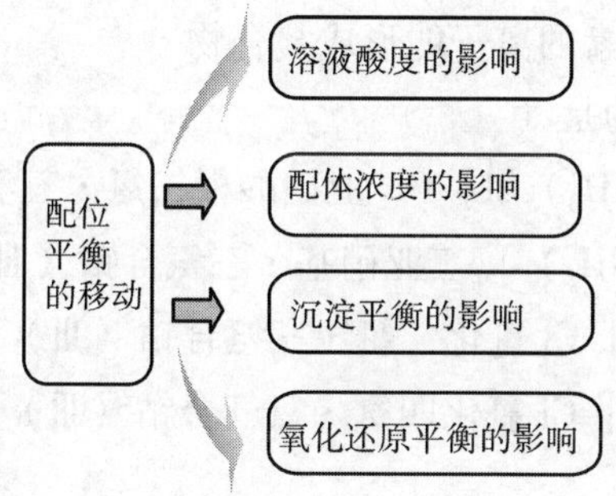


3. 配合物在医药、食品、化妆品等领域中的应用

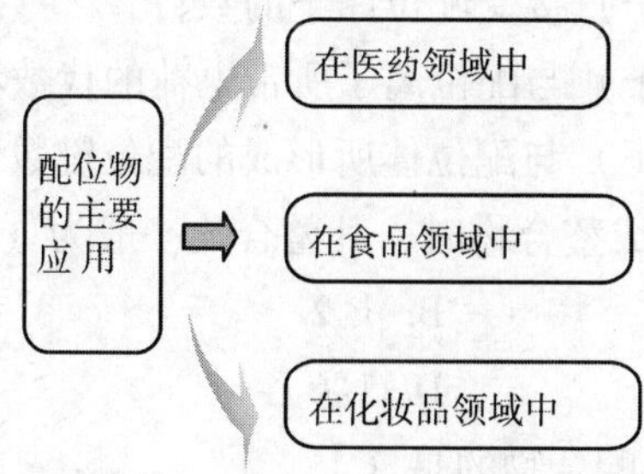

## 目标检测

### 一、单项选择题

1. $[Cr(C_2O_4)(en)_2]^+$ 配离子中 Cr 的氧化数和配位数是（　　）

A. +3；3　　B. +3；6

C. +2；3　　D. +6；6

2. 组成为 $CoCl_3 \cdot 3NH_3$ 的固体配合物溶于水后，用 $AgNO_3$ 试剂测得 $Cl^-$ 离子含量约为式量氯的 1/3，该配合物是（　　）

A. $[Co(H_2O)_3(NH_3)_3]Cl_3$

B. $[Co(H_2O)_3(NH_3)_3Cl]Cl_2$

C. $[Co(NH_3)_3Cl_3]$

D. $[Co(H_2O)_3(NH_3)_3Cl_2]Cl$

3. 下列关于螯合作用的说法错误的是（　　）

A. 螯合作用的结果将使配合物成环

B. 一般螯合物比较稳定

C. 起螯合作用的配体称为螯合剂

D. 只有过渡金属元素的离子能形成螯合物

4. 下列命名中，正确的是（　　）

A. $[Co(ONO)(NH_3)_5Cl]Cl_2$ 亚硝酸根二氯·五氨合钴（Ⅲ）

B. $[Co(NO_2)_3(NH_3)_3]$ 三亚硝基·三氨合钴（Ⅲ）

C. $[CoCl_2(NH_3)_3]Cl$ 氯化二氯·三氨合钴（Ⅲ）

D. $[CoCl_2(NH_3)_4]Cl$ 氯化四氨·氯气合钴（Ⅲ）

5. 配位数是（　　）

A. 中心离子（或原子）接受配位体的数目

B. 中心离子（或原子）接受配位原子的数目

C. 中心离子（或原子）与配位离子所带电荷的代数和

D. 中心离子（或原子）与配位体所形成的配位键数目

6. EDTA 和金属离子形成螯合物时，其螯合比一般为（　　）

A. 1∶1　　B. 1∶2

C. 1∶4　　D. 1∶6

7. 下列化合物中，属于配合物的是（　　）

A. $Na_2S_2O_3$　　B. $[Ag(NH_3)_2]Cl$

C. $H_2O_2$　　D. $KAl(SO_4)_2.12H_2O$

## 二、填空题

1. 配合物 [Pt($NH_3$)$_4$$Cl_2$][$HgI_4$] 的名称是____________________；碳酸·一氯·一羟基·四氨合铂(Ⅳ)的化学式是____________。

2. 配合物 [Co($NH_3$)$_4$($H_2O$)$_2$]$_2$($SO_4$)$_3$ 的内界是________，外界是______；中心离子是________；配体分别是________和__________；配位原子分别是________和__________；中心离子的配位数为________，该配位化合物的名称是__________。

3. 配离子的形成和离解是________进行的，其 $K_1$、$K_2$、$K_3$……等称为________，它们的值彼此__________。

4. 填表

| 配合物或配离子 | 中心原子 | 配体 | 配位原子 | 配位数 |
| --- | --- | --- | --- | --- |
| $H_2$[$PtCl_6$] | | | | |
| [Co(ONO)($NH_3$)$_5$]$SO_4$ | | | | |
| [Ni(CO)$_4$] | | | | |
| [$PtCl_5$($NH_3$)]$^-$ | | | | |

## 三、判断题

1. 配合物由内界和外界组成。(　　)

2. 配位数是中心离子(或原子)接受配位体的数目。(　　)

3. 在配离子 [Cu($NH_3$)$_4$]$^{2+}$解离平衡中，改变体系的酸度，不能使配离子平衡发生移动。(　　)

4. 配合物中由于存在配位键，所以配合物都是弱电解质。(　　)

5. 已知 [$HgI_4$]$^{2-}$的$\beta_4^\theta = K_1$，[$HgCl_4$]$^{2-}$的$\beta_4^\theta = K_2$，则反应 [$HgCl_4$]$^{2-}$ + $4I^-$ $\rightleftharpoons$ [$HgI_4$]$^{2-}$ + $4Cl^-$的平衡常数为 $K_1/K_2$。(　　)

6. [Cu($NH_3$)$_3$]$^{2+}$的积累稳定常数 $\beta_3$ 是反应 [Cu($NH_3$)$_2$]$^{2+}$ + $NH_3$ $\rightleftharpoons$ [Cu($NH_3$)$_3$]$^{2+}$的平衡常数。(　　)

## 四、综合题

1. 计算下列反应的平衡常数，并判断反应进行的方向。已知：$\beta^\theta_{4\ [Cu(NH_3)_4]^{2+}} = 2.1\times10^{13}$；$\beta^\theta_{4\ [Zn(NH_3)_4]^{2+}} = 2.9\times10^{9}$；$\beta^\theta_{3\ [Fe(C_2O_4)_3]^{3-}} = 1.6\times10^{20}$；$\beta^\theta_{6\ [Fe(CN)_6]^{3-}} = 1.0\times10^{42}$

(1) [Cu($NH_3$)$_4$]$^{2+}$ + $Zn^{2+}$ $\rightleftharpoons$ [Zn($NH_3$)$_4$]$^{2+}$ + $Cu^{2+}$

(2) [Fe($C_2O_4$)$_3$]$^{3-}$ + $6CN^-$ $\rightleftharpoons$ [Fe(CN)$_6$]$^{3-}$ + $3C_2O_4^{2-}$

2. 通过计算解释为什么 AgBr 沉淀可溶于 KCN 溶液而 $Ag_2S$ 沉淀却不能溶于 KCN 溶液中？

已知：$K_{sp(AgBr)} = 5.35\times10^{-13}$；$\beta_{2Ag(CN)_2^-} = 1.26\times10^{21}$；$K_{sp(Ag_2S)} = 6.69\times10^{-50}$

3. 求 298K 时，在 6.0mol·L$^{-1}$ KCN 溶液中 AgCl 的溶解度。

已知 $K_{sp(AgCl)}=1.56\times10^{-10}$；$\beta_{2Ag(CN)_2^-}=1.26\times10^{21}$

4. 10ml 0.10mol·$L^{-1}$ $CuSO_4$ 溶液与 10ml 6.0mol·$L^{-1}$ $NH_3\cdot H_2O$ 混合并达平衡，计算溶液中 $Cu^{2+}$、$NH_3\cdot H_2O$ 及 $[Cu(NH_3)_4]^{2+}$ 的浓度各是多少？若向此混合溶液中加入 0.0010mol NaOH 固体，问是否有 $Cu(OH)_2$ 沉淀生成？已知：$\beta^{\theta}_{4\ Cu(NH_3)_4]^{2+}}=2.09\times10^{13}$；$K_{sp[Cu(OH)_2]}=2.2\times10^{-20}$

（孙荣梅）

# 实验模块

# 第十一章 化学实验须知

## 一、实验目的

1. 通过实验逐步学会并掌握实验操作的一些基本技术；

2. 通过实验学习某些基本知识和验证某些基本理论；

3. 通过实验，培养严谨的作风，实事求是的态度，正确的思维方法，观察和描述事物变化并理解其实质的能力。

## 二、实验要求

1. 预习实验内容，懂得该项实验的目的、要求和基本原理，清楚实验的方法、步骤和注意问题。

2. 按实验规定的方法、步骤，认真进行操作，仔细观察，如实记录。

3. 在实验报告上及时如实记录下实验现象、数据。记录要清楚，不能涂改原始数据。实验完毕，数据要经带教老师检视签名。

4. 按时缴交实验报告。

## 三、实验守则

### （一）实验室规则

1. 进入实验室必须穿好实验服并扣好钮扣。禁止披发，穿背心、短裤（裙）、拖鞋。

2. 遵守纪律，服从老师和技术人员的安排和指导。

3. 实验过程中应保持安静，不得大声喧哗，严禁在实验室追逐。

4. 保持实验室和环境的清洁卫生，实验桌要经常保持整洁有序。火柴杆、废纸、废液以及其他废物一律放入指定的容器中，严禁丢入水槽或掷到门外、窗外，也不能随地乱丢。

5. 爱护仪器设备，节约用电用水，节约药品材料。严禁将实验室的仪器、器材、设备、药品等物品带走。

6. 实验结束后，整理好仪器、药品，做好清洁工作，关好水、电、煤气、门、窗。

### （二）实验安全规则

1. 熟悉实验室的环境，熟悉消防器材的存放地点和使用方法。

2. 使用易燃、易爆、有毒、腐蚀性、刺激性药品时，或在反应中有上列物质生成或可能生成时，必须严格按照《实验指导》规定的方法、步骤和注意事项在指定的地方进行操作。

3. 使用电学仪器时，须在装配完毕经检查合格后才接上电源。用后，即切断电源，再拆除装置。

4. 将药品加到容器中时，切勿在容器上俯视。也不要俯视正在加热的液体，以防热液溅出伤人。

5. 加热试管时，不能将管口对着自己或别人。

6. 使用酒精灯，应随用随点，不用时盖上灯罩，严禁用燃着的酒精灯点燃其他的酒精灯，以免酒精流出而失火。

7. 实验室严禁吸烟，饮食。

8. 如遇意外事故，应保持镇静，不要乱跑，应立即告知教师或实验室人员，采取相应措施。

**（三）仪器的保管和使用的一般规则**

1. 自己使用的或轮流使用的仪器应有序的存放在实验仪器柜中，每次实验前，根据实际需要，取用必要的仪器。仪器如有缺、损，及时报告，填写报损单，经指导教师签字后，补齐。

2. 公用的仪器，用后须立即放回原处。

3. 贵重、精密的仪器，不许搬动。使用时，应遵从教师的指导，严格按照操作规程进行，未弄清用法前不许动手。如有故障，及时报告。

4. 任何仪器在使用前须检查是否符合实验要求，用后须整理好或放回原处，使之处于随时可用的状态。

**（四）试剂药品取用的一般规则**

1. 取用试剂药品时，须先看清瓶签（名称、规格、浓度等）。

2. 有毒试剂药品在老师指导下取用。

3. 取用试剂药品时，应将瓶塞或瓶盖取下后倒放在桌面上。取出需要的数量后，即将瓶塞或瓶盖盖好，将试剂瓶放回原处，保持原来的安放次序。

4. 取出的量若超过需要的量，不允许将多出的部分放回原试剂瓶中，可放在指定的容器中。

5. 固体试剂要用干净的药匙取用。药匙不得随便放在桌面上（可用橡皮筋捆在试剂瓶身上，匙头向上）。

6. 从小口瓶中倒取液体试剂时，将贴有瓶签的一面握向手心，逐渐倾斜瓶子，让试剂沿洁净的玻璃棒注入容器中。

7. 从滴瓶中取用试剂时，滴管不能倒立，不能放在桌面上，不能让滴管尖触及容器壁。

8. 一旦发现试剂药品被污染，应立即报告老师，及时更换。

## 四、常见事故处理

1. 打烂温度计——立即用硫粉覆盖散落在地面上的水银，以免吸入汞蒸气而中毒。

2. 割伤——立即用药棉擦伤口，经碘酒消毒后敷药包扎；伤口内若有玻璃碎片，须先清理，然后敷药包扎；若伤口过大，应立即到医务室处理。

3. 烫伤——在烫伤处抹上苦味酸溶液或烫伤膏，切勿用水冲洗。

4. 酸蚀伤——立即用大量水冲洗，然后用饱和碳酸氢钠溶液或氨水冲洗，最后用水冲洗。

5. 碱蚀伤——立即用大量水冲洗，然后用硼酸或稀醋酸冲洗，最后用水冲洗。

6. 白磷灼伤——用1%硫酸酮或高锰酸钾溶液冲洗伤口，然后包扎。

7. 吸入有毒气体

吸入硫化氢气体，应立即到室外呼吸新鲜空气；

吸入氯、氯化氢气体时，可吸入少量酒精和乙醚的混合蒸气使之解毒；

吸入溴蒸气时，可吸入氨气和新鲜空气解毒。

8. 毒物进入口内——把5～10ml稀硫酸酮或高锰酸钾溶液（约5%）加入一杯温水中，内服，然后用手指伸入咽喉，促使呕吐，并立即送医院。

9. 触电——立即切断电源。必要时进行人工呼吸。

10. 起火——立即灭火，并要防止火势蔓延（如切断电源，移走易燃物件）。灭火的方法要根据起火的原因采用相应的方法；一般的小火可用湿布、石棉布覆盖燃烧物灭火。火势大时可使用泡沫灭火器。但电器设备引起的火灾，只能用四氯化碳灭火器灭火。实验人员衣服着火时，切勿乱跑，应赶快脱下衣服，用石棉布覆盖着火处，或者就地卧倒滚打，也可起到灭火的作用。火势较大应立即报警。

## 五、常用仪器简介

| 仪器 | 主要用途 | 使用方法和注意事项 |
|---|---|---|
| 试管 | 1. 盛少量试剂。<br>2. 作少量试剂反应的容器。<br>3. 制取和收集少量气体的容器。 | 1. 反应液体不要超过试管容积的1/2，加热时试管内的液体不要超过容积的1/3。<br>2. 加热前试管外面要擦干，加热时要用试管夹。<br>3. 加热后的试管不能骤冷，应用试管夹夹着悬放在试管架上。<br>4. 离心管只能用水浴加热。 |
| 烧杯 | 1. 少量物质反应的容器。<br>2. 配制溶液用。<br>3. 接受滤液。 | 1. 反应液体不得超过容量的2/3，以免搅动时液体溅出或沸腾时溢出。<br>2. 加热前烧杯外面要擦干，加热时烧杯底要垫石棉网，以免烧杯受热不均匀而破裂。 |
| 量筒量杯 | 用于粗略地量取一定体积的液体。 | 1. 不可加热。<br>2. 不可作实验容器。<br>3. 读数时，视线应和液面水平，读取与弯月面底相切的刻度。 |

续表

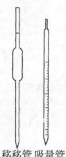

| 仪器 | 主要用途 | 使用方法和注意事项 |
| --- | --- | --- |
| 漏斗 | 1. 过滤液体。<br>2. 倾注液体。 | 1. 不可直接加热。<br>2. 过滤时，滤纸角对漏斗角；滤纸边缘低于漏斗边缘，液体液面低于滤纸边缘，杯靠棒，棒靠滤纸，漏斗颈尖端必须紧靠承接滤液的容器壁（即一角、二低、三靠紧）。 |
| 容量瓶 | 用于配制准确浓度的溶液用。 | 1. 溶质先在烧杯内全部溶解，然后移入容量瓶。<br>2. 不能加热，不能代替试剂瓶用来存放溶液。<br>3. 磨口瓶塞是配套的，不能互换。 |
| 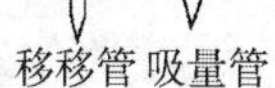 移移管 吸量管 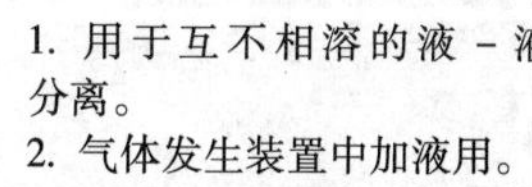 | 用于精确移取一定体积液体时用。 | 1. 移液前，液液管或吸量管要用移取液润洗 2～3 遍。<br>2. 将液体吸入，液面超过刻度，再用食指按着管口，轻轻转动放气，使液面降至刻度后，用食指按着管口，移至指定容器中，放开食指，使液体沿容器壁自动流下。<br>3. 未标明“吹”字的吸量管，残留的最后一滴液体，不用吹出。 |
| 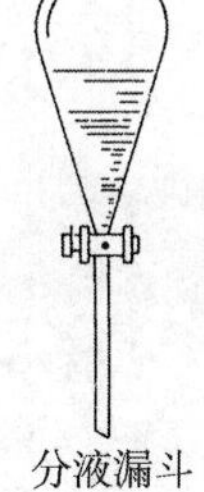 分液漏斗 | 1. 用于互不相溶的液－液分离。<br>2. 气体发生装置中加液用。 | 1. 不能加热。<br>2. 塞上涂一层凡士林，旋塞处不能漏液。<br>3. 分液时，下层液体从漏斗管流出，上层液体从上口倒出。<br>4. 作气体发生器时，漏斗颈应插入液面内。 |
| 烧瓶 | 1. 园底烧瓶可供试剂量较大的物质在常温或加热条件下反应用。<br>2. 平底烧瓶可配制溶液或加热用。 | 1. 盛放液体的量不能超过烧瓶容量的 2/3。<br>2. 固定在铁架台上，下垫石棉网再加热，不能直接加热，加热前外壁要擦干。<br>3. 放在桌面上时，下面要垫木环或石棉环。 |
| 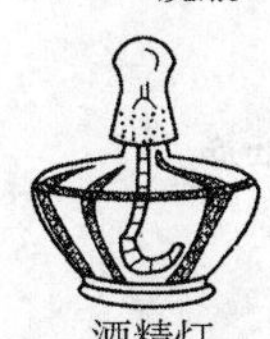 酒精灯 | 1. 常用热源之一。<br>2. 进行焰色反应。 | 1. 用前检查灯芯和酒精量（不少于容积的 1/5，不超过容积的 2/3）。<br>2. 用火柴点火，禁用燃着的酒精灯去点燃另一盏酒精灯。<br>3. 不用时应立即用灯帽盖灭。 |

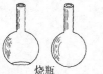

续表

| 仪器 | 主要用途 | 使用方法和注意事项 |
| --- | --- | --- |
| 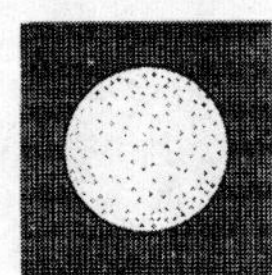 石棉网 | 使受热物体均匀受热。 | 1. 用前检查，石棉脱落的不能用。<br>2. 不能与水接触，以免石棉脱落或铁丝生锈。<br>3. 不可卷折。 |
| 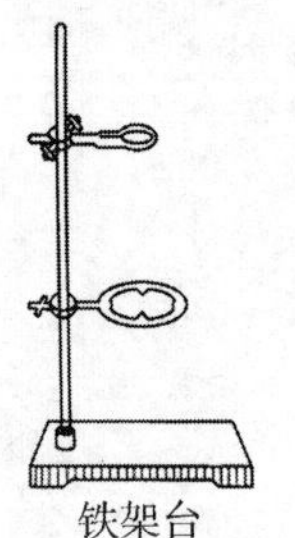 铁架台 | 1. 固定反应容器。<br>2. 铁圈可代替漏斗架用于过滤。 | 1. 先调节好铁圈、铁夹的距离和高度。<br>2. 用铁夹夹持仪器时，应以仪器不能转动为宜，不能过紧过松。<br>3. 加热后的铁圈不能撞击或摔落在地，以免断裂。 |
| 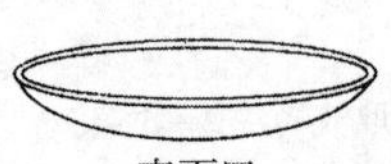 表面皿 | 1. 用于覆盖烧杯或蒸发皿。<br>2. 作点滴反应器皿或气室。<br>3. 盛放干净物品或试剂。 | 1. 不能直接用火加热。<br>2. 不能当蒸发皿用。 |
| 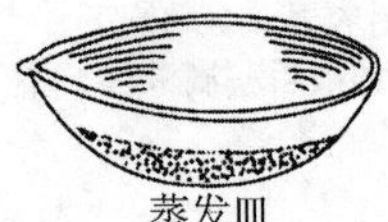 蒸发皿 | 1. 用于溶液的蒸发、浓缩。<br>2. 焙干物质。 | 1. 盛液量不得超过容积的2/3。<br>2. 可直接加热，但不宜骤冷。<br>3. 加热过程中应不断搅拌以促使溶剂蒸发。<br>4. 临近蒸干时，降低温度或停止加热，利用余热蒸干。 |
| 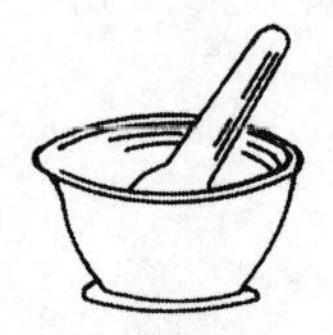 研钵 | 1. 研碎固体物质。<br>2. 混匀固体物质。 | 1. 不能加热或作反应容器用。<br>2. 不能将易爆物质混合研磨。<br>3. 盛固体物质的量不宜超过容积的1/3。<br>4. 只能研磨、挤压、勿敲击。 |
| 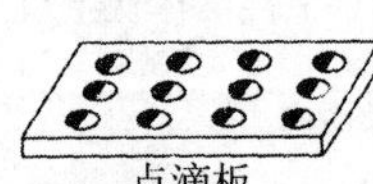 点滴板 | 用于产生颜色或生成有色沉淀的点滴反应 | 1. 常用白色点滴板。<br>2. 有白色沉淀的用黑色滴定板。<br>3. 试剂常用量为1～2滴。 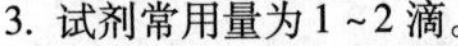 |
| 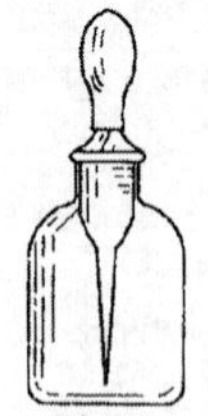 滴瓶 | 盛液体试剂或溶液。 | 1. 棕色瓶盛放见光易分解或不太稳定的物质。<br>2. 滴管不能吸得太满，不能倒置。<br>3. 滴管专用，不得弄乱，弄脏，以免污染试剂。 |
| 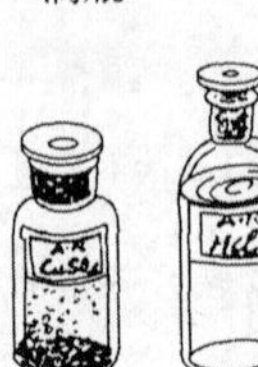 试剂瓶 | 1. 细口试剂瓶用于储存溶液或液体药品。<br>2. 广口试剂瓶用于存放固体试剂或收集气体。 | 1. 不能直接加热。<br>2. 瓶塞不能弄脏、弄乱。<br>3. 盛放碱性溶液应使用橡皮塞。<br>4. 不用时应洗净并在磨口塞与瓶颈间垫上纸条。 |

续表

| 仪器 | 主要用途 | 使用方法和注意事项 |
|---|---|---|
| 试管刷 | 洗涤试管或玻璃仪器用。 | 1. 小心试管刷顶部的铁丝撞破试管底部。<br>2. 洗涤时手持刷子的部位要合适。 |
| 药匙 | 取少量固体试剂。 | 1. 保持干燥、清洁。<br>2. 取完一种试剂后，应洗净、干燥后再使用。 |
| 试管夹 | 加热试管时夹试管用。 | 1. 加热时，夹着距离管口约1/3处。<br>2. 不要把拇指按在夹的活动位置。<br>3. 一定要从试管底部套上或取下试管夹。 |
| 锥形瓶 | 普通滴定时用 | 滴定时应不断旋摇锥形瓶。 |
| 碘量瓶 | 溴酸钾法、碘量法（滴定碘法）等使用 | 1. 滴定时用食指和中指夹着瓶塞，不断旋摇碘量瓶。<br>2. 碘量瓶的喇叭形瓶口与瓶塞柄之间形成一圈水槽，槽中加纯水可形成水封，防止瓶中溶液生成的气体等逸失。反应一定时间后，打开瓶塞，水即流下，然后冲洗瓶塞和瓶壁，接着进行滴定。 |
| 洗瓶 | 装蒸馏水，用于洗涤沉淀或容器。 | 塑料洗瓶不能加热 |

（伍伟杰）

# 第十二章 实验内容

## 实训一 药用 NaCl 的制备与质量检验

【实验目标】

1. 掌握药用 NaCl 的制备原理和方法；

2. 练习和巩固称量、研磨、溶解、过滤（普通过滤、保温过滤、减压过滤）、蒸发、浓缩、结晶和干燥等基本操作。

3. 熟悉药用 NaCl 纯度的检验方法。

【实验原理】

药用 NaCl 往往通过粗食盐的提纯而制备。粗食盐中除了含有泥沙等不溶性杂质外，还有 $K^+$、$Ca^{2+}$、$Mg^{2+}$、$Fe^{3+}$、$SO_4^{2-}$、$CO_3^{2-}$、$Br^-$、$I^-$ 等可溶性杂质。有机物杂质，可通过加热灼烧破坏，不溶性杂质可采用过滤的方法除去，可溶性的杂质则选用适当的试剂使生成难溶化合物后过滤除去。

少量可溶性杂质（如 $K^+$、$Br^-$、$I^-$ 等），由于含量很少，可根据溶解度的不同，在结晶时使其残留在母液中而除去。

【实验用品】

仪器：台秤 1 台、研钵 1 套、烧杯（100 ml 、150 ml）各 1 个、长颈玻璃漏斗 1 个、保温漏斗 1 个、酒精灯 2 盏、量筒（50 ml）1 个、蒸发皿 1 个、减压抽滤装置 1 套、铁架台、石棉网、三脚架、铁环、坩埚钳、布氏漏斗、玻璃棒、药匙、洗瓶。

药品：粗食盐、$1mol \cdot L^{-1}$ $BaCl_2$、饱和 $Na_2CO_3$ 溶液、$2mol \cdot L^{-1}$ NaOH、$2mol \cdot L^{-1}$ HCl、溴麝香草酚蓝指示剂、$0.02mol \cdot L^{-1}$ NaOH、$0.02mol \cdot L^{-1}$ HCl、$1mol \cdot L^{-1}$ $H_2SO_4$、$1mol \cdot L^{-1}$氨试液、$1mol \cdot L^{-1}$草酸铵试液。

其他：称量纸、pH 试纸、滤纸（中速 φ9cm、φ11cm）。

【操作步骤】

### （一）药用 NaCl 的制备

**1. 称量、研磨**

称取粗食盐 10.0g，置于研钵中研磨细。

**2. 加热灼烧**

将研磨好的食盐置于蒸发皿中，并放在石棉网上，用小火炒至无爆裂声，冷却。

**3. 溶解**

将经上处理过的食盐放入 150 ml 烧杯中，加入 40 ml 水，搅拌使溶解（为了加快溶解，可边加热边搅拌）。

**4. 保温过滤**

用保温漏斗（保温漏斗放入菊花状滤纸[1]并事先加热）趁热过滤[2]，除去不溶性杂质，保留滤液。

**5. 滤液处理**

（1）加热滤液。在近沸温度下，边搅拌边逐滴加入 1mol · $L^{-1}$ $BaCl_2$ 溶液 2ml，停止加热和搅拌，等待约 5min，待沉淀下沉使溶液变清后，沿烧杯壁滴加 1 ~ 2 滴上述 $BaCl_2$ 溶液，观察溶液是否沉淀完全。如有白色沉淀，说明 $SO_4^{2-}$ 尚未除尽，继续滴加 $BaCl_2$ 溶液，直至上层清液在加入一滴 $BaCl_2$ 溶液无沉淀为止。确定沉淀完全后，继续加热煮沸 3min，减压过滤。

（2）将滤液转移至另一烧杯中，加热至沸（在此过程中要注意补充蒸馏水，保持溶液的体积基本不变，以防止 NaCl 晶体析出），边搅拌边逐滴加入饱和 $Na_2CO_3$ 溶液，直至不再有沉淀生成为止（用上述检验 $SO_4^{2-}$ 是否除尽的方法检验 $Ca^{2+}$、$Mg^{2+}$、$Fe^{2+}$ 以及过量的 $Ba^{2+}$ 是否除尽）。加入 2mol · $L^{-1}$NaOH 使溶液 pH 值在 10 ~ 11。继续煮沸 2 ~ 3min，冷却后用普通漏斗过滤。

**6. 蒸发**

将滤液转入蒸发皿中，滴加 2mol · $L^{-1}$HCl 使溶液 pH 值在 3 左右。加热蒸发并不断搅拌，当液面出现一层结晶膜时，改用小火加热并不断搅拌，至滤液浓缩为糊状稠液为止。冷却后用布氏漏斗减压抽滤至干。

**7. 炒干**

将减压抽滤至干的食盐置于干净并已称重的蒸发皿中，小火加热炒干，冷却。

## （二）药用 NaCl 的质量检验

**1. 溶液的澄清度**

取上述产品 0.5g 溶于 2.5 ml 水中，观察溶液的澄清度。

**2. 酸碱度**

取上述产品 0.5g 溶于 5ml 水中，加溴麝香草酚蓝指示剂 2 滴，观察颜色。如显黄色，加入 0.02mol · $L^{-1}$NaOH 2 滴，观察颜色的变化；如显蓝色或绿色，加入 0.02mol · $L^{-1}$ HCl 4 滴，观察颜色的变化。

**3. $Ca^{2+}$的检验**

取上述产品 1g 溶于 5ml 水中，加 1mol · $L^{-1}$ 氨试液 1ml，摇匀，再加草酸铵试液 1ml，在 5min 内观察溶液是否浑浊。

**4. $Ba^{2+}$的检验**

取上述产品 1g 溶于 5 ml 水中，溶液分为两份，一份加入 1mol · $L^{-1}$$H_2SO_4$ 2ml，另一份加入水 2ml，静置约 15min，分别观察两溶液的澄清度。

**【实验思考】**

在药用氯化钠在制备中，为什么先加 $BaCl_2$ 溶液，再加 $Na_2CO_3$ 溶液，最后加 HCl 溶液呢？是否可改变前后次序？为什么？

**【注意事项】**

[1] 菊花状滤纸的折叠：菊花状滤纸一共折为 32 份。一张圆形滤纸，在 1/16 之前

（含 1/16）都是向里对折，由 1/16 到 1/32 则向外对折即可。折好的滤纸，不要打开太多，否则不容易放入玻璃漏斗。

［2］为了防止 NaCl 晶体在滤纸上面析出，故采用保温过滤的方式过滤。过滤前，保温漏斗的夹层加入 7～8 成满的热水，放入普通玻璃漏斗，玻璃漏斗中再放入折叠好的菊花状滤纸，并事先安装好在铁架台上提前进行加热，直到保温过滤完为止。烧杯中的溶液，如果一次过滤不完，剩下的溶液也要继续加热。

【附注】

## 一、菊花状滤纸的折叠

如图 12－1 所示。把滤纸对折再对折得 1、2、3 折痕，然后 1 和 3、2 和 3 重合分别得 5、4 折痕，再使 1 和 4、2 和 5 重合分别得 7、6 折痕，1 和 5、2 和 4 重合分别得 9、8 折痕。在相邻两折痕之间从折痕的相反方向按顺序对折一次，然后展开滤纸成两层扇面状，再把两层展开成菊花形。

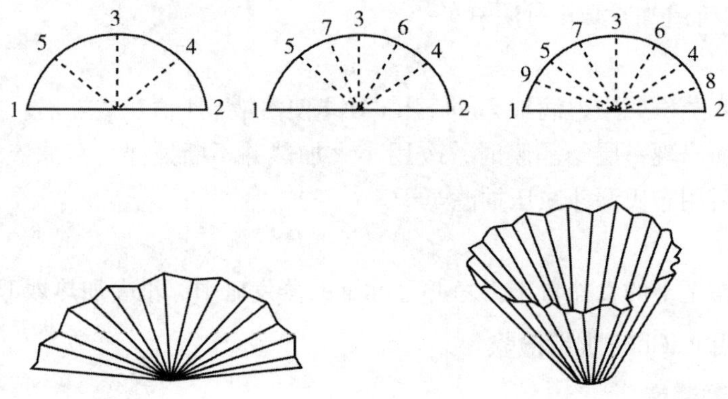


图 12－1　菊花状滤纸的折叠

## 二、物质的溶解、过滤、蒸发和重结晶

### （一）溶解

为了加快物质的溶解，溶解过程中可采用研磨、振荡、搅拌、加热等措施。

**1. 固体的研磨**

研磨可以加快固体物质的溶解和反应。操作如下：

如图 12－2 所示，先按固体的性质和硬度选择合适的研钵，把研钵洗净晾干（或揩干），放入待研磨的固体。研磨时左手稳住研钵，右手握住研杵，先用研杵把较大的固体压碎，再用研杵在钵内稍加用力地边压边转动，随时把沾在研杵和研钵壁上的固体刮下研碎。研磨完毕，用药匙把研磨好的固体全部刮出。

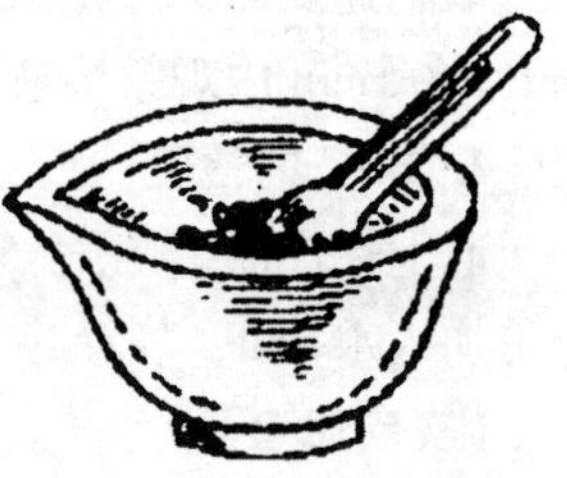

图 12－2　固体的研磨

研磨时应注意：

（1）研磨的量不能超过研钵体积的三分之一。

（2）潮湿的固体要先干燥，冷却后再研磨。

（3）大块的固体需先在外面用布或纸包好锤细后方可进行研磨。

（4）研磨易挥发、易产生刺激性气味的或有毒蒸气的物质时，应该用纸盖上。

（5）研磨易燃易爆的物质时要特别小心。

（6）不能把相互发生反应的物质混在一起研磨。

（7）用研磨混合固体粉末时，应用药匙而不能用研杵。

（8）研磨一般不能作反应的容器，不允许用火直接加热。

**2. 振荡和搅拌**

当需要把液体和液体，或者液体和固体充分混合时，往往需要振荡和搅拌操作。小口径的容器（例如试管、锥形瓶等）一般采用振荡的方法；大口径的容器（例如烧杯等）一般采用搅拌的方法。

（1）振荡　振荡试管时，试管中的液体不能超过试管体积的1/3。操作时，用拇指、食指和中指捏住试管上部，用手腕的力量进行振荡，反复振荡几次即可达到充分混合的目的。

振荡烧瓶和锥形瓶时，一般是手持瓶颈，运用手腕的力量，使瓶沿着一个方向做圆周运动（如图12－3所示）。

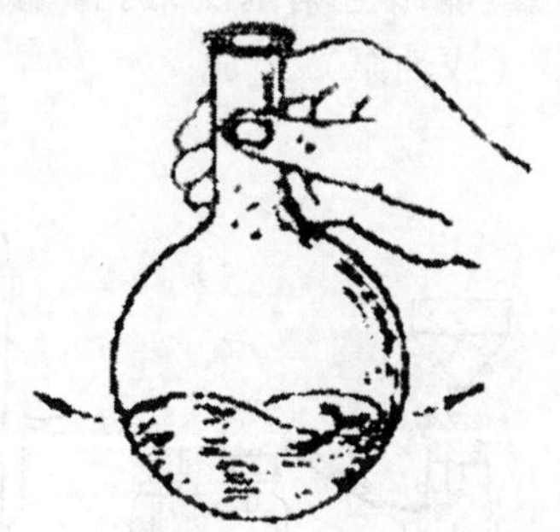

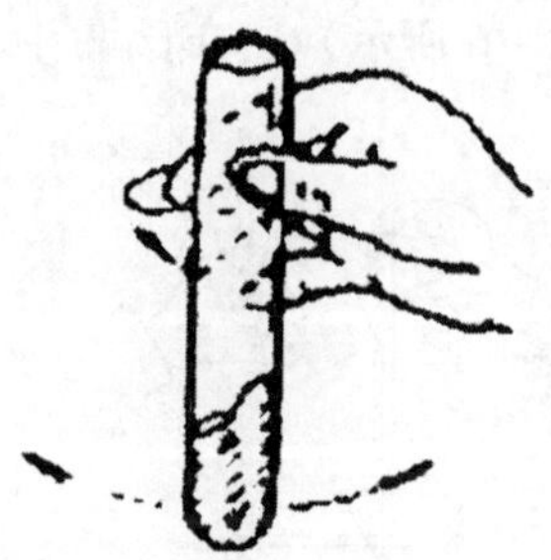

图12－3　烧杯和试管的振荡

（2）搅拌　在烧杯中混合液体或溶解固体时，常用玻璃棒进行搅拌。

搅拌时应注意：

①玻璃棒不要太细，其长度应与烧杯的大小相适应，一般玻璃棒斜放在烧杯中，露出烧杯外面的长度是在烧杯内长度的1/2。如果玻璃棒太长，则容易使烧杯翻倒。

②搅拌时，应使玻璃棒作均匀的圆周运动，不要使玻璃棒碰到容器的边缘和底部。玻璃棒转速不宜太快，以免使液体溅出或击破烧杯。

## （二）过滤

常用的过滤方法一般有常压过滤、减压过滤两种。

**1. 常压过滤**

取大小合适的园形滤纸，对折两次，然后张开滤纸使成圆锥形，一边三层，另一边一层，并撕掉三层滤纸小片外角，将张开的滤纸放入漏斗，此时滤纸的边缘应比漏斗口稍低约0.5cm，如图12－4所示。然后用少量的蒸馏水润湿滤纸，使它与漏斗紧

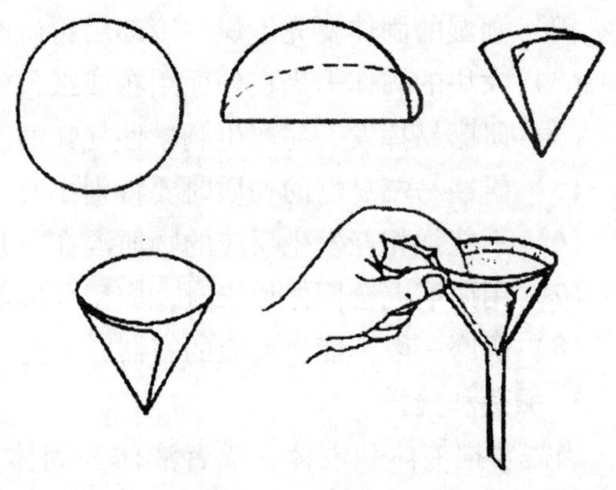
图 12－4　过滤器的准备

贴在一起，中间不要留有气泡，并使漏斗颈形成水柱，否则会影响过滤的速度。过滤时，先将漏斗放在漏斗架或铁架台的铁圈上，调整高度，使漏斗的颈部伸到烧杯内，为避免滤液溅出，应使漏斗颈的尖端紧靠烧杯内壁。然后将玻璃棒下端与三层滤纸处轻轻接触，把过滤的液体从烧杯口沿玻璃棒转移至漏斗，如图 12－5 所示。漏斗内液面应低于滤纸的边缘约 1cm，以免液体从滤纸与漏斗之间流下，影响过滤效果。先转移溶液，后转移沉淀，然后用少量蒸馏水淋洗盛放沉淀的容器和玻璃棒，将洗涤液倾入漏斗中。如此反复淋洗几次，直至沉淀全部转移至漏斗中。

**2. 减压过滤**

减压过滤是利用抽气泵将吸滤瓶中的空气抽出，造成布氏漏斗两边产生压力差，而达到快速过滤并抽干沉淀上溶液的目的。但它不适用于细小颗粒晶体和胶体沉淀的过滤，前者会堵塞滤纸孔而难以过滤，而后者会透过滤纸且堵塞滤纸孔。减压过滤装置（如图 12－6 所示）由布氏漏斗、吸滤瓶和水泵（或油泵）组成。

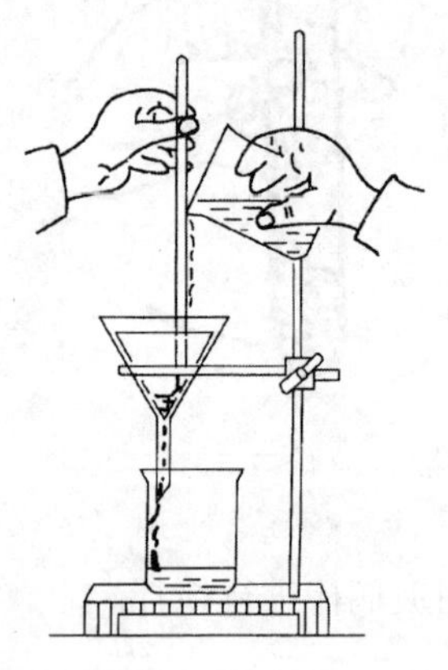
图 12－5　过滤操作

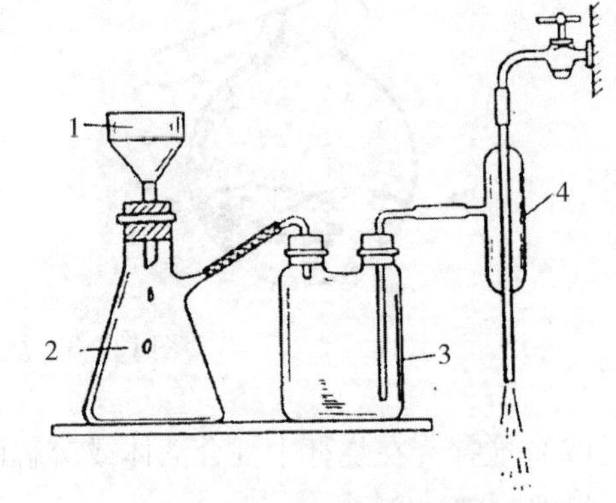

图 12－6　减压过滤装置

1. 布氏漏斗　2. 吸滤瓶
3. 安全瓶　4. 抽气水泵

减压过滤操作如下：

（1）铺放滤纸　过滤前，先将直径略小于布氏漏斗内径的圆形滤纸平铺在布氏漏斗瓷板上，用少量的蒸馏水润湿滤纸，然后将布氏漏斗颈套上橡胶垫圈，放在吸滤瓶上，注意氏漏斗的颈口应与吸滤瓶的支管相对（便于吸滤，同时避免滤液被吸入安全瓶）。打开抽气泵开关，轻按布氏漏斗，使滤纸紧贴在瓷板上。

（2）过滤先将溶液用玻璃棒引流倒入布氏漏斗中，溶液的量不要超过漏斗体积的三分之二。然后打开抽气泵，用手紧按布氏漏斗，待溶液滤完后再将沉淀转入漏斗。然后用少量蒸馏水淋洗盛放沉淀的容器和玻璃棒，将洗涤液倾入漏斗中。如此反复淋洗几次，直至沉淀全部转移至漏斗中，抽滤至干。

（3）沉淀的洗涤和抽干　停止抽滤，加入少量的洗涤液（蒸 馏水），让其缓缓通过沉淀进入吸滤瓶，再打开抽气泵，按紧布氏漏斗，将沉淀抽吸干燥。如沉淀需洗涤多次，则重复以上操作，直至达到要求为止。

（4）沉淀的取出　把布氏漏斗取下，将漏斗颈口向上，用手轻轻敲打布氏漏斗的边缘或用玻璃棒轻揭滤纸边，把沉淀转移至预先准备好的滤纸上。再根据沉淀物的性质，选用晾干或烘干的方法使其干燥。

**3. 热过滤**

如果溶液的溶解度明显地随温度的降低而降低，但又不希望它在过滤的过程中析出晶体时，可采用热过滤。

热过滤的做法是：把玻璃漏斗放在内装热水的铜质保温漏斗内，玻璃漏斗内再放入菊花状滤纸，趁热过滤（图 12－7）。

热过滤操作时应注意：

（1）保温漏斗内装的热水不要太满，以防受热膨胀溢出。

（2）过滤前保温漏斗要事先加热，保证足够的温度。

（3）如果滤液一次过滤不了，剩下的滤液要继续加热，以防结晶析出。

## （三）蒸发

将滤液转移至蒸发皿中，把蒸发皿放在铁架台的铁圈上，用酒精灯加热，并不断用玻璃棒搅拌（图 12－8），直到快要蒸干时停止加热，利用余热将残留的少量水分蒸干，即得固体。

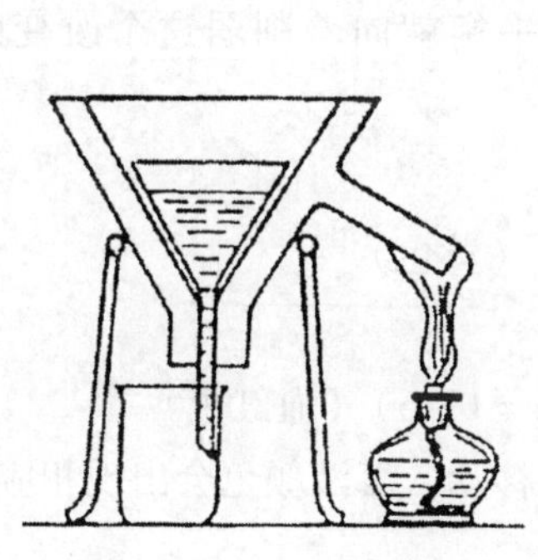

图 12－7　热过滤装置

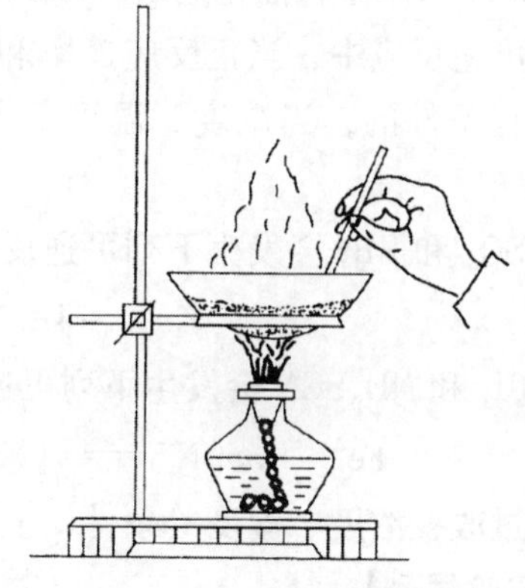

图 12－8　蒸发操作

蒸发操作时应注意：

（1）蒸发皿中的溶液不能超过其容积的三分之二，以免加热时溶液溅出。

（2）加热后的蒸发皿不得骤冷，以防炸裂。

## （四）重结晶

重结晶是为了得到纯度更高的晶体。把结晶出来的晶体重新加热溶解在溶剂中，配制成饱和溶液，然后趁热过滤，以除去不溶性杂质。滤液冷却后，使它再一次结晶。减压抽滤后可得到较纯净的结晶，可溶性杂质留在母液中。这是常用的分离提纯物质的方法之一。

（伍伟杰）

# 实训二 化学反应速率和化学平衡

【实验目标】

1. 掌握浓度、温度、催化剂对化学反应速率的影响；

2. 掌握浓度、温度对化学平衡的影响。

【实验原理】

化学反应速率是以单位时间内反应物浓度的减少和生成物浓度的增加来表示。化学反应速率除与内因反应物的本性有关，还受浓度、温度、催化剂等外界因素的影响。

$Na_2S_2O_3$ 被酸化生成 $H_2S_2O_3$，$H_2S_2O_3$ 分解析出 S，反应如下：

$$Na_2S_2O_3 + H_2SO_4 = Na_2SO_4 + H_2O + SO_2 + S\downarrow$$

析出硫使溶液变浑浊，从反应开始到出现浑浊所需时间即可表示反应速率的快慢。

温度对反应速率有显著的影响，对于大多数反应来说，温度升高，化学反应速率加快。测定上述反应在不同温度下出现浑浊的时间，可表明温度对化学反应速率的影响。

催化剂可大大改变反应速率，如 $H_2O_2$ 水溶液在常温时比较稳定，加入 $K_2Cr_2O_7$ 溶液或 $MnO_2$ 固体作为催化剂后，$H_2O_2$ 分解很快。

在可逆反应中，当正反应速率和逆反应速率相等时即达到化学平衡。化学平衡的维持是有条件的，当浓度、温度等条件改变，化学平衡就向着削弱这个改变的方向移动。

$CuSO_4$ 和 KBr 会发生下列可逆反应：

$$Cu^{2+} + 4Br^- \rightleftharpoons [CuBr_4]^{2-} \text{（黄色）}$$

$FeCl_3$ 和 $NH_4SCN$ 会发生下列可逆反应：

$$Fe^{3+} + nSCN^- \rightleftharpoons [Fe(SCN)n]^{3-n} \quad (n=1\sim6) \text{（血红色）}$$

通过改变浓度、温度等条件，上述反应化学平衡移动，溶液颜色会出现相应变化。

【实验用品】

仪器：小烧杯（100ml）1 个、试管 6 支、量筒（10ml）1 个、秒表 1 只、温度计（100℃）1 支、水浴锅（可控温）。

药品：$0.04mol \cdot L^{-1}$ $Na_2S_2O_3$、$0.04mol \cdot L^{-1}$ $H_2SO_4$、$1mol \cdot L^{-1}$ $H_2SO_4$、3% $H_2O_2$、$0.1mol \cdot L^{-1}$ $K_2Cr_2O_7$、$MnO_2$ 固体、$1mol \cdot L^{-1}$ $CuSO_4$、$2mol \cdot L^{-1}$ KBr、$0.1mol \cdot L^{-1}$ $FeCl_3$、$0.1mol \cdot L^{-1}$ $NH_4SCN$。

【操作步骤】

**（一）浓度对化学反应速率的影响**

取 3 支试管并编号，在 1 号试管中加入 2 ml $0.04mol \cdot L^{-1}$ $Na_2S_2O_3$ 溶液和 4 ml 蒸

馏水，在2号试管中加入4 ml 0.04mol·$L^{-1}$ $Na_2S_2O_3$ 溶液和2 ml蒸馏水，在3号试管中加入6ml 0.04mol·$L^{-1}$ $Na_2S_2O_3$ 溶液，不加蒸馏水。

再另取3支试管，各注入2ml 0.04mol·$L^{-1}$$H_2SO_4$ 溶液，并将这3支试管中溶液同时加到上述1、2、3号试管中，充分震荡。立即看表，记下出现浑浊的时间（t）。

将实训结果记录于表12－1，说明浓度对反应速率的影响。

**表12－1　浓度对化学反应速率的影响**

| 编号 | 试管1 | | 试管2 | | 混合后 | | 出现浑浊所需 t/s |
|---|---|---|---|---|---|---|---|
| | V（$Na_2S_2O_3$）/ml | V（$H_2O$）/ml | C（$H_2SO_4$）/mol·$L^{-1}$ | V（$H_2SO_4$）/ ml | C（$Na_2S_2O_3$）/mol·$L^{-1}$ | C（$H_2SO_4$）/mol·$L^{-1}$ | |
| 1 | 2 | 4 | 0.04 | 2 | | | |
| 2 | 4 | 2 | 0.04 | 2 | | | |
| 3 | 6 | 0 | 0.04 | 2 | | | |

## （二）温度对反应速率的影响

取3支试管，按表12－2分别加入等量的0.04mol·$L^{-1}$$Na_2S_2O_3$ 溶液和等量的蒸馏水，再取3支试管，分别加入2ml 0.04mol·$L^{-1}$$H_2SO_4$ 溶液。将它们分成3组，每组包括盛有 $Na_2S_2O_3$ 和 $H_2SO_4$ 溶液的试管各1支。

**表12－2　温度对化学反应速率的影响**

| 编号 | 试管1 | | 试管2 | 反应温度/℃ | 出现浑浊所需 t/s |
|---|---|---|---|---|---|
| | V（$Na_2S_2O_3$）/ ml | V（$H_2O$）/ ml | V（$H_2SO_4$）/ ml | | |
| 1 | 2 | 4 | 2 | 室温 | |
| 2 | 2 | 4 | 2 | 比室温高10℃ | |
| 3 | 2 | 4 | 2 | 比室温高20℃ | |

记下室温，将第一组两支试管混合，记录溶液出现浑浊所需时间。

第二组2支试管，先置于高于室温10℃的水浴中，稍等片刻，将2支试管溶液混合，记录开始混合到溶液出现浑浊所需时间。

第三组2支试管，先置于高于室温20℃的水浴中，稍等片刻，将2支试管溶液混合，记录开始混合到溶液出现浑浊所需时间。

说明温度对反应速率的影响。

## （三）催化剂对反应速率的影响

**1. 均相催化**

在盛有2ml 3% $H_2O_2$ 溶液的试管中，滴加1mol·$L^{-1}$ $H_2SO_4$ 酸化，再加入4滴0.1mol·$L^{-1}$$K_2Cr_2O_7$ 溶液，摇动试管，观察气泡产生的速度。

**2. 多相催化**

在盛有1 ml 3% $H_2O_2$ 溶液的试管中，加入少量 $MnO_2$ 粉末，观察气泡产生的速度。另观察仅盛有1 ml 3% $H_2O_2$ 溶液的试管中的溶液，是否有气泡发生，并与上述两实验比较。说明催化剂对反应速率的影响。

**（四）浓度对化学平衡的影响**

（1）在小烧杯中加入 10 ml 蒸馏水，然后加入 0.1mol · $L^{-1}$ $FeCl_3$ 溶液和 0.1mol · $L^{-1}$ $NH_4SCN$ 各 2 滴，溶液显浅红色。将此溶液等分于 2 支试管中，在一支试管中逐滴加入 0.1mol · $L^{-1}$ $FeCl_3$ 溶液，观察颜色变化，与另一支试管比较并解释结果。

（2）在 3 支试管中分别加入 1mol · $L^{-1}$ $CuSO_4$ 溶液 5 滴、5 滴和 10 滴，向第一支和第二支试管中加入 2mol · $L^{-1}$ KBr 5 滴，再向第二支试管加入少量 KBr 固体，比较 3 支试管中的颜色并解释结果。

**（五）温度对化学平衡的影响**

在试管中加入 1 ml 1mol · $L^{-1}$ $CuSO_4$ 溶液和 2 ml 2mol · $L^{-1}$ KBr 溶液，混合均匀，将溶液平分于 3 支试管中，将第一支试管加热近沸，第二支试管放入冷水浴中，第三只试管保持室温，比较三支试管颜色并解释结果。

**【实验思考】**

1. 影响化学反应速率和化学平衡的因素有哪些？

2. 为什么说催化剂对化学反应速率的有影响，对化学平衡的移动却没有影响？

**【注意事项】**

1. 往试管滴加试剂时，试管和胶头滴管要垂直，胶头滴管口略高于试管口，将试剂滴到试管底部。胶头滴管不能插入试管中，以免沾污胶头滴管和试剂。

2. 用试管在酒精灯上加热液体时，试管中的液体不应超过试管的 1/3。试管夹应从试管底部往上套，夹着离试管口约 1/3 的部位。试管倾斜约 30°。先预热，再强热，试管口不要向着人。

（曾平莉）

# 实训三　溶液的配制和滴定操作练习

**【实验目标】**

1. 掌握溶液的配制方法及其有关计算。

2. 学习滴定管、移液管和容量瓶的使用和滴定操作技能。

3. 通过酚酞、甲基橙指示剂的使用，学会判断滴定终点。

**【实验原理】**

1. 根据溶液配制前后物质的量保持不变来计算需量取（或称量）物质的体积（或质量）。

2. 酸碱滴定法是利用酸碱中和反应来测定酸或碱的浓度。滴定的基本反应式为：

$$H^+ + OH^- = H_2O$$

酸碱滴定的终点可依据酸碱指示剂的颜色变化来确定。最常用的酸碱指示剂为甲基橙和酚酞，两者各有一定的变色范围。一般强碱滴定酸时，常以酚酞作指示剂；而强酸滴定碱时，常以甲基橙为指示剂。

【实验用品】

仪器：容量瓶（100ml）2 个、烧杯（100ml）2 个、托盘天平、碱式滴定管（25ml）、酸式滴定管（25ml）、移液管（20ml）、吸量管（2ml、10ml）各 1 支、锥形瓶（250ml）3 个。

药品：6mol · $L^{-1}$HCl、NaOH（A. R.）、酚酞指示剂、甲基橙指示剂等。

其他：玻棒（2 支）、药匙。

【操作步骤】

**（一）酸碱标准溶液的配制**

**1. 配制 100ml 0. 1mol · $L^{-1}$ HCl 溶液**

（1）计算　根据稀释定律 $c_1V_1 = c_2V_2$，计算配制 100ml 0. 1mol · $L^{-1}$ HCl，所需 6mol · $L^{-1}$HCl 体积。

（2）量取、稀释、转移　用吸量管移取 6mol · $L^{-1}$HCl 溶液 2ml，沿烧杯壁慢慢注入盛有 20ml 蒸馏水的烧杯中，并不断搅拌。用玻棒引流将烧杯中溶液转移入 100ml 容量瓶中，再用少量蒸馏水洗涤烧杯和玻棒 3 次，并将洗涤液也转移入容量瓶中。

（3）定容　往容量瓶中加蒸馏水到 3/4 体积时，要初步混匀，当加水到液面离刻度线约 1cm 时，要改用胶头滴管加水至标线，盖紧瓶塞，摇匀。放正容量瓶，打开瓶塞，使瓶塞周围溶液流下，重新塞好塞子，再摇匀。并将配好的溶液装入指定的试剂瓶中，贴上标签。

**2. 配制 100ml 0. 1mol · $L^{-1}$ NaOH 溶液**

（1）计算　计算配制 100ml 0. 1mol · $L^{-1}$ NaOH 溶液所需 NaOH 质量。

（2）称量　用小烧杯在托盘天平上迅速称取所需 NaOH 固体。

（3）溶解、转移和定容　加约 20ml 蒸馏水，用玻棒搅动使之溶解，冷却，定容于 100ml 容量瓶中。将配好的溶液装入聚乙烯瓶中，旋紧塞子，贴上标签。

**（二）酸碱溶液的滴定操作练习**

**1. 0. 1mol · $L^{-1}$ NaOH 溶液滴定 0. 1mol · $L^{-1}$ HCl 溶液**

取洗净的碱式滴定管 1 支，用少量 0. 1mol · $L^{-1}$ NaOH 溶液润洗 3 次，装入 NaOH 溶液，排除气泡，调整液面至 0. 00 ml。

取洗净的 20ml 移液管 1 支，用少量 0. 1mol · $L^{-1}$ HCl 溶液润洗 3 次，准确移取 20. 00ml HCl 溶液置于 250ml 锥形瓶中，加蒸馏水 20ml，酚酞指示剂 2 滴，用 0. 1mol · $L^{-1}$ NaOH 溶液滴定，溶液显微红色 30s 不褪即为终点，记下消耗 NaOH 溶液体积。平行滴定 3 次，每次消耗的 NaOH 溶液体积相差应不超过 0. 04ml。将实验结果记录于表 12 – 3中。

**表 12 – 3　0. 1mol · $L^{-1}$ NaOH 溶液滴定 0. 1mol · $L^{-1}$ HCl 溶液**

| 测定次数 | 1 | 2 | 3 |
| --- | --- | --- | --- |
| HCl 溶液体积/ml | 20. 00 | 20. 00 | 20. 00 |
| NaOH 溶液体积/ml | | | |
| NaOH 体积平均值/ml | | | |

**2. $0.1mol \cdot L^{-1}$ HCl 标准溶液滴定 $0.1mol \cdot L^{-1}$ NaOH 溶液**

取洗净的酸式滴定管1支，用少量 $0.1mol \cdot L^{-1}$ HCl 溶液润洗3次，装入 HCl 溶液，排除气泡，调整液面至0.00 ml。

取洗净的20ml 移液管1支，用少量 $0.1mol \cdot L^{-1}$ NaOH 溶液润洗3次，准确移取20.00ml NaOH 溶液置于250ml 锥形瓶中，加蒸馏水20ml，甲基橙指示剂2滴，用 $0.1mol \cdot L^{-1}$ HCl 溶液滴定，溶液由黄色到出现橙色即为终点，记下消耗 HCl 标准溶液体积。平行滴定3次，每次消耗的 HCl 标准溶液体积相差应不超过0.04ml。将实验结果记录于表12－4中。

### （三）实验结果记录和计算

**表12－4** $0.1mol \cdot L^{-1}$ HCl **标准溶液滴定** $0.1mol \cdot L^{-1}$ NaOH **溶液**

| 测定次数 | 1 | 2 | 3 |
|---|---|---|---|
| NaOH 溶液体积/ml | 20.00 | 20.00 | 20.00 |
| HCl 溶液体积/ml | | | |
| HCl 体积平均值/ml | | | |

**【实验思考】**

1. 配制溶液时，容量瓶是否需要干燥？把烧杯里的溶液定量转移到容量瓶中，“定量”体现在哪些操作上？

2. 用移液管移液排空后，残留在管尖的少量溶液应如何处理？

3. 用移液管吸液时，移液管管尖伸入液面太浅，又不随液面下降而下降，会怎样？

4. 滴定管读数时，如果视线偏高或偏低，对读数有何影响？

5. 滴定管装液前没有用待装液润洗，会造成什么后果？标准溶液为什么不能借助于其他容器装入滴定管？

6. 滴定用的锥形瓶，使用前是否需要干燥？是否需要用待装液润洗？为什么？

**【附注】**

## 一、移液管和吸量管移取溶液的方法

移液管和吸量管（图12－9）洗涤、润洗和移取溶液的总则是：液体只能从管尖口进出，管口颜色粗线以上部分（离管口约3cm ）必须保持干燥。

（1）洗涤（经小烧杯）　使用前移液管和吸量管都要洗涤，直至内壁不挂水珠为止。方法是先用洗液洗，再用自来水洗，最后用蒸馏水洗涤干净。

（2）润洗（经小烧杯）　为保证移取溶液时溶液浓度保持不变，应使用滤纸将管口内外水珠吸去，再用被移溶液润洗3次，置换移液管或吸量管内壁的水分。润洗后的溶液应该弃去。

（3）吸取溶液（直接插入试剂瓶中）　吸取溶液时，用右手大拇指和中指拿在管子的刻度上方，将管插入溶液中，左手控制吸耳球将溶液吸入管中（预先捏扁，排除空气）。吸管下端伸入液面约2cm ，不要伸入太多，以免管口外壁沾附溶液过多，也不要伸入太少，以免液面下降后吸空。眼睛注意正在上升的液面位置，移液管或吸量管应随容器中液面下降而降低。当液面上升至标线以上，立即用右手食指按住管口（不能用大拇指操作，大拇指操作不灵活）。提起吸量管，使管身垂直，管尖紧靠贮液瓶口，稍微放松食指，用拇指和中指慢慢转动吸量管，让溶液慢慢流出，此时眼睛应平视刻度，直至溶液的弯月面与刻度相切为止，立即按紧食指，将管下端的溶液在贮液瓶内壁磨掉。

（4）放出溶液　左手拿起接受溶液的容器，将管放入锥形瓶或容量瓶中，锥形瓶或容量瓶应略倾斜（约30°角），管尖靠接受溶液的容器内壁，管垂直。松开食指，液体自然沿瓶壁流下，液体全部留出后停留15s（移液管上标有“快”，应该不停留），取出移液管或吸量管（直接拔出，不要搅动）。留在管口的液体不要吹出，因为校正时未将这部分体积计算在内（移液管上标有“吹”，应该将留在管口的液体吹出）。使用吸量管放出一定量溶液时，通常是液面由某一刻度下降到另一刻度，两刻度之差就是放出的溶液的体积，注意目光与刻度线平齐。实验中应尽可能使用同一吸量管的同一区段的体积。移液操作如图12－10所示。

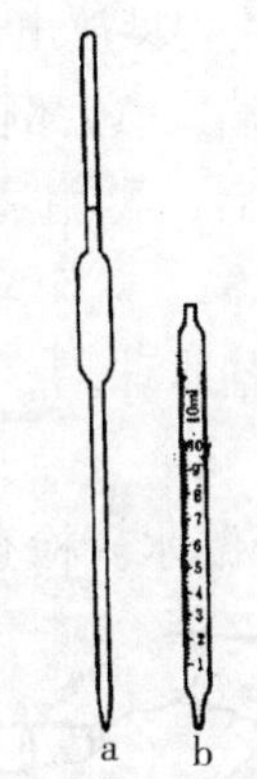

图12－9　移液管和吸量管

a. 移液管　b. 吸量管

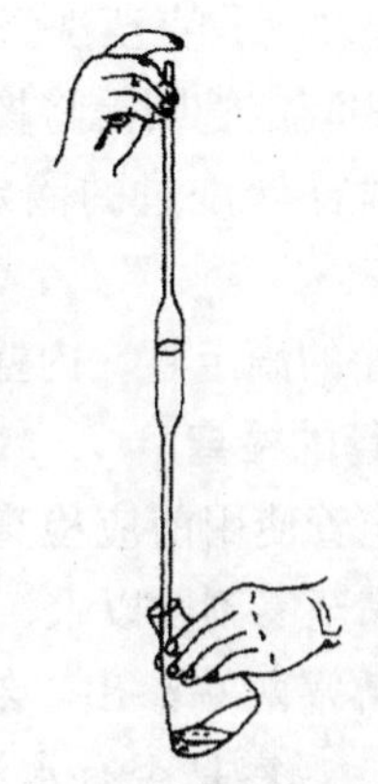

图12－10　放出液体操作

## 二、滴定管的使用

**1. 滴定管简介**

滴定管是滴定时用来准确测量标准溶液体积的量器，如图12－11所示。它是一种细长，内径大小均匀，下端缩小的吸管，具有精密的刻度。管的下端带有磨口玻璃活塞或连接橡皮管的玻璃尖嘴。管内装的液体由此玻璃尖嘴放出。常量分析最常用滴定管的容量为50ml[1]，在滴定管上部离管口不远的地方有一标示零的标线，自零向下将玻管分成50等分（单位为ml），每毫升间又分成10等分（单位为0.1ml），最小刻度间可估计读出0.01ml，因此，读数读到小数点后两位，如0.05ml，22.08ml等，一般读数误差为0.02ml。滴定时所用溶液的体积可由滴定前后管内二液面的差值计算。滴定管一般分为两种：一种是酸式滴定管，如图12－11a所示；另一种是碱式滴定管，如图12－11b所示。酸式滴定管的下端有玻璃活塞，可用以装酸性及氧化性溶液，但不适用于装碱性溶

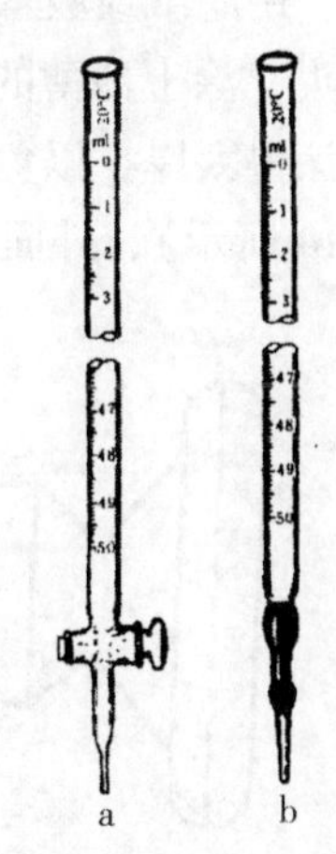

图12－11　滴定管

a. 酸式滴定管

b. 碱式滴定管

液，因为碱性溶液会腐蚀玻璃，可使活塞与活塞套粘合，难以转动。碱式滴定管的下端连一橡皮管，管内装有玻璃珠以控制溶液的流出[2]，橡皮管下面再接一尖嘴玻璃管。碱式滴定管用来装碱性无氧化性溶液，凡是酸性或具有氧化性与橡皮起反应（如高锰酸钾、碘等）的溶液，都不能装入碱式滴定管。滴定管除无色的外，还有棕色的用来装见光易分解的溶液，常在高锰酸钾滴定法中使用。

**2. 滴定管的洗涤**

滴定管在使用前必须洗干净，当没有明显的污染时，可以直接用自来水冲洗。如果管内壁沾有油脂性污物，用自来水不能洗去，可用合成洗涤液（如洗洁精等）或 $Na_2CO_3$ 溶液甚至铬酸[3]洗液润洗[4]，必要时把洗涤剂加热，并浸泡一段时间（所有这些洗涤液用于洗涤容器后，都要倒回原来盛装的瓶中。）

用洗涤液洗涤滴定管的操作过程如下。

（1）往酸式滴定管（关好开关）中倒入约 10ml 洗涤液，把滴定管横过来，两手平端滴定管慢慢转动，直至洗涤液沾满管壁，直立，将洗涤液从尖嘴放出。

（2）碱式滴定管则需将橡皮管取下，用小烧杯接在管下端，然后倒入洗涤液。

（3）经洗涤液洗过的滴定管先用自来水充分冲洗干净后，再用适量蒸馏水荡洗 3 次。

（4）洗净的滴定管，内壁应均匀地被水湿润，管内壁不挂水珠。

**3. 滴定管的检查**

酸式滴定管使用前应检查玻璃活塞旋转是否灵活，是否漏水。检查时，把活塞关闭，用水充满至零刻度以上，直立 2min，仔细观察是否有水从活塞两端渗出。然后将活塞移动 180°，再放置 2min，观察是否有水渗出。若无渗漏现象，活塞转动也灵活，即可使用。酸式滴定管漏水，可按下面方法处理：倒出滴定管中的水，把滴定管平放在桌面上，先取下活塞上的小橡皮圈，再取下活塞，用滤纸或吸水纸檫干活塞和活塞槽，在活塞的两头[5]涂上薄薄的一层凡士林（图 12－12），不要涂到中间有孔处（图 12－13），也不要涂得太厚，以免堵塞活塞孔洞。然后把活塞插入塞槽内沿一个方向移动活塞（图 12－14 所示），外面观察活塞与活塞槽接触的地方应该是透明状态，而且活塞转动灵活。

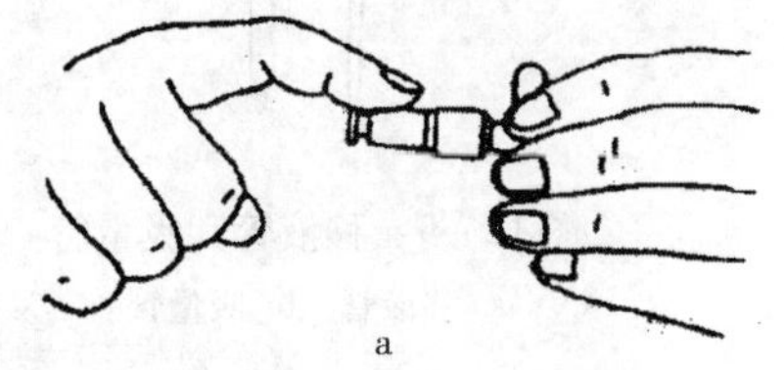


图 12－12　涂凡士林

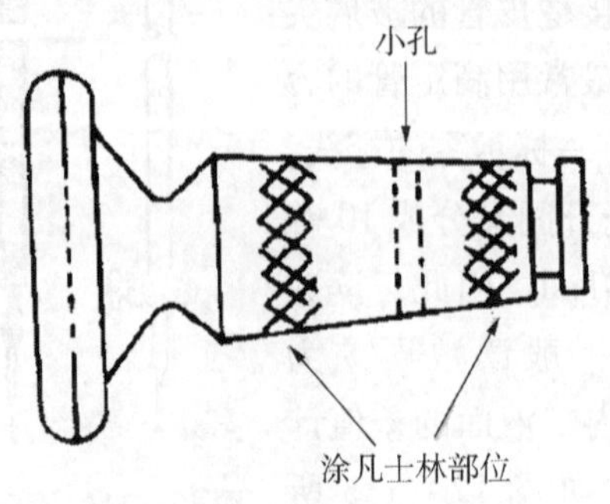


图 12－13　涂凡士林的部位

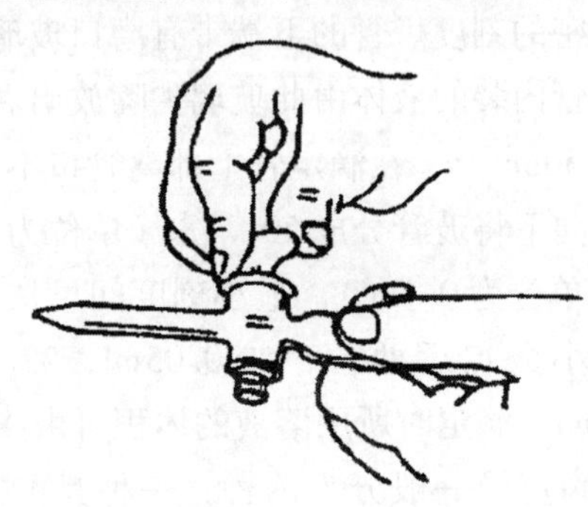

图 12－14　转动活塞

将滴定管平放在桌面，一手顶住活塞大头，一手套好橡皮圈以防使用时将活塞顶出而漏液。如不合要求则需要重新涂凡士林。若活塞孔或玻璃尖嘴被凡士林堵塞时，可将滴定管充满水，将活塞打开（最大限量），用洗耳球在滴定管上部挤压，鼓气，可使凡士林排除。若玻璃尖嘴有凡士林堵塞，也可以将玻璃尖嘴部分放在热水中浸泡一会，使凡士林溶解。

检查碱式滴定管漏水，可将橡皮管中的玻璃珠转动一下或者略微向上推或向下移动一点，这样处理后，还是漏水，则需要更换玻璃球或橡皮管。玻璃珠和橡皮管大小要合适，玻璃珠太小则漏液；玻璃珠太大则操作困难，影响滴液灵活控制。如不合要求，则应重新装配。

**4. 装液**

为了避免装入后的滴定液被稀释，要先用少量的滴定液（每次约5～10ml）荡洗滴定管2～3次。操作时两手平端滴定管，慢慢转动，使滴定液与管内壁的所有部分都充分接触，然后把滴定管竖起，将溶液从管尖放出。对于碱式滴定管应不断改变捏玻璃珠的位置，使玻璃珠及下方部位能充分荡洗。

装入滴定液之前先将瓶中溶液摇匀。装液时要先把活塞完全关好，然后左手三指拿住滴定管上部，滴定管可以稍微倾斜以便接受溶液；右手拿住试剂瓶直接往滴定管中倒溶液[6]，小瓶可以手握瓶肚（瓶签向手心）拿起来慢慢倒入，大瓶可以放在桌上，手拿瓶颈，使溶液慢慢顺滴定管壁流下，直到溶液充满到零刻度以上为止。用干净布或吸水纸擦干管外的水。

**5. 排气泡**

装好滴定液后，必须把滴定管下端的气泡赶出，否则在滴定过程中气泡逸出，影响溶液体积准确测量。带来读数误差。对于酸式滴定管，可迅速移动活塞，使溶液很快冲出，将气泡带走。对于碱式滴定管，不管在玻璃尖嘴处是否看到有气泡，排气泡这项程序必须进行（气泡可能隐藏在橡皮管内看不见），具体作法是：先将滴定管倾斜，将橡皮管向上弯曲，并使管嘴向上（管嘴应高于橡皮管上部），然后捏挤玻璃珠侧面，让溶液从尖嘴冲出，将气泡带走（图12－15）。

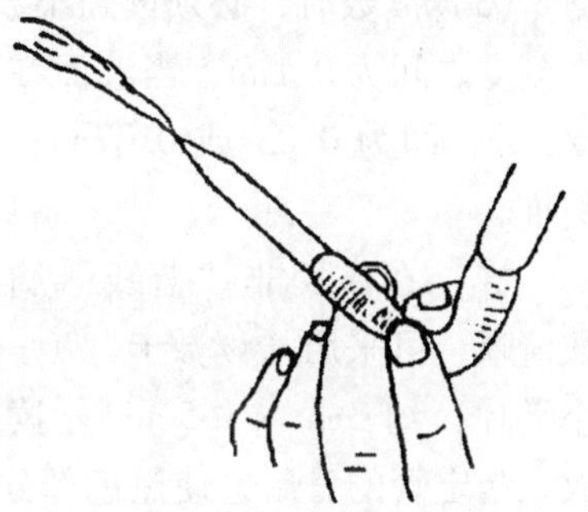

图12－15 排气泡方法

**6. 调零**

排除气泡后，调节液面在“0.00”ml刻度或在“0.00”ml刻度以下处，并记下初始读数。调零后滴定管用滴定管夹垂直地固定在滴定架上。

**7. 读数**

滴定管读数不准确引起的误差，常常是滴定分析误差的主要来源之一，所以必须认真小心。

读数时应将滴定管从滴定架上拿下来，用右手大拇指和食指捏住滴定管上部无刻度处，使滴定管垂直，然后读数。

对于无色或较浅颜色液体，读数时，眼睛视线与溶液弯月面下缘最低点应在同一水平面上，读取与弯月面相切的刻度，眼睛的位置不同会得出不同的读数（图12－16）。

对于有色溶液（如 $KMnO_4$ 溶液），弯月面不够清晰，可以观察液面的上缘，读出与之相切的刻度。

使用“蓝线”滴定管时，溶液体积的读数与上述方法不同，在这种滴定管中，液面呈现三角交叉点，应读取交叉点与刻度相切之处的读数。（图 12－17）。

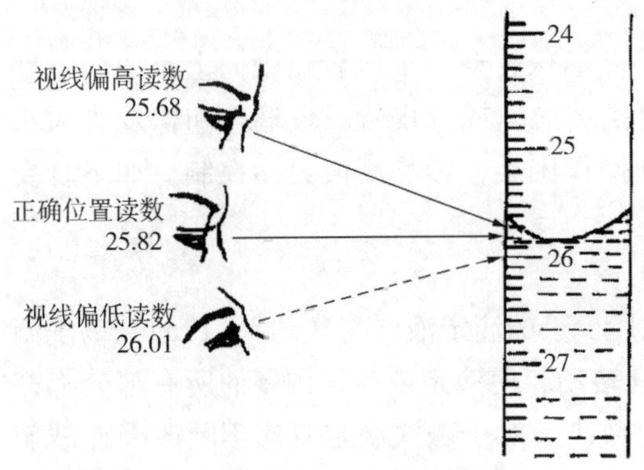


图 12－16　读数视线的位置

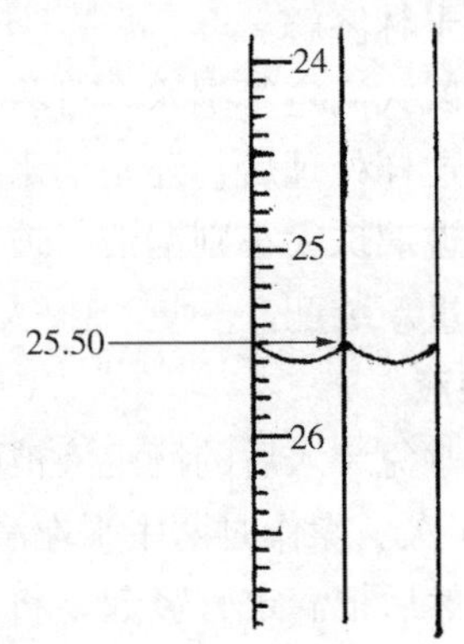


图 12－17　蓝线滴定管读数

为了使读数准确，应遵守以下原则：

（1）在装满或放出溶液后，必须静置 1～2min，使附在内壁上的溶液流下来以后才能读数。如果放出液体较慢（如接近终点时），也可静置 0.5～1min 即可读数。

（2）每次滴定前要将液面调节在“0.00”ml 刻度或稍下位置。由于滴定管的刻度不可能绝对均匀，同时滴定管不同部位内径也不可能绝对相同，为了减免仪器误差，所以在同一实验的平行滴定中，溶液的体积应控制在滴定管刻度的相同部位。

（3）读数时，必须读到小数点后第二位，即要求估计到 0.01ml。滴定管上相邻二个刻度之间为 0.1ml，当液面在相邻刻度中间即为 0.05ml；若液面在刻度间的 1/3 或 2/3 处，即为 0.03 或 0.07ml；当液面在相邻刻度间的 1/5 时，即为 0.02ml，照此类推。

（4）在使用非“蓝线”滴定管时，为了使读数清晰，可采用“读数卡”（一张半边黑半边白的小纸片，约 3cm × 1.5cm）。读数时将“读数卡”放在滴定管的背后，使黑色部分在弯月面下约 1mm 处，即可看出弯月面的反射层全部为黑色，读取此黑色弯月下缘的最低点（图 12－18）。溶液颜色深而需读弯月面两侧最高点时，须用白色卡边为背景。

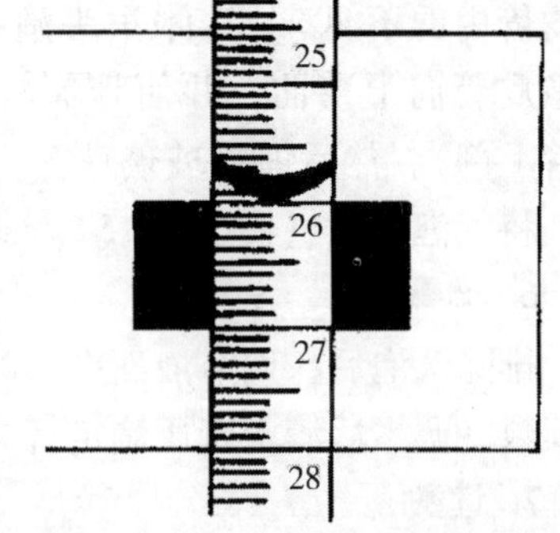


图 12－18　使用读数卡读数

**7. 滴定操作**

将装有被滴定液的锥形瓶[7]放在滴定管下。滴定管尖嘴约高于锥瓶口 2～3cm 为宜。滴定前如果滴定嘴上悬挂有液滴，应事先用滤纸片轻轻吸去，以免产生误差。

使用酸式滴定管滴定时，左手控制活塞，大拇指在前，食指和中指在后，而无名指和小指呈近 $90^0$ 角弯曲状抵住活塞下部细管。在转动活塞时，三手指微微弯曲，轻

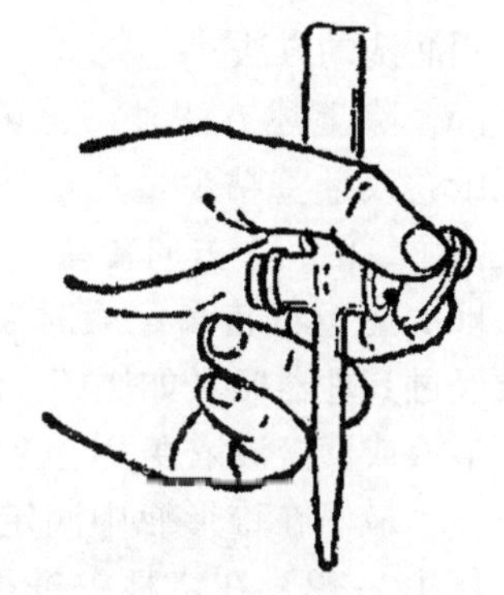

图 12-19　酸式滴定管的操作

轻[8] 向里扣住（图 12-19），但切记手心不要顶住活塞小头一端，以免顶出活塞造成漏液。右手的拇指，食指和中指拿住锥形瓶瓶颈部位，使滴定管下端伸入瓶口中间约 1cm，并运用腕力向同一方向作圆周运动旋摇锥形瓶（此时溶液在锥形瓶底部“打转”而不应出现溅射现象）。

使用碱式滴定管时，左手拇指在前，食指在后，捏住橡皮管中的玻璃珠所在部位稍上一点处，向右侧捏挤橡皮管，使橡皮管和玻璃珠之间形成一条缝隙（图 12-20），溶液即可流出。但注意不能捏挤橡皮管中玻璃珠所在部位的下方，否则空气进入形成气泡。其余三指固定玻璃尖嘴使之垂直。

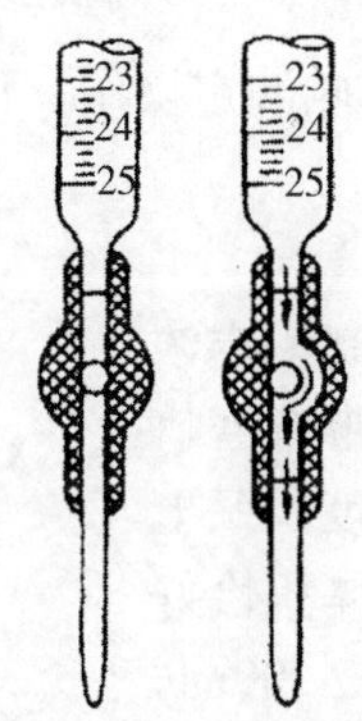


图 12-20　碱式滴定管的操作

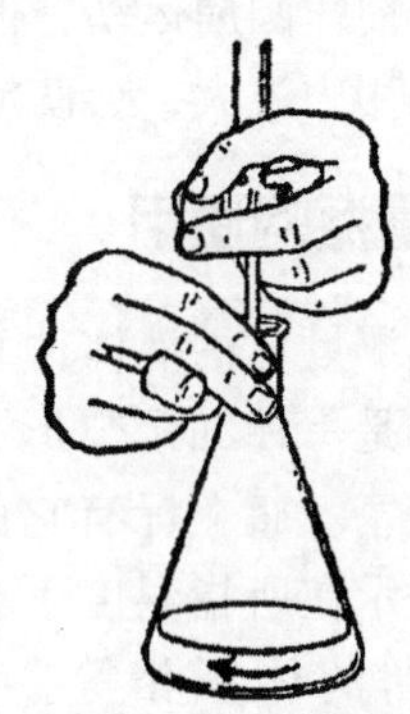

图 12-21　滴定操作

滴定时，左手控制溶液流量，右手旋摇，边滴边摇，同时进行（图 12-21），使瓶内溶液混合均匀，反应进行完全。刚开始滴定时，滴定速度可稍快（高锰酸钾滴定法例外），但不能使滴出液呈线状。临近终点时，滴定速度应越来越慢，一滴一滴地加入滴定液，每加一滴，摇几下，并用洗瓶加入少量蒸馏水冲洗锥形瓶内壁，使吸附在锥形瓶内壁的溶液洗下。最后半滴半滴地加入滴定液，直至终点为止。半滴的加法是微微转动滴定管活塞，使溶液悬挂在尖嘴上，将锥形瓶内壁与尖嘴轻轻接触，使溶液靠入瓶中再用蒸馏水冲下。

滴定操作完毕后，应将滴定管内溶液放掉，用自来水冲洗滴定管，并固定在滴定管架上。

[注释]

[1] 滴定管还有容积为 25ml、10ml、5ml 等。

半微量滴定管总容积 10ml，最小刻度 0.05ml，一般附有自动加液漏斗。

微量滴定管，总容积 1、2 或 5ml，最小刻度 0.005 或 0.01ml，附有自动加液漏斗。

[2] 玻璃珠的大小要适中，过小了，滴定时溶液流出比较困难，操作费劲；过大了，溶液容易漏出。

[3] 铬酸洗液具有很强的氧化能力而对玻璃的腐蚀作用又极小，故用于洗涤较难清洗干净的玻璃器皿，但考虑到六价铬对人体有害，在可能的情况下不要多用。

[4] 为了避免容器内壁受机械磨损而影响容积测量的准确性，一般不用刷子刷洗，

而采用润洗的方法。

[5] 除上述方法外，也可以只在活塞大头涂凡士林，另用纸卷或牙签粘少量凡士林，涂在槽的小口内部，然后塞上活塞，沿一个方向转动。

[6] 注意：装滴定液时要直接从试剂瓶倒入滴定液，不要经过其他器皿（如烧杯，漏斗等），以免在转移过程中沾污溶液或使溶液浓度发生变化。

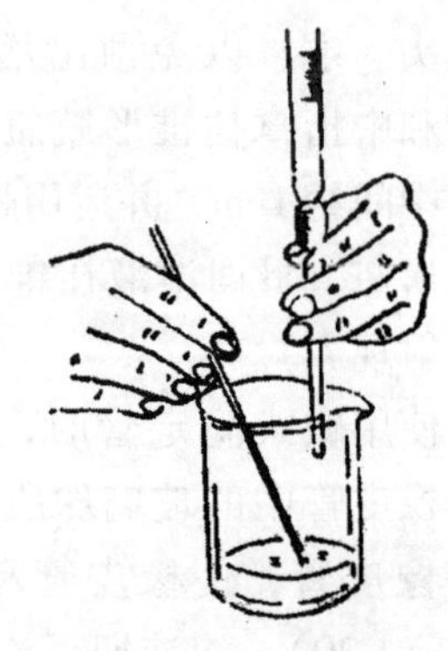

图 12－22　在烧杯中的滴定操作

[7] 最好在锥形瓶中滴定，必要时也可以在烧杯中滴定（图 12－22）在烧杯中进行滴定时，调节滴定管高度，使滴定管下端伸入烧杯内 1cm 左右，在左手控制活塞滴加溶液的同时，右手持搅拌棒在烧杯右前方搅拌溶液。搅拌棒应向同一方向作圆周运动，但不要接触烧杯壁底。

[8] 如果用力过大，会使活塞塞得太紧而旋转困难，影响滴定操作。

## 三、容量瓶的使用

容量瓶是测量容纳液体体积的一种容量器皿，用于配制一定浓度的溶液。它是一种细颈梨形平底玻璃瓶（图 12－23），带有磨口玻璃塞或塑料塞。瓶上标有它的容积和规定该容积时的温度。颈上刻有标线，表示在所指温度下当液体充满到标线时，液体体积恰好与瓶上所注明的体积相等。容瓶常用的有 25ml、50ml、100ml、250ml、500ml、1000ml 等规格，颜色有无色和棕色，棕色容量瓶用来配制见光易分解的试剂溶液。

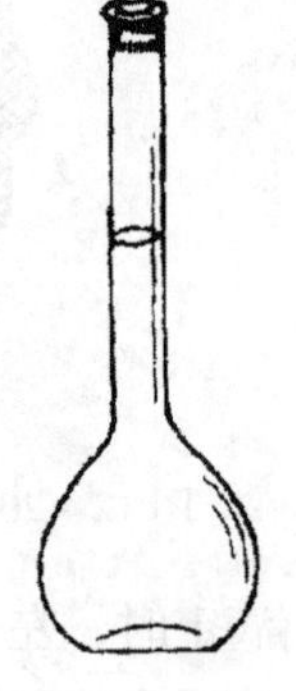

图 12－23　容量瓶

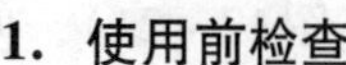

### 1. 使用前检查

（1）容量瓶容积与要求的是否一致。

（2）容量瓶塞是否已用绳系在瓶颈上[1]。

（3）容量瓶是否漏水。检查方法是：放入自来水至标线的附近，盖好瓶塞，将瓶外水珠擦拭干，左手食指按住塞子，右手五指尖顶住瓶底边缘，倒立 2min，观察瓶塞周围是否有水漏出。如果不漏，把瓶直立后将瓶塞转动 180°，再倒立试一次，如不漏水，即可使用。

### 2. 操作方法

在用固体溶质配制溶液时，应先将经准确称量的固体溶质在烧杯中加适量溶剂溶解，溶解过程无论是吸热或放热都需将溶液放至室温时再沿玻璃棒小心地转入容量瓶中，否则可能造成体积误差。转移时，要使玻璃棒的下端靠近瓶颈内壁，使溶液沿玻璃棒及瓶颈内壁流下（图 12－24），溶液全部流完后，将烧杯沿玻璃棒上移，同时直立，使附着在玻璃棒与烧杯嘴之间的溶液流回烧杯中，然后用少量蒸馏水[2]（每次用量约5～10ml）洗涤烧杯和玻璃棒 3 次，每次洗涤液均沿玻璃棒转入容量瓶中。然后加蒸馏水至容量瓶约 3/4 处，将容量瓶沿水平方向旋摇，使溶液初步混匀。继续加蒸馏水至接近标线 1cm 左右，稍等片刻，使黏附在瓶颈内壁的液体流下后，用细而长的滴管慢慢滴加蒸馏水到溶液弯月面下缘最低点与标线相切为止（无论溶液有无颜色，一律按这个标准）。盖好瓶塞，左手拇指在前，中指，无名指及小指在后拿住瓶颈标线以上部位，而以食指顶住瓶塞上部，用右手指尖顶住瓶底边缘[3]（图 12－25），将容量瓶倒移，复原，倒移，复原，如次反复 10～20 次，使溶液充分混匀。

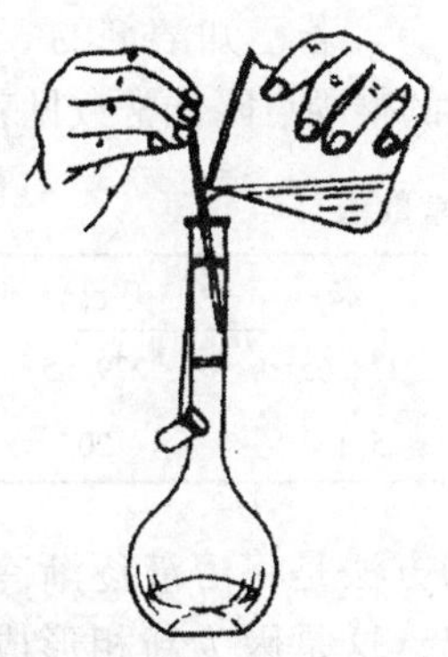
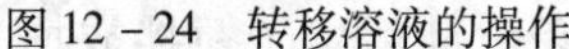

图 12－24 转移溶液的操作

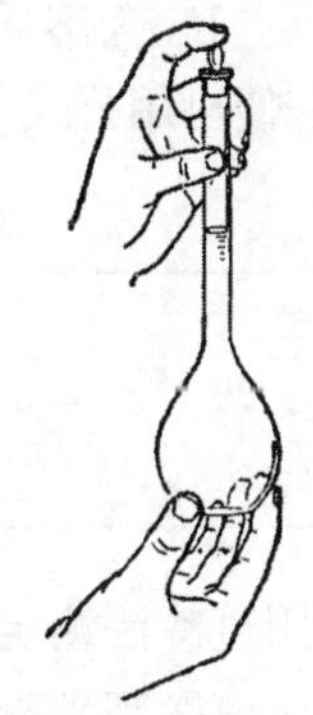

图 12－25 容量瓶持瓶操作

如果浓溶液稀释，则用移液管吸取一定体积的浓溶液，注入容量瓶中，按上述方法稀释至标线，摇匀。

容量瓶用完后应及时洗涤，在瓶塞上与瓶口间衬一纸条后保存起来。

容量瓶不得在烘箱中烘烤（容量瓶无需干燥），也不能在容量瓶中用任何加热的方法加速溶解。

［注释］

［1］磨口瓶塞与容量瓶是互相配套的，不能张冠李戴，否则很容易漏水。

［2］如果是非水溶液，则用配制溶液时所使用的溶剂洗涤。

［3］如果容量瓶的容积小于 100ml，最好不用右手指尖顶瓶底边缘，因为由此造成的温度变化对较小体积有较大的影响，而且由于瓶子很小，也没有顶住的必要，可直接单手操作。

（崔 英）

# 实训四 凝固点降低法测定葡萄糖的摩尔质量

**【实验目标】**

1. 学会利用凝固点降低法测定葡萄糖的摩尔质量；
2. 掌握固点降低法测摩尔质量的原理；
3. 通过实验加深对稀溶液依数性的理解。

**【实验原理】**

理想稀溶液具有依数性，凝固点降低就是稀溶液依数性的一种表现——即稀溶液的凝固点比纯溶剂的凝固点低，二者的差值称为溶液的凝固点降低值。对于难挥发的非电解质稀溶液，其凝固点降低值 $\Delta T_f$ 与溶质质量摩尔浓度 $b_B$ 之间的关系如下：

$$\Delta T_f = T_f^\theta - T_f = K_f b_B = \frac{K_f}{M_B m_A} m_B \qquad (12-1)$$

由此可导出计算溶质摩尔质量 $M_B$ 的公式：

$$M_B = \frac{K_f m_B}{\Delta T_f m_A} \qquad (12-2)$$

以上各式中：$T_f^\theta$，$T_f$ 分别为纯溶剂、稀溶液的凝固点（单位 K）；$m_A$、$m_B$ 分别为溶剂和溶质的质量（单位 kg）；$K_f$ 为溶剂的凝固点降低常数，与溶剂性质有关（单位 $K \cdot kg \cdot mol^{-1}$）；$M_B$ 为溶质的摩尔质量（单位 $kg \cdot mol^{-1}$）。若已知溶剂的 $K_f$ 值，通过实验测得 $\Delta T_f$，便可用公式（12－2）求得 $M_B$。一些溶剂的凝固点降低常数见表 12－5。

**表 12－5　几种溶剂的凝固点降低常数值**

| 溶剂 | 水 | 醋酸 | 苯 | 环己烷 | 萘 |
|---|---|---|---|---|---|
| $T_f^\theta$/K | 273.15 | 289.75 | 278.65 | 279.65 | 383.5 |
| $K_f$/（$K \cdot kg \cdot mol^{-1}$） | 1.86 | 3.90 | 5.12 | 20 | 6.9 |

本实验采用过冷法测定凝固点。通常测定凝固点的方法是将溶液逐渐冷却使其结晶。但实际上溶液冷却到凝固点时往往并没有晶体析出，这是因为新相形成需要一定的能量，故此时并没有结晶析出，这就是所谓过冷现象。此后由于搅拌或加入晶种促使溶剂结晶，结晶放出的凝固热使体系温度快速回升至相对恒定，直到全部液体凝固后才继续下降。相对恒定的温度即为凝固点，过冷法以回升的最高点温度作为凝固点。溶剂和溶液的冷却曲线如图下：

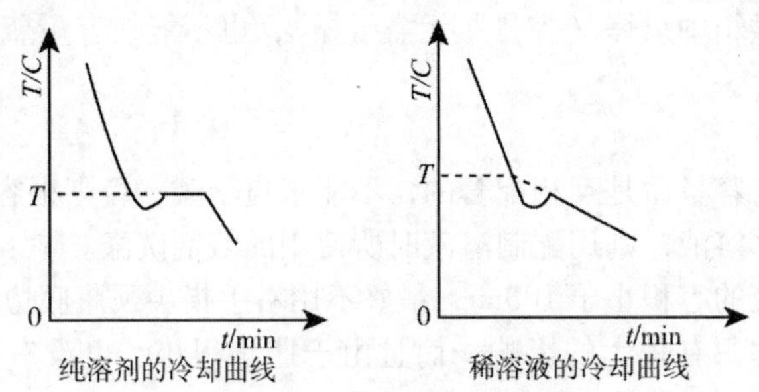

纯溶剂的冷却曲线　　稀溶液的冷却曲线

通过测定纯溶剂与溶液的温度与冷却时间的关系数据，绘制冷却曲线，从而得到两者的凝固点之差 $\Delta T_f$，进而计算待测物的摩尔质量。

**【实验用品】**

仪器：测冰凝点的缸 1 个（约 2L 带盖）、凝固点管 1 根、空气套管 1 根、精密温差计 1 支、100℃温度计 1 支、搅拌环、分析天平、25ml 移液管 1 支、洗耳球 1 只、100ml 容量瓶 1 只、100ml 烧杯。

药品：葡萄糖、粗盐。

其他：冰块、蒸馏水。

**【操作步骤】**

**1. 准备冷浴**

在测冰点的不锈钢保温缸中加入三分之二的冰和三分之一的自来水，将 100℃温度计插入其中，取适量粗盐混合制成温度保持在 －5 ~ －7℃冰盐浴。

**2. 溶剂冷却曲线的测定**

（1）用移液管向清洁、干燥的凝固点管内加入 25.00ml 蒸馏水，插入洁净的搅拌环和精密温度计（使温度计进入水内但离管底约 0.5cm），塞紧软木塞，以防挥发。

（2）将凝固点管固定在冷浴中，上下移动搅拌环，搅拌时应注意勿与温度计发生摩擦，观察水温的变化，当有晶体析出时，将凝固点管取出擦干，放入空气套管中缓慢搅拌，观察温度变化直至温度稳定，此温度为纯水的“近似凝固点”。

（3）取出凝固点管，用手捂住管壁片刻，同时缓缓搅拌使管中固体全部融化（勿使温度升得太高），再将凝固点管插入冷浴中，搅拌，当温度降至高于近似凝固点0.5℃时，中止搅拌，待水过冷至近似凝固点以下0.2～0.5℃时，再急速搅拌，让结晶大量析出，当温度开始上升改为缓慢搅拌，同时观察温度计变化，记下温度达到的最高点，该温度保持一个相对恒定阶段，记下读数 $T_f^\theta$（准确读到0.01℃）。重复上述操作，测定3次（各次测量值之差不大于0.02℃）取平均值，即为纯水的凝固点。

**3. 溶液冷却曲线的测定**

用分析天平称取葡萄糖约5g（精确到0.0001g）置100ml烧杯中，加50ml蒸馏水使其溶解，转移到100ml容量瓶中，定容。用移液管移取该溶液25.00ml至干净的凝固点管中，同步骤2测定溶液的凝固点 $T_f$，重复3次（各次测量值之差应不大于0.05℃），取平均值，即为葡萄糖溶液的凝固点。

**【实验思考】**

1. 根据什么原则考虑加入溶质的量？太多或太少影响如何？

2. 什么叫凝固点？凝固点降低的公式在什么条件下才适用？它能否用于电解质溶液？

3. 为什么冷浴温度要控制在－5～－7℃左右？太高太低对实验有什么影响？

**【注意事项】**

1. 实验所用的凝固点管必须洁净、干燥。

2. 冷浴温度应始终保持在－5～－7℃左右。

3. 冷却过程中的搅拌要充分，但不可使搅拌桨超出液面，以免把样品溅在器壁上。

4. 凝固点管中结晶必须完全融化后才可以进行下一次的测量。

5. 葡萄糖凝固点测定装置如图12－26所示。

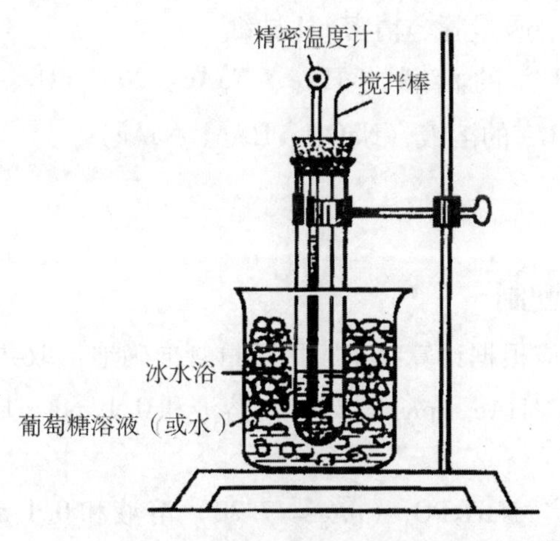


图12－26　葡萄糖凝固点测定装置图

（孙荣梅）

# 实训五 缓冲溶液的配制及缓冲作用

【实验目标】

1. 掌握缓冲溶液的配制方法并检验其性质。

2. 掌握用 pH 试纸测定溶液 pH 值的方法。

3. 了解缓冲容量与总浓度及缓冲比之间的关系。

【实验原理】

能够抵抗外加少量强酸、强碱或适当稀释，而保持其本身 pH 值基本不变的溶液称为缓冲溶液。缓冲溶液是由共轭酸碱对组成的，其中的弱酸为抗碱成分，而其共轭碱为抗酸成分。由于缓冲溶液中存在大量的抗酸成分和抗碱成分，所以能维持溶液 pH 值的相对稳定。不同的缓冲溶液具有不同的缓冲范围，配制缓冲溶液时应根据所需 pH 值选择合适的缓冲对，使所需的 pH 值恰好符合在缓冲溶液的缓冲范围内。当弱酸和共轭碱的浓度相等时，可利用公式：

$$pH = pK_a + \lg \frac{V_{B^-}}{V_{HB}}$$

按上式计算出所需的弱酸 HB 溶液和其共轭碱 $B^-$ 溶液的体积，混合即得所需缓冲溶液。

缓冲溶液的缓冲能力用缓冲容量来衡量，缓冲溶液的缓冲容量越大，其缓冲能力就越大。缓冲容量与总浓度及缓冲比有关，当缓冲比一定时，总浓度越大，缓冲容量就越大；当总浓度一定时，缓冲比越接近 1，缓冲容量就越大（缓冲比等于 1 时，缓冲容量最大）。

【实验用品】

仪器：试管、玻棒、吸量管、精密 pH 试纸。

药品：0.1mol · $L^{-1}$ 的溶液（HAc、NaAc、$NaH_2PO_4$、$Na_2HPO_4$、$NH_3$。$H_2O$、$NH_4Cl$、HCl），1 mol · $L^{-1}$的溶液（NaOH、HAc、NaAc）。

其他：白色点滴板

【操作步骤】

**（一）缓冲溶液的配制**

配制缓冲溶液时，应根据计算结果，用吸量管准确地量取共轭酸和共轭碱溶液。

（1）用 0.1 mol · $L^{-1}$HAc（$pK_a$ = 4.74）溶液和 0.1 mol · $L^{-1}$NaAc 溶液配制 20 ml pH = 5.0 的缓冲溶液。

（2）用 0.1 mol · $L^{-1}$ $NaH_2PO_4$（$pK_a$ = 7.20）溶液和 0.1 mol · $L^{-1}$ $Na_2HPO_4$ 溶液配制 20 ml pH = 7.0 的缓冲溶液。

3. 用 0.1 mol · $L^{-1}$$NH_3$ · $H_2O$（$pK_b$ = 4.74）溶液和 0.1 mol · $L^{-1}$ $NH_4Cl$ 溶液配制 20 ml pH = 9.0 的缓冲溶液。

用精密 pH 试纸分别测定上述三种缓冲溶液的 pH 值，并与理论值相比较（保留溶液，供下面实验用）。

| 编号 | 共轭酸（ml） | 共轭碱（ml） | pH 值（理论值） | pH 值（测定值） |
| --- | --- | --- | --- | --- |
| 1 | | | | |
| 2 | | | | |
| 3 | | | | |

## （二）缓冲溶液的性质

（1）缓冲溶液的抗酸作用　取 3 支试管，分别量取 3ml 上述配制的 pH 值为 5、7、9 的缓冲溶液，各加入 2 滴 0.1mol · $L^{-1}$ HCl 溶液，用精密 pH 试纸分别测定其 pH 值。另取试管一支，加入蒸馏水 3ml 并加入 2 滴 0.1mol · $L^{-1}$ HCl 溶液进行比较，解释上述实验现象。

（2）缓冲溶液的抗碱作用　取 3 支试管，分别量取 3ml 上述配制的 pH 值 为 5、7、9 的缓冲溶液，各加入 2 滴 0.1mol · $L^{-1}$ NaOH 溶液，用精密 pH 试纸分别测定其 pH 值。另取试管一支，加入蒸馏水 3ml 并加入 2 滴 0.1mol · $L^{-1}$NaOH 溶液进行比较，解释上述实验现象。

（3）缓冲溶液的抗稀释作用　取 3 支试管，分别量取 1ml 上述配制的 pH 值 为 5、7、9 的缓冲溶液，各加入 5ml 蒸馏水，振摇试管，用精密 pH 试纸分别测定其 pH 值。另取试管 2 支，分别量取 1ml　0.1mol · $L^{-1}$ HCl 和 0.1mol · $L^{-1}$ NaOH，加入 5ml 蒸馏水稀释，并与缓冲溶液的稀释进行比较，解释上述实验现象。

| 实验内容 | 缓冲溶液 | pH 值 | 加入酸、碱或纯水的体积 | pH 值 |
| --- | --- | --- | --- | --- |
| 抗酸作用 | HAc – NaAc | | 2 滴 0.1 mol · $L^{-1}$ HCl | |
| | $NaH_2PO_4$ – $Na_2HPO_4$ | | 2 滴 0.1 mol · $L^{-1}$ HCl | |
| | $NH_3 \cdot H_2O$ – $NH_4Cl$ | | 2 滴 0.1 mol · $L^{-1}$ HCl | |
| | $H_2O$ | | 2 滴 0.1 mol · $L^{-1}$ HCl | |
| 抗碱作用 | HAc – NaAc | | 2 滴 0.1 mol · $L^{-1}$ NaOH | |
| | $NaH_2PO_4$ – $Na_2HPO_4$ | | 2 滴 0.1 mol · $L^{-1}$ NaOH | |
| | $NH_3 \cdot H_2O$ – $NH_4Cl$ | | 2 滴 0.1 mol · $L^{-1}$ NaOH | |
| | $H_2O$ | | 2 滴 0.1 mol · $L^{-1}$ NaOH | |
| 抗稀释作用 | HAc – NaAc | | 5 ml $H_2O$ | |
| | $NaH_2PO_4$ – $Na_2HPO_4$ | | 5 ml $H_2O$ | |
| | $NH_3 \cdot H_2O$ – $NH_4Cl$ | | 5 ml $H_2O$ | |
| | 0.5 ml 1mol/L HCl | | 5 ml $H_2O$ | |
| | 0.5 ml 1mol/L NaOH | | 5 ml $H_2O$ | |

## （三）缓冲容量的比较

（1）缓冲容量与总浓度的关系　取 2 支试管，一支加入 0.1mol · $L^{-1}$ HAc 溶液和 0.1mol · $L^{-1}$ NaAc 溶液各 2ml，另一支加入 1mol · $L^{-1}$ HAc 溶液和 1mol · $L^{-1}$ NaAc 溶液各 2ml。用精密 pH 试纸测定两试管中的 pH 值（是否相同?）。向两试管中各加入 2 滴溴酚红指示剂（变色范围为 5.0 ~ 6.8，pH < 5.0 呈黄色，pH > 6.8 呈红色），然后向两支试管中分别滴加 1 mol · $L^{-1}$ NaOH 溶液，边滴加边振摇试管，直至溶液颜色变为红色。记录两试管所加 NaOH 溶液的滴数，并解释之。

（2）缓冲容量与缓冲比的关系　取二支试管，一支加入 0.1mol · $L^{-1}$ HAc 溶液和 0.1mol · $L^{-1}$NaAc 溶液各 5ml，另一支加入 9ml 0.1 mol · $L^{-1}$NaAc 溶液和 1ml 0.1 mol · $L^{-1}$HAc 溶液。计算两溶液的缓冲比，用精密 pH 试纸测定两试管中的 pH 值。然后往每支试管中加入 1ml mol · $L^{-1}$ NaOH 溶液，再用精密 pH 试纸测定两试管中的 pH 值。解释所观察的结果。

| 编号 | 缓冲溶液 | pH 值 | 滴加 1mol · $L^{-1}$ NaOH（滴） |
|---|---|---|---|
| 1 | 2ml 0.1 mol · $L^{-1}$HAc + 2ml 0.1 mol · $L^{-1}$NaAc | | |
| 2 | 2ml 1 mol · $L^{-1}$HAc + 2ml 1 mol · $L^{-1}$ NaAc | | |
| 3 | 5ml 0.1 mol · $L^{-1}$HAc + 5ml 0.1 mol · $L^{-1}$NaAc | | |
| 4 | 1ml 0.1 mol · $L^{-1}$HAc + 9ml 0.1 mol · $L^{-1}$NaAc | | |

**【实验思考】**

在准确量取溶液前，为什么要用待量的溶液润洗吸量管？本实验中使用吸量管时应注意些什么？

**【注意事项】**

为了避免浪费，试纸使用前一般将试纸切成小块。使用时，用镊子将试纸放于干净的点滴板上，用玻璃棒沾上被测试的溶液点在试纸上再进行观察。不允许直接用手拿取试纸进行测试。

（王　丽）

# 实训六　醋酸银溶度积的测定

**【实验目的】**

1. 掌握溶度积常数的测定原理和方法。
2. 熟悉吸量管、滴定管和离心机的使用及离心分离操作。

**【实验原理】**

本实验采用一定量的 $AgNO_3$ 溶液和 NaAc 溶液反应，生成 AgAc 沉淀，达到平衡后，分离沉淀，测定饱和溶液中的 [$Ag^+$] 和 [$Ac^-$]，便可计算出 AgAc 的溶度积常数 $K_{sp}$。

**1. [$Ag^+$] 的测定**

以 $Fe^{3+}$ 作指示剂，用已知浓度的 $NH_4SCN$ 溶液滴定到待测液呈浅红色为止（比较 $K_{sp(AgSCN)}$ 和 $K_{稳(AgSCN)}$ 的数值后，可认为此时 $Ag^+$ 已完全沉淀）。根据消耗 $NH_4SCN$ 的体积和浓度，求算出溶液中的 [$Ag^+$]。有关反应式：

$$AgNO_3 + NaAc \rightleftharpoons AgAc\downarrow + NaNO_3$$

$$Ag^+ + SCN^- \rightleftharpoons AgSCN\downarrow \text{（白色）}$$

$$Fe^{3+} + SCN^- \rightleftharpoons [FeSCN]^{2+}$$ （血红色）

计算公式：

$$[Ag^+] = C_{Ag^+} = \frac{C_{SCN^-} \times V_{SCN^-}}{5.00} \ (mol \cdot L^{-1})$$

**2. $[Ac^-]$ 的计算**

设实验开始时 $AgNO_3$ 和 NaAc 的混合体积为 $V$，AgAc 沉淀前混合溶液的毫摩尔数为 $a$，$Ac^-$ 的毫摩尔数为 $b$，AgAc 沉淀后溶液中的 $[Ag^+]$ 为 $c$ mol · $L^{-1}$，则沉淀 AgAc 的毫摩尔数为 $(a - V \cdot c)$，AgAc 沉淀后溶液中的 $Ac^-$ 的毫摩尔数为 $b - (a - V \cdot c)$，则：

$$[Ac^-] = \frac{b - (a - V \cdot c)}{V} \ (mol \cdot L^{-1})$$

**【实验用品】**

仪器：离心机 1 台、离心管（15ml）6 支、锥形瓶（250ml）3 个、酸式滴定管 1 支、吸量管（5ml、10ml）各 1 支、量筒（10ml）1 个、玻棒 3 支。

药品：2mol · $L^{-1}$ $HNO_3$ 溶液、0.20mol · $L^{-1}$ $AgNO_3$ 溶液、0.20mol · $L^{-1}$ NaAc 溶液、饱和 $Fe(NO_3)_3$ 溶液、0.001mol · $L^{-1}$ $NH_4SCN$ 标准溶液。

**【操作步骤】**

（1）取 1 支洁净干燥的 15ml 离心管，用 5ml 吸量管往离心管中加入 4.00ml 0.20mol · $L^{-1}$ $AgNO_3$ 溶液，再用 10ml 吸量管往离心管中加入 6.00ml 0.20mol · $L^{-1}$ NaAc 溶液。用洁净、干燥的玻棒搅拌离心管中的混合液，待析出醋酸银沉淀后，再搅拌 1 ~2min，离心沉降［附录一］，小心将清液转移到另 1 支离心管中［附录二］，如转移的清液有沉淀，再离心分离一次。

另取 1 支 5ml 洁净干燥的吸量管，吸取 5.00ml 清液，加到洁净干燥的锥形瓶中，再向

锥形瓶中加入 5ml 2mol · $L^{-1}$ $HNO_3$ 溶液，8 滴饱和 $Fe(NO_3)_3$ 溶液，用已知浓度的 $NH_4SCN$ 溶液滴至溶液呈浅红色，且保持半分钟不褪色为止。

记录所消耗 $NH_4SCN$ 溶液的体积。

（2）将实验步骤（1）中 $AgNO_3$ 溶液的用量改为 3.50ml，NaAc 溶液的用量改为 6.50ml，重复实验步骤（1）的操作步骤，记录所消耗 $NH_4SCN$ 溶液的体积。

（3）将实验步骤（1）中 $AgNO_3$ 溶液的用量改为 3.00ml，NaAc 溶液的用量改 7.00ml，重复实验步骤（1）的操作步骤，记录所消耗 $NH_4SCN$ 溶液的体积。

**【实验思考】**

1. 能否用 0.01mol · $L^{-1}$ KSN 标准溶液替代 0.01 mol · $L^{-1}$ $NH_4SCN$ 标准溶液来滴定待测液？

2. 用 $NH_4SCN$ 标准溶液来滴定待测液中的 $[Ag^+]$ 时，为什么要在酸性介质中进行？能否用 HCl 或 $H_2SO_4$ 溶液来调节酸性？

3. 下列情况对实验结果有何影响？

（1）所用的离心管不干燥；

（2）取 $AgNO_3$ 和 NaAc 溶液的吸量管混用了；

（3）$Ag^+$、$Ac^-$和 AgAc 沉淀还没有达到平衡就进行分离。

【附注】

## 一、离心沉降

### （一）离心沉降

需要将沉淀和溶液分离时，由于溶液量少，或者被分离的沉淀很少，不能用过滤法分离时，常使用离心沉降来分离沉淀和溶液，这可在离心管（图 12－27）中进行沉淀反应，然后将离心管放在离心机（图 12－28）中进行离心沉降，从而达到将沉淀分离的目的。

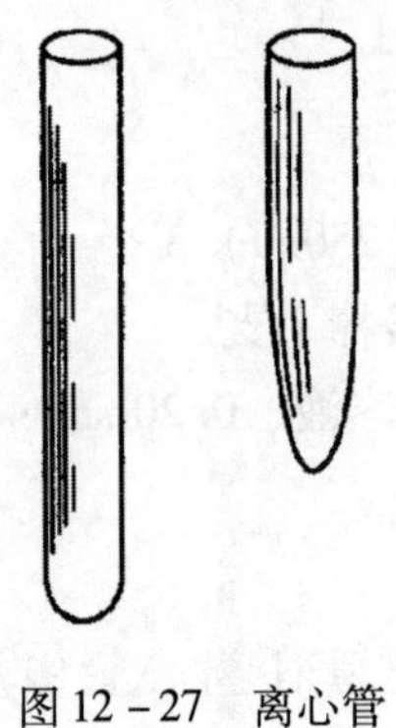

图 12－27　离心管

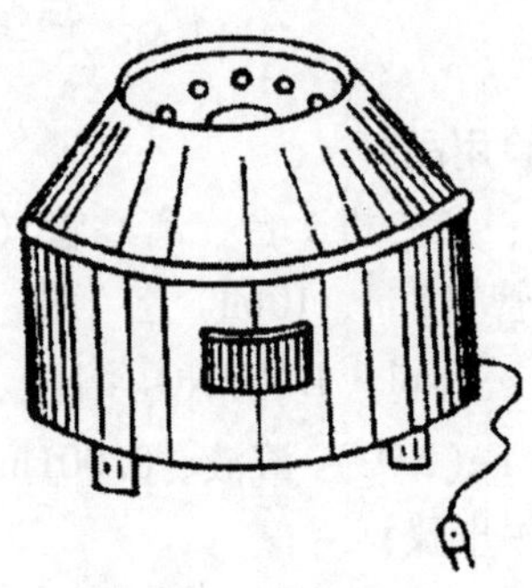

图 12－28　离心机

### （二）电动离心机的使用方法和注意事项：

（1）电动离心机是高速旋转的，为了避免发生危险，开启之前必须盖好盖子加以保护，避免发生危险。

（2）使用时将待分离的溶液放在离心管中，再把离心管装入离心机的套管中，位置要对称，重量要平衡，若仅离心一个样品或离心的样品数目为单数时，则要在其对面的位置放一个盛有等体积水的离必管，否则重量不均衡会引起剧烈振动，造成转轴变曲损坏。

（3）开启离心机时应先低速，逐渐加速。关机后，应让离心机自然减速（决不可用手或其它物件强制其停止转动)，取出离心管。

（4）离心速度和时间由沉淀的性质决定，结晶形的和紧密的沉淀在 1000r/min，经 1～2min 即可；而无定形和疏松沉淀，旋转速度应提高，在 2000r/min，经 3～4min 即可。如仍不能分离则应设法采取适宜措施（如加热或加入不影响反应的电解质)，促使凝聚，然后再离心。

## 二、沉淀的分离

离心沉降后，离心管的底部为沉淀，上面为溶液，要将沉淀和溶液分离可采用如下方法：

### （一）吸出法

如图 12－29 所示，将离心管倾斜，用滴管或毛细管吸取上层清液转移至另一容器中（若不必保留，则可直接弃去），使沉淀和溶液分离。注意用滴管吸溶液时，必须在插入溶液之前捏压橡皮头逐去气体，切不可在插入溶液后捏压橡皮头，因为这样会把沉淀冲动，搅混了清液。滴管插入溶液后，慢慢放松橡皮头，使溶液慢慢吸入管中，随着液面的下降滴管也相应下移。尽可能把绝大部分溶液吸出。当滴管尖端接近沉淀时，要特别小心，不要吸入沉淀。吸完溶液后，橡皮头不要完全松开，以免吸入空气泡搅动沉淀。

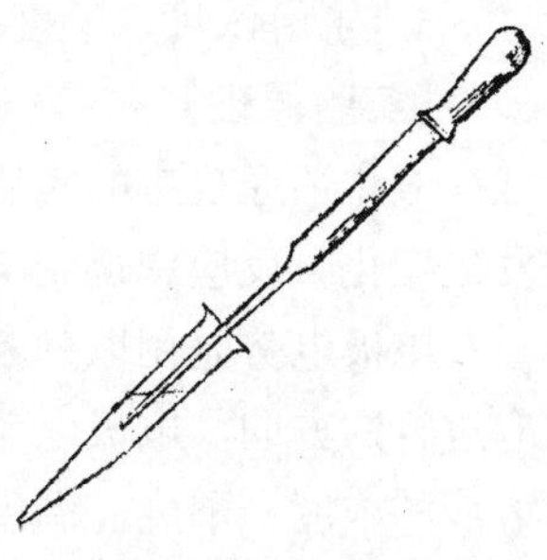

图 12－29　吸出法

**（二）倾泻法**

在沉淀较紧密时也可用倾泻法将溶液转移到另一容器中，这时应避免摇动离心管，以免冲起沉淀。

倾泻法的操作如如图 12－30 所示。

用左手的无名指和小指围住一支空离心管下部，管口向上，使它靠在手心下部，把经过离心沉降的盛有溶液和沉淀的离心管，用拇指和手掌上缘平持（管口比管底稍高），使管口与空离心管口靠紧，然后将离心管渐渐向下倾斜，当溶液流到接近管口时将洁净的圆头细玻棒伸入，并与液面接触，随即将玻棒后撤，这样，玻棒即将溶液引入空离心管。通常溶液倾出后，沉淀表面上往往留有少许溶液，如果用吸玻棒末端（事先烧成一小勺状），与溶液表面接触，这点溶液也可流出。

分离后的沉淀要经过洗涤，把吸附的杂质洗去。洗涤的过程一般需要 2～3 次，沉淀的洗涤如图 12－31 所示。

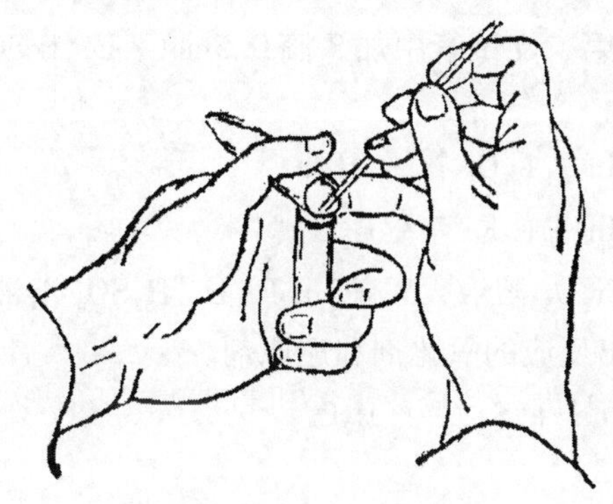

图 12－30　倾泻法

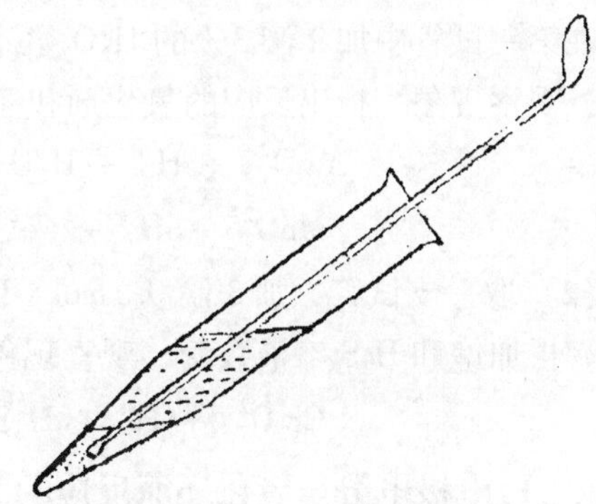

图 12－31　沉淀的洗涤

（伍伟杰）

# 实训七　氧化还原反应

**【实验目标】**

1. 认识几种常用的氧化剂和还原剂，理解氧化还原反应的实质。
2. 通过实验掌握电极电势，并应用电极电势比较氧化剂和还原剂的强弱。

3. 了解浓度、酸度和温度对氧化还原反应的影响。

【实验原理】

氧化还原反应的实质是反应物之间发生了电子得失或偏移，反映在元素的氧化数发生变化。反应中得到电子的物质称为氧化剂，反应中失去电子的物质称为还原剂。

电极电势是用以判断氧化剂和还原剂相对强弱的标准，并可用以确定氧化还原反应进行的方向。电极电势表，是各种物质在水溶液中进行氧化还原反应规律性的总结。溶液的浓度、酸度、温度均影响电极电势的数值。一般来说，在表中上方的还原态是较强的还原剂，可使其下方的氧化态还原，表下方的氧化态是较强的氧化剂，可使其上方的还原态氧化。

【实验用品】

仪器：试管、试管夹、烧杯、表面皿。

药品：0.01mol · $L^{-1}$ $KMnO_4$ 溶液、3% $H_2O_2$ 溶液、3mol · $L^{-1}$ $H_2SO_4$ 溶液、0.5mol · $L^{-1}$ $FeSO_4$ 溶液、0.1mol · $L^{-1}$ $K_2Cr_2O_7$ 溶液、饱和 $H_2S$ 溶液、饱和溴水、饱和碘水、锌粒（固体）、2mol · $L^{-1}$ $HNO_3$ 溶液、稀 $HNO_3$（1∶10）溶液、0.1mol · $L^{-1}$ $Na_2C_2O_4$ 溶液、1mol · $L^{-1}$ NaBr 溶液、6mol · $L^{-1}$ HAc 溶液、0.1mol · $L^{-1}$ $Na_2SO_3$ 溶液、1mol · $L^{-1}$ $H_2SO_4$ 溶液、40% NaOH 溶液、1mol · $L^{-1}$ NaI 溶液、$CHCl_3$、0.025 mol · $L^{-1}$ $Fe_2(SO_4)_3$ 溶液。

【操作步骤】

## （一）氧化剂和还原剂

（1）取两支试管，各加 5 滴 0.01 mol · $L^{-1}$ $KMnO_4$ 和 3 滴 3mol · $L^{-1}$ $H_2SO_4$ 溶液，然后在第一试管中加 2 滴 3% 的 $H_2O_2$ 溶液，在第二支试管中加 3 滴 0.5mol · $L^{-1}$ $FeSO_4$ 溶液，观察现象，指出反应的氧化剂和还原剂。

$$MnO_4^{2-} + H^+ + H_2O_2 \longrightarrow Mn^{2+} + O_2\uparrow + H_2O$$

$$MnO_4^{2-} + H^+ + Fe^{2+} \longrightarrow Mn^{2+} + Fe^{3+} + H_2O$$

（2）取一支试管，加 3 滴 0.1mol · $L^{-1}$ $K_2Cr_2O_7$ 溶液，5 滴 3mol · $L^{-1}$ $H_2SO_4$ 溶液，摇匀，再加饱和 $H_2S$ 溶液数滴，观察现象，指出反应的氧化剂和还原剂。

$$Cr_2O_7^{2-} + H^+ + H_2S \longrightarrow Cr^{3+} + S\downarrow + H_2O$$

## （二）电极电势与氧化还原反应的关系

分别用饱和溴水和饱和碘水 3 滴与 0.5mol · $L^{-1}$ $FeSO_4$ 溶液 6 滴作用，观察现象。并说明电极电势与氧化还原反应的关系。

## （三）浓度、温度和酸度对氧化还原反应的影响

### 1. 浓度对氧化还原反应的影响

往两支装有少量锌粒的试管中，分别加 2ml 浓 $HNO_3$ 和稀 $HNO_3$（1∶10）溶液，观察所发生的现象：①它们的反应速率有何不同？②它们的反应产物有何不同？

浓 $HNO_3$ 被还原后的主要产物可通过观察它的颜色来判断。稀 $HNO_3$ 的还原产物可检验溶液中是否有 $NH_4^+$ 生成的办法来确定。

$$Zn + 4HNO_{3(浓)} = Zn(NO_3)_2 + 2NO_2 + 2H_2O$$

$$4Zn + 10HNO_{3(稀)} = 4Zn(NO_3)_2 + NH_4NO_3 + 3H_2O$$

**2. 温度对氧化还原反应的影响**

在两支试管中分别加入2ml 0.01mol·$L^{-1}$ $Na_2C_2O_4$、0.5ml 3mol·$L^{-1}$ $H_2SO_4$ 和1滴0.01mol·$L^{-1}$ $KMnO_4$ 溶液，摇匀，将其中一支试管放入80 ℃的水浴中加热，另一支不加热，观察两管褪色的快慢。写出反应方程式，并加以解析。

**3. 酸度对氧化还原反应的影响**

往两支各盛有0.5ml 1mol·$L^{-1}$ NaBr溶液的试管中，分别加10滴3mol·$L^{-1}$$H_2SO_4$和6mol·$L^{-1}$ HAc溶液，然后往两支试管中各加1滴0.01mol·$L^{-1}$$KMnO_4$溶液，观察并比较两支试管中紫色溶液褪色的快慢。写出方程式，并加以解析。

**4. 酸碱性对氧化还原反应的影响**

取试管3支，各加10滴0.1mol·$L^{-1}$ $Na_2SO_3$ 溶液，再分别加10滴1mol·$L^{-1}$ $H_2SO_4$、蒸馏水和40% NaOH溶液，摇匀后，再各加3滴0.01mol·$L^{-1}$ $KMnO_4$ 溶液，观察现象。$KMnO_4$ 在酸性、中性和碱性介质中的还原产物分别是 $Mn^{2+}$、$MnO_2$ 和 $MnO_4^{2-}$，试写出上述反应方程式。

**（四）选择氧化剂**

在含有NaBr、NaI的混合溶液中，要求只氧化 $I^-$，而不氧化 $Br^-$，在常用的氧化剂 $KMnO_4$ 和 $Fe^{3+}$ 中，确定哪一种氧化剂更合适。

（1）取小试管一支，加1mol·$L^{-1}$ NaBr和1mol·$L^{-1}$NaI溶液各10滴，再加10滴3mol·$L^{-1}$ $H_2SO_4$、1ml $CHCl_3$ 溶液，然后加2~3滴0.01mol·$L^{-1}$$KMnO_4$溶液，振荡，观察试管中三氯甲烷层的变化。

（2）另取小试管一支，用0.025 mol·$L^{-1}$$Fe_2(SO_4)_3$代替 $KMnO_4$，重复上述实验。从实验结果确定哪一种氧化剂更合适。说明理由。

**【实验思考】**

1. 氧化还原反应进行的方向由哪些因素决定？

2. 影响电极电势的因素有哪些？

**【注意事项】**

1. 浓 $HNO_3$ 与Zn反应有刺激性气体 $SO_2$ 产生，必须在通风橱中进行。

2. 由于置换反应速率较慢，应将试管放置试管架上一段时间，切勿振荡，然后再观察现象。

（王志江）

## 实训八　钙、铁、锌、铬、铅、汞、镉、铜元素的离子鉴定

**【实验目标】**

1. 学会钙、铁、锌等元素离子的鉴定方法；

2. 规范进行试管操作；

3. 能正确处理有毒废液。

【实验原理】

钙、铁、锌、铬、铅、汞、镉、铜元素是重要的金属元素，与人们的生活密切相关。离子的鉴定就是通过对被鉴定离子做出确定结论的化学反应现象，定性地判断出某一离子或某些离子的存在。作为鉴定反应必须满足以下条件：

（1）现象明显。如沉淀的生成、溶液颜色的改变、气体的产生等。

（2）具有较高的灵敏度和良好的选择性。

（3）反应速度快、进行的比较完全。

【实验用品】

仪器：试管、酒精灯、烧杯。

药品：0.1 $mol \cdot L^{-1}$的下列试剂［$CaCl_2$、$FeCl_2$、$FeCl_3$、$ZnSO_4$、$CrCl_3$、$Hg(NO_3)_2$、$Hg_2(NO_3)_2$、$Pb(NO_3)_2$、$Cd(NO_3)_2$、$CuSO_4$、$K_3[Fe(CN)_6]$、$K_4[Fe(CN)_6]$、KSCN、KI］；0.5 $mol \cdot L^{-1}$ $K_2CrO_4$、3% $H_2O_2$、6 $mol \cdot L^{-1}$ $HNO_3$、2 $mol \cdot L^{-1}$、6 $mol \cdot L^{-1}$ HCl、6 $mol \cdot L^{-1}$HAc、2 $mol \cdot L^{-1}$NaOH、饱和（$NH_4)_2C_2O_4$、饱和$H_2S$、乙醚。

【操作步骤】

**1. 钙离子的鉴定**

试管中加入0.1 $mol \cdot L^{-1}$$CaCl_2$溶液3ml，加入（$NH_4)_2C_2O_4$的饱和试液，出现白色沉淀。沉淀分成两份，一份加入6 $mol \cdot L^{-1}$ HCl 1ml，沉淀溶解；另一份加入6 $mol \cdot L^{-1}$ HAc 1ml，沉淀不溶解。沉淀在强酸中可以溶解，而弱酸中不溶解，示有$Ca^{2+}$离子存在。写出反应方程式。

**2. 铁离子的鉴定**

（1）$Fe^{2+}$离子鉴定　试管中加入新配制的0.1 $mol \cdot L^{-1}$$FeCl_2$溶液2ml，滴加0.1 $mol \cdot L^{-1}$ $K_3[Fe(CN)_6]$试液，产生深蓝色（滕氏蓝）沉淀，表示$Fe^{2+}$离子存在。写出反应方程式。

（2）$Fe^{3+}$离子鉴定　试管中加入0.1 $mol \cdot L^{-1}$ $FeCl_3$溶液2ml，滴加0.1 $mol \cdot L^{-1}$ KSCN溶液1～2滴，生成血红色溶液。证明$Fe^{3+}$离子存在。写出反应方程式。

**3. 锌离子的鉴定**

试管中加入0.1 $mol \cdot L^{-1}$ $ZnSO_4$溶液2ml，滴加0.1 $mol \cdot L^{-1}$$K_4[Fe(CN)_6]$溶液，出现白色沉淀，沉淀分成两份，一份加入2 $mol \cdot L^{-1}$ HCl，沉淀不溶解；另一份加入2 $mol \cdot L^{-1}$NaOH溶液，沉淀溶解，证明有$Zn^{2+}$离子存在。写出反应方程式。

**4. 铬离子的鉴定**

试管中加入0.1 $mol \cdot L^{-1}$ $CrCl_3$溶液1ml，逐滴加入2 $mol \cdot L^{-1}$ NaOH溶液至沉淀溶解，再加入3% $H_2O_2$溶液3滴，加热，观察现象，写出反应方程式。试管冷却后，再加入10滴乙醚，然后沿试管壁缓缓加入6 $mol \cdot L^{-1}$ $HNO_3$酸化，乙醚层出现蓝色，说明$Cr^{3+}$离子存在。

**5. 铅离子的鉴定**

试管中加入0. $mol \cdot L^{-1}$ $Pb(NO_3)_2$溶液2ml，滴加0.5 $mol \cdot L^{-1}$ $K_2CrO_4$试液，出现黄色沉淀，示有$Pb^{2+}$离子存在。写出反应方程式。

**6. 汞离子的鉴定**

(1) $Hg^{2+}$离子鉴定 试管中加入0.1 mol·$L^{-1}$ $Hg(NO_3)_2$溶液2ml，逐滴加入0.5 mol·$L^{-1}$ KI溶液，边加边振摇，首先产生橙红色沉淀，继续滴加KI溶液，沉淀消失，溶液无色，证明$Hg^{2+}$离子存在。写出反应方程式。

(2) $Hg_2^{2+}$ 离子鉴定 试管中加入0.1 mol·$L^{-1}$ $Hg_2(NO_3)_2$溶液2ml，滴入0.5 mol·$L^{-1}$KI溶液，振摇试管，黄绿色沉淀生成，瞬间变为灰绿色，逐渐转变为灰黑色。示有$IIg_2^{2+}$ 离了存在。写出反应方程式。

**7. 镉离子的鉴定**

试管中加入0.1 mol·$L^{-1}$$Cd(NO_3)_2$溶液2ml，加入$H_2S$的饱和溶液，有黄色沉淀生成，证明$Cd^{2+}$离子存在。写出反应方程式。

**8. 铜离子的鉴定**

试管中加入0.1 mol·$L^{-1}$ $CuSO_4$溶液2ml，滴加0.1 mol·$L^{-1}$ $K_4[Fe(CN)_6]$ 溶液，出现棕红色沉淀，证明$Cu^{2+}$离子存在。写出反应方程式。

**【实验思考】**

1. 鉴定$Fe^{2+}$为什么必须是新制备的溶液?

2. 含$Hg^2$、$Hg_2^{2+}$ 等重金属离子的废液如何处理?

**【注意事项】**

1. 试管是用作少量试剂的反应容器，便于操作和观察。试管中反应液体不超过其容积的 $\frac{1}{2}$，加热时不超过 $\frac{1}{3}$。

2. 定性实验不要求准确量取试剂，只要学会估计取用液体的量即可。1ml溶液大约是20滴。

3. 重金属汞、铬、镉的废液有毒，不能直接进入下水道，应该集中统一处理，深埋于地下。

(林 珍)

# 实训九 配位化合物的组成和性质

**【实验目标】**

1. 了解有关配位化合物的生成及配位离子和简单离子的区别。

2. 比较配位离子的稳定性，了解配位平衡与沉淀反应、氧化还原反应以及溶液酸度的关系。

**【实验用品】**

药品：0.1mol·$L^{-1}$ $HgCl_2$，0.1mol·$L^{-1}$ $BaCl_2$，0.1mol·$L^{-1}$ $FeCl_3$，0.5mol·$L^{-1}$ $FeCl_3$，0.1mol·$L^{-1}$ NaCl，0.1mol·$L^{-1}$ KI，4 mol·$L^{-1}$ $NH_4F$，0.2mol·$L^{-1}$ $NiSO_4$，0.1mol·$L^{-1}$ $K_3[Fe(CN)_6]$，0.1mol·$L^{-1}$ $AgNO_3$，0.1mol·$L^{-1}$ NaOH，2mol·$L^{-1}$

NaOH，1∶1 氨水，9 mol · $L^{-1}H_2SO_4$，$CCl_4$，$CrCl_3$ · $6H_2O$。

【操作步骤】

（一）配位离子的生成和配位化合物的组成

（1）在试管中加入 1ml 0.1mol · $L^{-1}$ $HgCl_2$ 溶液（极毒！），逐滴加入 0.1mol · $L^{-1}$ KI 溶液。观察红色沉淀的生成，再继续加入少量 KI 溶液，观察沉淀的溶解。写出反应方程式。

（2）在两个试管中分别加入 1ml 0.2mol · $L^{-1}NiSO_4$ 溶液，然后分别再在这两个试管中逐滴加入 0.1mol · $L^{-1}BaCl_2$ 和 0.1mol · $L^{-1}$ NaOH，观察现象。写出有关反应式。

在另一试管中加入 1ml 0.2mol · $L^{-1}NiSO_4$ 溶液，逐滴加入 1∶1 氨水，边加边振荡，待生成的沉淀完全溶解后，再适当多加些氨水。然后将此溶液分成 2 份，分别加入与前次实验取得的量相同的 0.1mol · $L^{-1}BaCl_2$ 和 0.1mol · $L^{-1}$ NaOH 溶液，观察现象。写出有关反应式，并解释所发生的现象。

（二）简单离子和配位离子的区别

在试管中加入 1ml 0.1mol · $L^{-1}$ $FeCl_3$ 溶液，加入少量 KCNS 溶液，观察现象，写出反应式。

以 0.1mol · $L^{-1}K_3[Fe(CN)_6]$ 溶液代替 $FeCl_3$ 做同样的试验，观察现象，并解释原因。

（三）配位平衡的移动

**1. 配位平衡与沉淀反应**

在试管中加入 1ml 0.1mol · $L^{-1}AgNO_3$ 溶液，滴加 0.1mol · $L^{-1}$NaCl 溶液，观察现象。然后加入过量的氨水，观察现象，写出反应式，并解释之。

**2. 配位平衡与氧化还原反应**

在试管中加入 1ml 0.5mol · $L^{-1}$ $FeCl_3$ 溶液，滴加 0.1mol · $L^{-1}$KI 溶液至出现红棕色，然后加 1ml $CCl_4$ 溶液，振荡后观察 $CCl_4$ 层颜色。解释现象，并写出有关反应式。

在另一试管中加入 1ml 0.5mol · $L^{-1}$ $FeCl_3$ 溶液，先逐滴加入 4 mol · $L^{-1}NH_4F$ 至溶液变为无色，再加入与上一实验相同量的 0.1mol · $L^{-1}$KI 溶液和 1ml $CCl_4$ 溶液，振荡后，观察 $CCl_4$ 层颜色，解释现象，并写出有关反应式。

**3. 配位平衡与介质的酸碱性**

在试管中加入 1ml 0.5mol · $L^{-1}$ $FeCl_3$ 溶液，逐滴加入 4 mol · $L^{-1}NH_4F$ 至溶液呈无色。将此溶液分成 2 份，分别滴加 2 mol · $L^{-1}$NaOH 和 9 mol · $L^{-1}H_2SO_4$ 溶液，观察现象，并写出有关的反应式。

（四）配位化合物的水合异构现象

将少量未潮解的紫色 $CrCl_3$ · $6H_2O$ 晶体溶于水中，观察溶液的颜色。将溶液加热，溶液颜色有什么变化？

**【实验思考】**

总结本实验中所观察到的现象，说明配位离子和简单离子的区别以及影响配位平衡的因素有哪些。

**【注意事项】**

1. $HgCl_2$ 很毒！使用时注意安全。实验后的废液也不要倒入下水道。

2. $NH_4F$ 试剂对玻璃有腐蚀作用，贮藏时应放在塑料瓶内。

（王　宁）

# 附录

## 附录1　常见化合物的相对分子质量

| 分子式 | 相对分子质量 | 分子式 | 相对分子质量 |
|---|---|---|---|
| AgBr | 187.77 | $BaCO_3$ | 197.34 |
| AgCl | 143.22 | BaO | 155.33 |
| AgI | 234.77 | $Ba(OH)_2$ | 171.34 |
| AgCN | 133.89 | $BaSO_4$ | 233.39 |
| $Ag_2CrO_4$ | 331.73 | $BaC_2O_4$ | 225.35 |
| $AgNO_3$ | 169.87 | $BaCrO_4$ | 253.32 |
| AgSCN | 165.95 | CaO | 56.08 |
| $Al_2O_3$ | 101.96 | $CaCO_3$ | 100.09 |
| $Al(OH)_3$ | 78.00 | $CaC_2O_4$ | 128.10 |
| $Al_2(SO_4)_3$ | 342.14 | $CaCl_2$ | 110.99 |
| $As_2O_3$ | 197.84 | $CaCl_2 \cdot H_2O$ | 129.00 |
| $As_2O_5$ | 229.84 | $CaCl_2 \cdot 6H_2O$ | 219.08 |
| $As_2S_3$ | 246.02 | $Ca(NO_3)_2$ | 164.09 |
| $As_2S_5$ | 310.14 | $CaF_2$ | 78.08 |
| CuSCN | 121.62 | $Ca(OH)_2$ | 74.09 |
| $C_6H_{12}O_6 \cdot H_2O$（葡萄糖） | 198.18 | $CaSO_4$ | 136.14 |
| $C_{10}H_{10}O_2N_4S$（磺胺嘧啶） | 250.27 | $Ca_3(PO_4)_2$ | 310.18 |
| $C_{11}H_{12}O_2N_4S$（磺胺甲基嘧啶） | 264.30 | $CO_2$ | 44.01 |
| $C_{11}H_{12}O_3N_4S$（磺胺甲氧嗪） | 280.30 | $CCl_4$ | 153.82 |
| $C_7H_{10}O_2N_4S \cdot H_2O$（磺胺脒） | 232.26 | $Cr_2O_3$ | 151.99 |
| $C_9H_9O_2N_3S_2$（磺胺噻唑） | 255.31 | CuO | 79.55 |
| $C_6H_7O_3NS$（对氨基苯磺酸） | 173.19 | CuS | 95.61 |
| $C_{15}H_{21}ON_3 \cdot 2H_3PO_4$（磷酸伯氨喹） | 455.34 | $CuSO_4$ | 159.60 |
| $C_{13}H_{20}O_2N \cdot HCl$（盐酸普鲁卡因） | 272.77 | $CuSO_4 \cdot 5H_2O$ | 249.68 |
| $C_{10}H_{13}O_2N$（非那西丁） | 179.22 | HI | 127.91 |
| $C_{10}H_{15}ON \cdot HCl$（盐酸麻黄碱） | 201.70 | HBr | 80.91 |
| $C_6H_5O_7Na_3 \cdot 2H_2O$（枸橼酸钠） | 294.10 | HCN | 27.03 |
| $C_8H_9O_2N \cdot H_2O$（对羧基苄胺） | 169.18 | $H_2SO_3$ | 82.07 |
| $BaCl_2$ | 208.24 | $H_2SO_4$ | 98.07 |
| $BaCl_2 \cdot 2H_2O$ | 244.27 | $Hg_2Cl_2$ | 472.09 |

续表

| 分子式 | 相对分子质量 | 分子式 | 相对分子质量 |
|---|---|---|---|
| $HgCl_2$ | 271.50 | $KCl$ | 74.55 |
| $KAl(SO_4)_2\cdot 12H_2O$ | 474.38 | $KClO_3$ | 122.55 |
| $C_4H_6O_3$（醋酐） | 102.09 | $KClO_4$ | 138.55 |
| $C_7H_6O_2$（苯甲酸） | 122.12 | $K_2CO_3$ | 138.21 |
| $FeO$ | 71.85 | $KCN$ | 65.12 |
| $Fe_2O_3$ | 159.69 | $K_2CrO_4$ | 194.19 |
| $Fe_3O_4$ | 231.54 | $K_2Cr_2O_7$ | 294.18 |
| $Fe(OH)_3$ | 106.87 | $KHC_2O_4\cdot H_2O$ | 146.14 |
| $FeSO_4$ | 151.90 | $KHC_2O_4\cdot H_2C_2O_4\cdot 2H_2O$ | 254.19 |
| $FeSO_4\cdot H_2O$ | 169.92 | $KHC_8H_4O_4$（邻苯二甲酸氢钾） | 204.22 |
| $FeSO_4\cdot 7H_2O$ | 278.01 | $KHCO_3$ | 100.12 |
| $Fe_2(SO_4)_3$ | 299.87 | $KH_2PO_4$ | 136.09 |
| $FeSO_4\cdot(NH_4)_2SO_4\cdot 6H_2O$ | 392.13 | $KHSO_4$ | 136.16 |
| $H_3BO_3$ | 61.83 | $KI$ | 166.00 |
| $HCOOH$ | 46.03 | $KIO_3$ | 214.00 |
| $H_2C_2O_4$ | 90.04 | $KIO_3\cdot HIO_3$ | 389.91 |
| $H_2C_2O_4\cdot 2H_2O$ | 126.07 | $KMnO_4$ | 158.03 |
| $HC_2H_3O_2$（HAc） | 60.05 | $K_2O$ | 92.20 |
| $HCl$ | 36.46 | $KOH$ | 56.11 |
| $H_2CO_3$ | 62.03 | $KSCN$ | 97.18 |
| $HClO_4$ | 100.46 | $K_2SO_4$ | 174.26 |
| $HNO_2$ | 47.01 | $KNO_2$ | 85.10 |
| $HNO_3$ | 63.01 | $KNO_3$ | 101.10 |
| $H_2O$ | 18.02 | $MgCl_2$ | 95.21 |
| $H_2O_2$ | 34.02 | $MgCO_3$ | 84.31 |
| $H_3PO_4$ | 98.00 | $MgO$ | 40.30 |
| $H_2S$ | 34.08 | $Mg(OH)_2$ | 58.32 |
| $HF$ | 20.01 | $MgNH_4PO_4$ | 137.32 |
| $MnO_2$ | 86.94 | $Mg_2P_2O_7$ | 222.55 |
| $Na_2B_4O_7\cdot 10H_2O$ | 381.37 | $MgSO_4\cdot 7H_2O$ | 246.47 |
| $NaBr$ | 102.89 | $MnO$ | 70.94 |
| $NaBiO_3$ | 279.97 | $SO_3$ | 80.06 |
| $Na_2CO_3$ | 105.99 | $NaCl$ | 58.44 |
| $Na_2C_2O_4$ | 134.00 | $NaCN$ | 49.01 |
| $NaC_2H_3O_2$（NaAc） | 82.03 | $Na_2H_2Y\cdot 2H_2O$（EDTA 钠盐） | 372.24 |
| $NaC_7H_5O_2$（苯甲酸钠） | 144.13 | $NaHCO_3$ | 84.01 |
| $KBr$ | 119.00 | $NaI$ | 149.89 |
| $KBrO_3$ | 167.09 | $Na_2O$ | 61.98 |

续表

| 分子式 | 相对分子质量 | 分子式 | 相对分子质量 |
|---|---|---|---|
| $NaOH$ | 40.00 | $(NH_4)_3PO_4 \cdot 12MoO_3$ | 1876.35 |
| $Na_2S$ | 78.04 | $P_2O_5$ | 141.95 |
| $Na_2SO_3$ | 126.04 | $PbO$ | 223.20 |
| $Na_2SO_4$ | 142.04 | $PbO_2$ | 239.20 |
| $Na_2S_2O_3$ | 158.10 | $PbCl_2$ | 278.11 |
| $Na_2S_2O_3 \cdot 5H_2O$ | 248.17 | $PbSO_4$ | 303.26 |
| $Na_2HPO_4 \cdot 12H_2O$ | 358.14 | $PbCrO_4$ | 323.19 |
| $NaNO_2$ | 69.00 | $Pb(CH_3COO)_2 \cdot 3H_2O$ | 379.34 |
| $NaNO_3$ | 85.00 | $SiO_2$ | 60.08 |
| $NH_3$ | 17.03 | $SO_2$ | 64.06 |
| $NH_4Cl$ | 53.49 | $WO_3$ | 231.85 |
| $NH_4Fe(SO_4)_2 \cdot 12H_2O$ | 482.18 | $SnO_2$ | 150.69 |
| $NH_3 \cdot H_2O$ | 35.05 | $SnCl_2$ | 189.60 |
| $NH_4SCN$ | 76.12 | $SnCO_3$ | 178.71 |
| $(NH_4)_2SO_4$ | 132.14 | $ZnO$ | 81.38 |
| $(NH_4)_2C_2O_4 \cdot H_2O$ | 142.11 | $ZnSO_4$ | 161.44 |
| $(NH_4)_2HPO_4$ | 132.06 | $ZnSO_4 \cdot 7H_2O$ | 187.55 |

# 附录2　相对原子质量表

（按照原子序数排列，以$^{12}C=12$为基准）

| 元素 | | | 原子序数 | 相对原子质量 | 元素 | | | 原子序数 | 相对原子质量 |
|---|---|---|---|---|---|---|---|---|---|
| 符号 | 名称 | 英文名 | | | 符号 | 名称 | 英文名 | | |
| H | 氢 | Hydrogen | 1 | 1.00794 ±7 | Ge | 锗 | Germanium | 32 | 72.59 ±3 |
| He | 氦 | Helium | 2 | 4.00260 | As | 砷 | Arsenic | 33 | 74.9216 |
| Li | 锂 | Lithium | 3 | 6.9411 ±3 | Se | 硒 | Selenium | 34 | 78.96 ±3 |
| Be | 铍 | Beryllium | 4 | 9.01218 | Br | 溴 | Bromine | 35 | 79.904 |
| B | 硼 | Boron | 5 | 10.81 | Kr | 氪 | Krypton | 36 | 83.80 |
| C | 碳 | Carbon | 6 | 12.011 | Rb | 铷 | Rubidium | 37 | 85.4678 ±3 |
| N | 氮 | Nitrogen | 7 | 14.0067 | Sr | 锶 | Strontium | 38 | 87.62 |
| O | 氧 | Oxygen | 8 | 15.9994 ±3 | Y | 钇 | Yttium | 39 | 88.9059 |
| F | 氟 | Fluorine | 9 | 18.998403 | Zr | 锆 | Zirconium | 40 | 91.22 |
| Ne | 氖 | Neon | 10 | 20.179 | Nb | 铌 | Niobium | 41 | 92.9064 |
| Na | 钠 | Sodium | 11 | 22.98977 | Mo | 钼 | Molybdenium | 42 | 95.94 |
| Mg | 镁 | Magnesium | 12 | 24.305 | Tc | 锝 | Technetium | 43 | (98) |
| Al | 铝 | Aluminum | 13 | 26.98154 | Ru | 钌 | Ruthenium | 44 | 101.07 ±3 |
| Si | 硅 | Silicon | 14 | 28.0855 ±3 | Rh | 铑 | Rhodium | 45 | 102.9055 |
| P | 磷 | Phosphorus | 15 | 30.97376 | Pd | 钯 | Palladium | 46 | 106.42 |
| S | 硫 | Sulphur | 16 | 32.06 | Ag | 银 | Silver | 47 | 107.8682 ±3 |
| Cl | 氯 | Chlorine | 17 | 35.453 | Cd | 镉 | Cadmium | 48 | 112.41 |
| Ar | 氩 | Argon | 18 | 39.948 | In | 铟 | Indium | 49 | 114.82 |
| K | 钾 | Potassium | 19 | 39.0983 | Sn | 锡 | Tin | 50 | 118.69 ±3 |
| Ca | 钙 | Calcium | 20 | 40.08 | Sb | 锑 | Antimony | 51 | 121.75 ±3 |
| Sc | 钪 | Scandium | 21 | 44.9559 | Te | 碲 | Tellurium | 52 | 127.60 ±3 |
| Ti | 钛 | Titanium | 22 | 47.88 ±3 | I | 碘 | Iodine | 53 | 126.9045 |
| V | 钒 | Vanadium | 23 | 50.9415 | Xe | 氙 | Xenon | 54 | 131.29 ±3 |
| Cr | 铬 | Chromium | 24 | 51.996 | Cs | 铯 | Caesium | 55 | 132.9054 |
| Mn | 锰 | Manganese | 25 | 54.9380 | Ba | 钡 | Barium | 56 | 137.33 |
| Fe | 铁 | Iron | 26 | 55.847 ±3 | La | 镧 | Lanthanum | 57 | 138.9055 ±3 |
| Co | 钴 | Cobalt | 27 | 58.9332 | Ce | 铈 | Cerium | 58 | 140.12 |
| Ni | 镍 | Nickel | 28 | 58.69 | Pr | 镨 | Praseodymium | 59 | 140.9077 |
| Cu | 铜 | Copper | 29 | 63.546 ±3 | Nd | 钕 | Neodymium | 60 | 144.24 ±3 |
| Zn | 锌 | Zinc | 30 | 65.38 | Pm | 钷 | Promethium | 61 | (145) |
| Ga | 镓 | Gallium | 31 | 69.72 | Sm | 钐 | Samarium | 62 | 150.36 ±3 |

续表

| 元素 | | | 原子序数 | 相对原子质量 | 元素 | | | 原子序数 | 相对原子质量 |
|---|---|---|---|---|---|---|---|---|---|
| 符号 | 名称 | 英文名 | | | 符号 | 名称 | 英文名 | | |
| Eu | 铕 | Europium | 63 | 151.96 | Rn | 氡 | Radon | 86 | (222) |
| Gd | 钆 | Gadolinium | 64 | 157.25 ±3 | Fr | 钫 | Francium | 87 | (223) |
| Tb | 铽 | Terbium | 65 | 158.9254 | Ra | 镭 | Radium | 88 | 226.0254 |
| Dy | 镝 | Dysprosium | 66 | 162.50 ±3 | Ac | 锕 | Actinium | 89 | 227.078 |
| Ho | 钬 | Holmium | 67 | 164.9304 | Th | 钍 | Thorium | 90 | 232.0381 |
| Er | 铒 | Erbium | 68 | 167.26 ±3 | Pa | 镤 | Protactinium | 91 | 231.0359 |
| Tm | 铥 | Thulium | 69 | 168.9342 | U | 铀 | Uranium | 92 | 238.029 |
| Yb | 镱 | Ytterbium | 70 | 173.04 ±3 | Np | 镎 | Neptunium | 93 | 237.0482 |
| Lu | 镥 | Lutetium | 71 | 174.967 | Pu | 钚 | Plutonium | 94 | (244) |
| Hf | 铪 | Hafnium | 71 | 178.49 ±3 | Am | 镅 | Americium | 95 | (243) |
| Ta | 钽 | Tantalum | 73 | 180.9479 | Cm | 锔 | Curium | 96 | (247) |
| W | 钨 | Tungsten | 74 | 183.85 ±3 | Bk | 锫 | Berkelium | 97 | (247) |
| Re | 铼 | Rhenium | 75 | 186.207 | C | 锎 | Californium | 98 | (251) |
| Os | 锇 | Osmium | 76 | 190.2 | Es | 锿 | Einsteinium | 99 | (252) |
| Ir | 铱 | Iridium | 77 | 192.22 ±3 | Fm | 镄 | Fermium | 100 | (257) |
| Pt | 铂 | Platinum | 78 | 195.08 ±3 | Md | 钔 | Mendelvium | 101 | (258) |
| Au | 金 | Gold | 79 | 196.9665 | No | 锘 | Nobelium | 102 | (259) |
| Hg | 汞 | Mercury | 80 | 200.59 ±3 | Lr | 铹 | Lawrencium | 103 | (260) |
| Tl | 铊 | Thallium | 81 | 204.383 | Rf | [铲] | Rutherfordium | 104 | (261) |
| Pb | 铅 | Lead | 82 | 207.2 | Ha | [锌] | Hahnium | 105 | (262) |
| Bi | 铋 | Bismuth | 83 | 208.9804 | Unh | | (Unnilhexium) | 106 | (263) |
| Po | 钋 | Polonium | 84 | (209) | UnS | | | 107 | (262) |
| At | 砹 | Astatine | 85 | (210) | | | | | |

# 附录3 元素周期表

IUPAC 2003

氧化态（单质的氧化态为0，未列入；常见的为红色）
以 $^{12}C=12$ 为基准的相对原子质量（注✦的是半衰期最长同位素的相对原子质量）

| +2, +3, +4, +5, +6 | 95 Am 镅▲ $5f^77s^2$ 243.06✦ |
|---|---|

95 — 原子序数
Am — 元素符号（红色的为放射性元素）
镅▲ — 元素名称（注▲的为人造元素）
$5f^77s^2$ — 价层电子构型

s区元素 | p区元素 | d区元素 | ds区元素 | f区元素 | 稀有气体

| 周期＼族 | 1 IA | 2 IIA | 3 IIIB | 4 IVB | 5 VB | 6 VIB | 7 VIIB | 8 VIIIB | 9 VIIIB | 10 VIIIB | 11 IB | 12 IIB | 13 IIIA | 14 IVA | 15 VA | 16 VIA | 17 VIIA | 18 VIIIA | 电子层 |
|---|---|---|---|---|---|---|---|---|---|---|---|---|---|---|---|---|---|---|---|
| 1 | 1 H 氢<br>$1s^1$<br>1.00794(7)<br>−1, +1 | | | | | | | | | | | | | | | | | 2 He 氦<br>$1s^2$<br>4.002602(2) | K |
| 2 | 3 Li 锂<br>$2s^1$<br>6.941(2)<br>+1 | 4 Be 铍<br>$2s^2$<br>9.012182(3)<br>+2 | | | | | | | | | | | 5 B 硼<br>$2s^22p^1$<br>10.811(7)<br>+3 | 6 C 碳<br>$2s^22p^2$<br>12.0107(8)<br>−4, +2, +4 | 7 N 氮<br>$2s^22p^3$<br>14.0067(2)<br>−3, −2, −1, +1, +2, +3, +4, +5 | 8 O 氧<br>$2s^22p^4$<br>15.9994(3)<br>−2, −1 | 9 F 氟<br>$2s^22p^5$<br>18.9984032(5)<br>−1 | 10 Ne 氖<br>$2s^22p^6$<br>20.1797(6) | L K |
| 3 | 11 Na 钠<br>$3s^1$<br>22.989770(2)<br>+1 | 12 Mg 镁<br>$3s^2$<br>24.3050(6)<br>+2 | | | | | | | | | | | 13 Al 铝<br>$3s^23p^1$<br>26.981538(2)<br>+3 | 14 Si 硅<br>$3s^23p^2$<br>28.0855(3)<br>−4, +2, +4 | 15 P 磷<br>$3s^23p^3$<br>30.973761(2)<br>−3, −2, +1, +3, +5 | 16 S 硫<br>$3s^23p^4$<br>32.065(5)<br>−2, +2, +4, +6 | 17 Cl 氯<br>$3s^23p^5$<br>35.453(2)<br>−1, +1, +3, +5, +7 | 18 Ar 氩<br>$3s^23p^6$<br>39.948(1) | M L K |
| 4 | 19 K 钾<br>$4s^1$<br>39.0983(1)<br>+1 | 20 Ca 钙<br>$4s^2$<br>40.078(4)<br>+2 | 21 Sc 钪<br>$3d^14s^2$<br>44.955910(8)<br>+3 | 22 Ti 钛<br>$3d^24s^2$<br>47.867(1)<br>−1, 0, +2, +3, +4 | 23 V 钒<br>$3d^34s^2$<br>50.9415<br>0, ±1, +2, +3, +4, +5 | 24 Cr 铬<br>$3d^54s^1$<br>51.9961(6)<br>−3, 0, ±1, ±2, +3, +4, +5, +6 | 25 Mn 锰<br>$3d^54s^2$<br>54.938049(9)<br>−2, 0, ±1, +2, ±3, +4, +5, +6, +7 | 26 Fe 铁<br>$3d^64s^2$<br>55.845(2)<br>−2, 0, ±1, +2, +3, +4, +5, +6 | 27 Co 钴<br>$3d^74s^2$<br>58.933200(9)<br>0, ±1, +2, +3, +4, +5 | 28 Ni 镍<br>$3d^84s^2$<br>58.6934(2)<br>0, ±1, +2, +3, +4 | 29 Cu 铜<br>$3d^{10}4s^1$<br>63.546(3)<br>+1, +2, +3, +4 | 30 Zn 锌<br>$3d^{10}4s^2$<br>65.409(4)<br>+1, +2 | 31 Ga 镓<br>$4s^24p^1$<br>69.723(1)<br>+1, +3 | 32 Ge 锗<br>$4s^24p^2$<br>72.64(1)<br>+2, +4 | 33 As 砷<br>$4s^24p^3$<br>74.92160(2)<br>−3, +3, +5 | 34 Se 硒<br>$4s^24p^4$<br>78.96(3)<br>−2, +2, +4, +6 | 35 Br 溴<br>$4s^24p^5$<br>79.904(1)<br>−1, +1, +3, +5, +7 | 36 Kr 氪<br>$4s^24p^6$<br>83.798(2)<br>+2, +4 | N M L K |
| 5 | 37 Rb 铷<br>$5s^1$<br>85.4678(3)<br>+1 | 38 Sr 锶<br>$5s^2$<br>87.62(1)<br>+2 | 39 Y 钇<br>$4d^15s^2$<br>88.90585(2)<br>+3 | 40 Zr 锆<br>$4d^25s^2$<br>91.224(2)<br>+1, +2, +3, +4 | 41 Nb 铌<br>$4d^45s^1$<br>92.90638(2)<br>0, ±1, +2, +3, +4, +5 | 42 Mo 钼<br>$4d^55s^1$<br>95.94(2)<br>0, ±1, ±2, +3, +4, +5, +6 | 43 Tc 锝▲<br>$4d^55s^2$<br>97.907✦<br>0, ±1, +2, +3, +4, +5, +6, +7 | 44 Ru 钌<br>$4d^75s^1$<br>101.07(2)<br>0, +1, ±2, +3, +4, +5, +6, +7, +8 | 45 Rh 铑<br>$4d^85s^1$<br>102.90550(2)<br>0, ±1, +2, +3, +4, +5, +6 | 46 Pd 钯<br>$4d^{10}$<br>106.42(1)<br>0, +1, +2, +3, +4 | 47 Ag 银<br>$4d^{10}5s^1$<br>107.8682(2)<br>+1, +2, +3 | 48 Cd 镉<br>$4d^{10}5s^2$<br>112.411(8)<br>+1, +2 | 49 In 铟<br>$5s^25p^1$<br>114.818(3)<br>+1, +3 | 50 Sn 锡<br>$5s^25p^2$<br>118.710(7)<br>+2, +4 | 51 Sb 锑<br>$5s^25p^3$<br>121.760(1)<br>−3, +3, +5 | 52 Te 碲<br>$5s^25p^4$<br>127.60(3)<br>−2, +2, +4, +6 | 53 I 碘<br>$5s^25p^5$<br>126.90447(3)<br>−1, +1, +3, +5, +7 | 54 Xe 氙<br>$5s^25p^6$<br>131.293(6)<br>+2, +4, +6, +8 | O N M L K |
| 6 | 55 Cs 铯<br>$6s^1$<br>132.90545(2)<br>+1 | 56 Ba 钡<br>$6s^2$<br>137.327(7)<br>+2 | 57~71 La~Lu 镧系 | 72 Hf 铪<br>$5d^26s^2$<br>178.49(2)<br>+1, +2, +3, +4 | 73 Ta 钽<br>$5d^36s^2$<br>180.9479(1)<br>0, ±1, +2, +3, +4, +5 | 74 W 钨<br>$5d^46s^2$<br>183.84(1)<br>0, ±1, ±2, +3, +4, +5, +6 | 75 Re 铼<br>$5d^56s^2$<br>186.207(1)<br>0, ±1, +2, +3, +4, +5, +6, +7 | 76 Os 锇<br>$5d^66s^2$<br>190.23(3)<br>0, +1, +2, +3, +4, +5, +6, +7, +8 | 77 Ir 铱<br>$5d^76s^2$<br>192.217(3)<br>0, ±1, +2, +3, +4, +5, +6 | 78 Pt 铂<br>$5d^96s^1$<br>195.078(2)<br>0, +2, +3, +4, +5, +6 | 79 Au 金<br>$5d^{10}6s^1$<br>196.96655(2)<br>+1, +2, +3, +5 | 80 Hg 汞<br>$5d^{10}6s^2$<br>200.59(2)<br>+1, +2, +3 | 81 Tl 铊<br>$6s^26p^1$<br>204.3833(2)<br>+1, +3 | 82 Pb 铅<br>$6s^26p^2$<br>207.2(1)<br>+2, +4 | 83 Bi 铋<br>$6s^26p^3$<br>208.98038(2)<br>−3, +3, +5 | 84 Po 钋<br>$6s^26p^4$<br>208.98✦<br>−2, +2, +3, +4, +6 | 85 At 砹<br>$6s^26p^5$<br>209.99✦<br>±1, +5, +7 | 86 Rn 氡<br>$6s^26p^6$<br>222.02✦<br>+2 | P O N M L K |
| 7 | 87 Fr 钫▲<br>$7s^1$<br>223.02✦<br>+1 | 88 Ra 镭<br>$7s^2$<br>226.03✦<br>+2 | 89~103 Ac~Lr 锕系 | 104 Rf 𬬻▲<br>$6d^27s^2$<br>261.11✦ | 105 Db 𬭊▲<br>$6d^37s^2$<br>262.11✦ | 106 Sg 𬭳▲<br>$6d^47s^2$<br>263.12✦ | 107 Bh 𬭛▲<br>$6d^57s^2$<br>264.12✦ | 108 Hs 𬭶▲<br>$6d^67s^2$<br>265.13✦ | 109 Mt 鿏▲<br>$6d^77s^2$<br>266.13 | 110 Ds 𫟼▲<br>(269) | 111 Uuu▲<br>(272)✦ | 112 Uub▲<br>(277)✦ | | 114 Uuq▲<br>(289)✦ | | 116 Uuh▲<br>(289)✦ | | | Q P O N M L K |

| | | | | | | | | | | | | | | | |
|---|---|---|---|---|---|---|---|---|---|---|---|---|---|---|---|
| ★ 镧系 | 57 La★ 镧<br>$5d^16s^2$<br>138.9055(2)<br>+3 | 58 Ce 铈<br>$4f^15d^16s^2$<br>140.116(1)<br>+2, +3, +4 | 59 Pr 镨<br>$4f^36s^2$<br>140.90765(2)<br>+3, +4 | 60 Nd 钕<br>$4f^46s^2$<br>144.24(3)<br>+2, +3, +4 | 61 Pm 钷▲<br>$4f^56s^2$<br>144.91✦<br>+3 | 62 Sm 钐<br>$4f^66s^2$<br>150.36(3)<br>+2, +3 | 63 Eu 铕<br>$4f^76s^2$<br>151.964(1)<br>+2, +3 | 64 Gd 钆<br>$4f^75d^16s^2$<br>157.25(3)<br>+3 | 65 Tb 铽<br>$4f^96s^2$<br>158.92534(2)<br>+3, +4 | 66 Dy 镝<br>$4f^{10}6s^2$<br>162.500(1)<br>+3, +4 | 67 Ho 钬<br>$4f^{11}6s^2$<br>164.93032(2)<br>+3 | 68 Er 铒<br>$4f^{12}6s^2$<br>167.259(3)<br>+3 | 69 Tm 铥<br>$4f^{13}6s^2$<br>168.93421(2)<br>+2, +3 | 70 Yb 镱<br>$4f^{14}6s^2$<br>173.04(3)<br>+2, +3 | 71 Lu 镥<br>$4f^{14}5d^16s^2$<br>174.967(1)<br>+3 |
| ★ 锕系 | 89 Ac★ 锕<br>$6d^17s^2$<br>227.03✦<br>+3 | 90 Th 钍<br>$6d^27s^2$<br>232.0381(1)<br>+3, +4 | 91 Pa 镤<br>$5f^26d^17s^2$<br>231.03588(2)<br>+3, +4, +5 | 92 U 铀<br>$5f^36d^17s^2$<br>238.02891(3)<br>+2, +3, +4, +5, +6 | 93 Np 镎<br>$5f^46d^17s^2$<br>237.05✦<br>+3, +4, +5, +6, +7 | 94 Pu 钚<br>$5f^67s^2$<br>244.06✦<br>+3, +4, +5, +6, +7 | 95 Am 镅▲<br>$5f^77s^2$<br>243.06✦<br>+2, +3, +4, +5, +6 | 96 Cm 锔▲<br>$5f^76d^17s^2$<br>247.07✦<br>+3, +4 | 97 Bk 锫▲<br>$5f^97s^2$<br>247.07✦<br>+3, +4 | 98 Cf 锎▲<br>$5f^{10}7s^2$<br>251.08✦<br>+2, +3, +4 | 99 Es 锿▲<br>$5f^{11}7s^2$<br>252.08✦<br>+2, +3 | 100 Fm 镄▲<br>$5f^{12}7s^2$<br>257.10✦<br>+2, +3 | 101 Md 钔▲<br>$5f^{13}7s^2$<br>258.10✦<br>+2, +3 | 102 No 锘▲<br>$5f^{14}7s^2$<br>259.10✦<br>+2, +3 | 103 Lr 铹▲<br>$5f^{14}6d^17s^2$<br>260.11✦<br>+3 |

# 附录4　弱酸和弱碱的电离常数

| 名称 | 温度，℃ | 电离常数 $K$ | p$K$ |
| --- | --- | --- | --- |
| 砷酸 $H_3AsO_4$ | 18 | $K_1=5.62\times10^{-3}$ | 2.25 |
| | | $K_2=1.70\times10^{-7}$ | 6.77 |
| | | $K_3=2.95\times10^{-12}$ | 11.53 |
| 亚砷酸 $H_3AsO_3$ | 25 | $K=6\times10^{-10}$ | 9.23 |
| 硼酸 $H_3BO_3$ | 20 | $K=7.3\times10^{-10}$ | 9.14 |
| 醋酸 $CH_3COOH$ | 25 | $K=1.76\times10^{-5}$ | 4.75 |
| 甲酸 HCOOH | 20 | $K=1.77\times10^{-4}$ | 3.75 |
| 碳酸 $H_2CO_3$ | 25 | $K_1=4.30\times10^{-7}$ | 6.37 |
| | | $K_2=5.61\times10^{-11}$ | 10.25 |
| 铬酸 $H_2CrO_4$ | 25 | $K_1=1.8\times10^{-1}$ | 0.74 |
| | | $K_2=3.20\times10^{-7}$ | 6.49 |
| 氢氟酸 HF | 25 | $K=3.53\times10^{-4}$ | 3.45 |
| 氢氰酸 HCN | 25 | $K=4.93\times10^{-10}$ | 9.31 |
| 氢硫酸 $H_2S$ | 18 | $K_1=9.1\times10^{-8}$ | 7.04 |
| | | $K_2=1.1\times10^{-12}$ | 11.96 |
| 过氧化氢 $H_2O_2$ | 25 | $K=2.4\times10^{-12}$ | 11.62 |
| 次溴酸 HBrO | 25 | $K=2.06\times10^{-9}$ | 8.69 |
| 次氯酸 HClO | 18 | $K=2.95\times10^{-8}$ | 7.53 |
| 次碘酸 HIO | 25 | $K=2.3\times10^{-11}$ | 10.64 |
| 碘酸 $HIO_3$ | 25 | $K=1.69\times10^{-1}$ | 0.77 |
| 高碘酸 $HIO_4$ | 25 | $K=2.3\times10^{-2}$ | 1.64 |
| 亚硝酸 $HNO_2$ | 12.5 | $K=4.6\times10^{-4}$ | 3.37 |
| 磷酸 $H_3PO_4$ | 25 | $K_1=7.52^{-9}$ | 2.12 |
| | | $K_2=6.23\times10^{-8}$ | 7.21 |
| | | $K_3=2.2\times10^{-13}$ | 12.67 |
| 硫酸 $H_2SO_4$ | 25 | $K_2=1.2\times10^{-2}$ | 1.92 |
| 亚硫酸 $H_2SO_3$ | 18 | $K_1=1.564\times10^{-2}$ | 1.81 |
| | | $K_2=1.02\times10^{-7}$ | 6.91 |
| 草酸 $H_2C_2O_4$ | 25 | $K_1=5.9\times10^{-2}$ | 1.23 |
| | | $K_2=6.4\times10^{-5}$ | 4.19 |
| 酒石酸 $H_2C_4H_4O_6$ | 25 | $K_1=1.04\times10^{-3}$ | 2.98 |
| | | $K_2=4.55\times10^{-5}$ | 4.34 |
| 柠檬酸 $H_3C_6H_6O_7$ | 18 | $K_1=7.10\times10^{-4}$ | 3.14 |
| | 18 | $K_2=1.68\times10^{-5}$ | 4.77 |
| | 18 | $K_3=6.4\times10^{-6}$ | 6.39 |

续表

| 名称 | 温度，℃ | 电离常数 $K$ | p$K$ |
| --- | --- | --- | --- |
| 苯甲酸 $C_6H_5COOH$ | 25 | $K=6.46\times10^{-5}$ | 4.19 |
| 苯酚 $C_6H_5OH$ | 20 | $K=1.28\times10^{-16}$ | 9.89 |
| 氨水 $NH_3\cdot H_2O$ | 25 | $K=1.76\times10^{-5}$ | 4.75 |
| 氢氧化钙 $Ca(OH)_2$ | 25 | $K_1=3.74\times10^{-3}$ | 2.43 |
|  | 30 | $K_2=4.0\times10^{-2}$ | 1.40 |
| 氢氧化铅 $Pb(OH)_2$ | 25 | $K=9.6\times10^{-4}$ | 3.02 |
| 氢氧化银 AgOH | 25 | $K=1.1\times10^{-4}$ | 3.96 |
| 氢氧化锌 $Zn(OH)_2$ | 25 | $K=9.6\times10^{-4}$ | 3.02 |
| 羟胺 $NH_2OH$ | 20 | $K=1.07\times10^{-8}$ | 7.97 |
| 苯胺 $C_6H_5NH_2$ | 25 | $K=4.6\times10^{-10}$ | 9.34 |

# 附录5　难溶化合物的溶度积常数（18～25℃）

| 化合物 | $K_{sp}$ | 化合物 | $K_{sp}$ |
|---|---|---|---|
| $AgBr$ | $5.0\times10^{-12}$ | $Fe(OH)_2$ | $8.0\times10^{-16}$ |
| $AgCl$ | $1.56\times10^{-10}$ | $FeS$ | $3.7\times10^{-19}$ |
| $Ag_2CrO_4$ | $1.1\times10^{-12}$ | $PbSO_4$ | $1.6\times10^{-8}$ |
| $AgCN$ | $1.2\times10^{-16}$ | $PbS$ | $8.0\times10^{-22}$ |
| $AgI$ | $1.5\times10^{-16}$ | $MgNH_4PO_4$ | $2.5\times10^{-13}$ |
| $Ag_2S$ | $6.3\times10^{-50}$ | $MgCO_3$ | $3.5\times10^{-8}$ |
| $AgSCN$ | $1.0\times10^{-12}$ | $CaCO_3$ | $8.7\times10^{-9}$ |
| $AI(OH)_3$ | $1.3\times10^{-33}$ | $CaF_2$ | $2.7\times10^{-11}$ |
| $BaCO_3$ | $8.1\times10^{-9}$ | $CaC_2O_4 \cdot H_2O$ | $2.0\times10^{-5}$ |
| $BaCrO_4$ | $1.2\times10^{-16}$ | $CaSO_4$ | $7.1\times10^{-6}$ |
| $BaC_2O_4$ | $1.6\times10^{-7}$ | $Cu(OH)_2$ | $2.2\times10^{-20}$ |
| $BaSO_4$ | $1.1\times10^{-10}$ | $CuS$ | $6.3\times10^{-36}$ |
| $CuBr$ | $5.2\times10^{-9}$ | $Mg(OH)_2$ | $1.8\times10^{-11}$ |
| $CuCl$ | $1.2\times10^{-6}$ | $Mn(OH)_2$ | $1.9\times10^{-13}$ |
| $Cul$ | $1.1\times10^{-12}$ | $MnS$ | $1.4\times10^{-15}$ |
| $CuS$ | $6.3\times10^{-36}$ | $HgS$ | $4.0\times10^{-53}$ |
| $CuSCN$ | $4.8\times10^{-15}$ | $Zn(OH)_2$ | $1.2\times10^{-17}$ |
| $Fe(OH)_3$ | $1.1\times10^{-36}$ | $ZnS$ | $1.2\times10^{-23}$ |

# 附录6 常见配（络）离子的稳定常数 $K_{稳}$

| 配离子 | $K_{稳}$ | 配离子 | $K_{稳}$ |
|---|---|---|---|
| $[Ag(CN)_2]^-$ | $1.3\times10^{21}$ | $[FeCl_2]$ | 98 |
| $[Ag(NH_3)_2]^+$ | $1.1\times10^{7}$ | $[Fe(CN)_6]^{4-}$ | $1.0\times10^{35}$ |
| $[Ag(SCN)_2]^-$ | $3.7\times10^{7}$ | $[Fe(CN)_6]^{3-}$ | $1.0\times10^{42}$ |
| $[Ag(S_2O_3)_2]^{3-}$ | $2.9\times10^{13}$ | $[Fe(C_2O_4)_3]^{3-}$ | $2.0\times10^{20}$ |
| $[Al(C_2O_4)_3]^{3-}$ | $2.0\times10^{16}$ | $[Fe(NCS)_2]^+$ | $2.3\times10^{3}$ |
| $[AlF_6]^{3-}$ | $6.9\times10^{19}$ | $[FeF_3]$ | $1.13\times10^{12}$ |
| $[Cd(CN)_4]^{2-}$ | $6.0\times10^{-18}$ | $[HgCl_4]^{2-}$ | $1.2\times10^{15}$ |
| $[CdCl_4]^{2-}$ | $6.3\times10^{2}$ | $[Hg(CN)_4]^{2-}$ | $2.5\times10^{41}$ |
| $[Cd(NH_3)_4]^{2+}$ | $1.3\times10^{7}$ | $[HgI_4]^{2-}$ | $6.8\times10^{29}$ |
| $[Cd(SCN)_4]^{2-}$ | $4.0\times10^{3}$ | $[Hg(NH_3)_4]^{2+}$ | $1.9\times10^{19}$ |
| $[Co(NH_3)_6]^{2+}$ | $1.3\times10^{5}$ | $[Ni(CN)_4]^{2-}$ | $2.0\times10^{31}$ |
| $[Co(NH_3)_6]^{3+}$ | $2.0\times10^{35}$ | $[Ni(NH_3)_6]^{2+}$ | $5.5\times10^{8}$ |
| $[Co(NCS)_4]^{2-}$ | $1.0\times10^{3}$ | $[Pb(CH_3COO)_4]^{2-}$ | $3.0\times10^{8}$ |
| $[Cu(CN)_4]^-$ | $1.0\times10^{24}$ | $[Pb(CN)_4]^{2-}$ | $1.0\times10^{11}$ |
| $[Cu(CN)_4]^{3-}$ | $2.0\times10^{30}$ | $[Zn(CN)_4]^{2-}$ | $5.0\times10^{16}$ |
| $[Cu(NH_3)_2]^+$ | $7.2\times10^{10}$ | $[Zn(C_2O_4)_2]^{2-}$ | $4.0\times10^{7}$ |
| $[Cu(NH_3)_4]^{2+}$ | $2.1\times10^{13}$ | $[Zn(OH)_4]^{2+}$ | $4.6\times10^{17}$ |
| | | $[Zn(NH_3)_4]^{2+}$ | $2.9\times10^{9}$ |

摘自“Langées Handbook of Chemistry”. 13 ed.，1985（5）71 ~91

# 附录7 标准电极电位表（298.15K）

## 1. 在酸性溶液中

| 电极反应 | $E^{\ominus}$，V |
|---|---|
| $Li^{+} + e \rightleftharpoons Li$ | -3.045 |
| $K^{+} + e \rightleftharpoons K$ | -2.925 |
| $Ba^{2+} + 2e \rightleftharpoons Ba$ | -2.912 |
| $Sr^{2+} + 2e \rightleftharpoons Ca$ | -2.87 |
| $Ca^{2+} + 2e \rightleftharpoons Ca$ | -2.89 |
| $Na^{+} + e \rightleftharpoons Na$ | -2.714 |
| $Ce^{3+} + 3e \rightleftharpoons Ce$ | -2.48 |
| $Mg^{2+} + 2e \rightleftharpoons Mg$ | -2.37 |
| $\frac{1}{2}H_2 + e \rightleftharpoons H^{-}$ | -2.25 |
| $AlF_6^{3-} + 3e \rightleftharpoons Al + 6F^{-}$ | -2.07 |
| $Be^{2+} + 2e \rightleftharpoons Be$ | -1.85 |
| $Al^{3+} + 3e \rightleftharpoons Al$ | -1.66 |
| $Ti^{2+} + 2e \rightleftharpoons Ti$ | -1.63 |
| $V^{2+} + 2e \rightleftharpoons V$ | -1.18 |
| $Te + 2e \rightleftharpoons Te^{2-}$ | -1.14 |
| $SiF_6^{2+} + 4e \rightleftharpoons Si + 6F^{-}$ | -1.2 |
| $Mn^{2+} + 2e \rightleftharpoons Mn$ | -1.182 |
| $Se + 2e \rightleftharpoons Se^{2-}$ | -0.92 |
| $Cr^{2+} - 2e \rightleftharpoons Cr$ | -0.91 |
| $Bi + 3H^{+} + 3e \rightleftharpoons BiH_3$ | -0.8 |
| $Zn^{2+} + 2e \rightleftharpoons Zn$ | -0.763 |
| $Cr^{3+} + 3e \rightleftharpoons Cr$ | -0.74 |
| $Ag_2S + 2e \rightleftharpoons 2Ag + S^{2-}$ | -0.69 |
| $Sb + 3H^{+} + 3e \rightleftharpoons SbH_3$ | 0.51 |
| $H_3PO_3 + 2H^{+} + 2e \rightleftharpoons H_3PO_2 + H_2O$ | -0.50 |
| $2CO_2 + 2H^{+} + 2e \rightleftharpoons H_2C_2O_4$ | -0.49 |
| $H_3PO_3 + 3H^{+} + 3e \rightleftharpoons P + 3H_2O$ | -0.49 |
| $S + 2e \rightleftharpoons S^{2-}$ | -0.48 |
| $Fe^{2+} + 2e \rightleftharpoons Fe$ | -0.440 |
| $Cr^{3+} + e \rightleftharpoons Cr^{2+}$ | -0.41 |
| $Cd^{2+} + 2e \rightleftharpoons Cd$ | -0.403 |
| $As + 3H^{+} + 3e \rightleftharpoons AsH_3$ | -0.38 |
| $PbSO_4 + 2e \rightleftharpoons Pb + SO_4^{2-}$ | -0.3553 |

续表

| 电极反应 | $E^{\ominus}$，V |
| --- | --- |
| $Cd^{2+}+2e \rightleftharpoons Cd$（Hg） | -0.352 |
| Ag（$CN)_2^-+e \rightleftharpoons Ag+2CN^-$ | -0.31 |
| $Co^{2+}+2e \rightleftharpoons Co$ | -0.277 |
| $H_3PO_4+2H^++2e \rightleftharpoons H_3PO_3+H_2O$ | -0.276 |
| $HCNO+H^++e \rightleftharpoons \frac{1}{2}C_2N_2$（气）$+H_2O$ | -0.27 |
| $PbCl_2+2e \rightleftharpoons Pb$（Hg）$+2Cl^-$ | -0.262 |
| $V^{3+}+e \rightleftharpoons V^{2+}$ | -0.255 |
| $Ni^{2+}+2e \rightleftharpoons Ni$ | -0.246 |
| $SnCl_4^{2-}+2e \rightleftharpoons Sn+4Cl^-$（1mol/L HCl） | -0.19 |
| $AgI+e \rightleftharpoons Ag+I^-$ | -0.152 |
| $CO_2$（气）$+2H^++2e \rightleftharpoons HCOOH$ | -0.14 |
| $Sn^{2+}+2e \rightleftharpoons Sn$ | -0.136 |
| $CH_3COOH+2H^++2e \rightleftharpoons CH_3CHO+H_2O$ | -0.13 |
| $Pb^{2+}+2e \rightleftharpoons Pb$ | -0.126 |
| $2H_2SO_3+H^++2e \rightleftharpoons HSO_4^-+2H_2O$ | -0.08 |
| $P+3H^++3e \rightleftharpoons PH_3$（气） | -0.04 |
| $Ag_2S+2H^++2e \rightleftharpoons 2Ag+H_2S$ | -0.0366 |
| $Fe^{3+}+3e \rightleftharpoons Fe$ | -0.036 |
| $2H^++2e \rightleftharpoons H_2$ | 0.0000 |
| $AgBr \rightleftharpoons e \rightleftharpoons Ag+Br^-$ | 0.0713 |
| $S_4O_6^{2-}+2e \rightleftharpoons 2S_2O_3^{2-}$ | 0.08 |
| $SnCl_6^{2-}+2e \rightleftharpoons SnCl_4^{2-}+2Cl^-$（1mol/L HCl） | 0.14 |
| $S+2H^++2e \rightleftharpoons H_2S$（气） | 0.141 |
| $Sb_2O_3+6H^++6e \rightleftharpoons 2Sb+3H_2O$ | 0.152 |
| $Sn^{4+}+2e \rightleftharpoons Sn^{2+}$ | 0.154 |
| $Cu^{2+}+e \rightleftharpoons Cu^+$ | 0.159 |
| $SO_4^{2-}+4H^++2e \rightleftharpoons SO_2$（水溶液）$+H_2O$ | 0.17 |
| $SbO^++2H^++3e \rightleftharpoons Sb+2H_2O$ | 0.212 |
| $AgCl+e \rightleftharpoons Ag+Cl^-$ | 0.2223 |
| $HCHO+2H^++2e \rightleftharpoons CH_3OH$ | 0.24 |
| $HAsO_2+3H^++3e \rightleftharpoons As+2H_2O$ | 0.248 |
| $Hg_2Cl_2$（固）$+2e \rightleftharpoons 2Hg+2Cl^-$ | 0.2676 |
| $\frac{1}{2}C_2N_2$（气）$+H^++e \rightleftharpoons HCN$ | 0.33 |
| $Cu^{2+}+2e \rightleftharpoons Cu$ | 0.337 |
| Fe（$CN)_6^{3-}+e \rightleftharpoons$ Fe（$CN)_6^{4-}$ | 0.36 |
| $\frac{1}{2}$（$CN)_2+H^++e \rightleftharpoons HCN$ | 0.37 |
| Ag（$NH_3)_2^++e \rightleftharpoons Ag+2NH_3$ | 0.373 |

续表

| 电极反应 | $E^{\ominus}$, V |
|---|---|
| $2SO_2$（水溶液）$+2H^+ +4e \rightleftharpoons S_2O_3^{2-} + H_2O$ | 0.40 |
| $H_2N_2O_2 + 6H^+ + 4e \rightleftharpoons 2NH_3OH^+$ | 0.44 |
| $Ag_2CrO_4 + 2e \rightleftharpoons 2Ag + CrO_4^{2-}$ | 0.447 |
| $H_2SO_3 + 4H^+ + 4e \rightleftharpoons S + 3H_2O$ | 0.45 |
| $4SO_2$（水溶液）$+4H^+ + 6e \rightleftharpoons S_4O_6^{2-} + 2H_2O$ | 0.51 |
| $Cu^+ + e \rightleftharpoons Cu$ | 0.52 |
| $I_2$（固）$+2e \rightleftharpoons 2I^-$ | 0.5345 |
| $H_3AsO_4 + 2H^+ + 2e \rightleftharpoons HAsO_2 + 2H_2O$ | 0.559 |
| $Sb_2O_5$（固）$+6H^+ + 4e \rightleftharpoons SbO^+ + 3H_2O$ | 0.58 |
| $CH_3OH + 2H^+ + 2e \rightleftharpoons CH_4$（气）$+ H_2O$ | 0.58 |
| $2NO + 2H^+ + 2e \rightleftharpoons H_2N_2O_2$ | 0.60 |
| $2HgCl_2 + 2e \rightleftharpoons Hg_2Cl_2 + 2Cl^-$ | 0.63 |
| $Ag_2SO_4 + 2e \rightleftharpoons 2Ag + SO_4^{2-}$ | 0.653 |
| $O_2 + 2H^+ + 2e \rightleftharpoons H_2O_2$ | 0.682 |
| $Fe(CN)_6^{3-} + e \rightleftharpoons Fe(CN)_6^{4-}$（0.05mol/L $H_2SO_4$） | 0.71 |
| $PtCl_4^{2-} + 2e \rightleftharpoons Pt + 4Cl$ | 0.73 |
| $H_2SeO_3 + 4H^+ + 4e \rightleftharpoons Se + 3H_2O$ | 0.740 |
| $PtCl_6^{2-} + 2e \rightleftharpoons PtCl_4^{2-} + 2Cl^-$ | 0.76 |
| $(CNS)_2 + 2e \rightleftharpoons 2SCN^-$ | 0.77 |
| $Fe^{3+} + e \rightleftharpoons Fe^{2+}$ | 0.771 |
| $Hg_2^{2+} + 2e \rightleftharpoons 2Hg$ | 0.793 |
| $Ag^+ + e \rightleftharpoons Ag$ | 0.7995 |
| $2HNO_2 + 4H^+ + 4e \rightleftharpoons H_2N_2O_2 + 2H_2O$ | 0.80 |
| $NO_3^- + 2H^+ + e \rightleftharpoons NO_2 + H_2O$ | 0.80 |
| $OsO_4 + 8H^+ + 8e \rightleftharpoons Os + 4H_2O$ | 0.85 |
| $Hg^{2+} + 2e \rightleftharpoons Hg$ | 0.854 |
| $Cu^{2+} + I^- + e \rightleftharpoons CuI$ | 0.86 |
| $2Hg^{2+} + 2e \rightleftharpoons Hg_2^{2+}$ | 0.920 |
| $NO_2^- + 3H^+ + 2e \rightleftharpoons HNO_2 + H_2O$ | 0.94 |
| $NO_3^- + 4H^+ + 3e \rightleftharpoons NO + 2H_2O$ | 0.96 |
| $HIO + H^+ + 2e \rightleftharpoons I^- + H_2O$ | 0.99 |
| $HNO_2 + H^+ + e \rightleftharpoons NO + H_2O$ | 1.00 |
| $NO_2 + 2H^+ + 2e \rightleftharpoons NO + H_2O$ | 1.03 |
| $ICl_2^- + e \rightleftharpoons \frac{1}{2}I_2 + 2Cl^-$ | 1.06 |
| Br（液）$+2e \rightleftharpoons 2Br^-$ | 1.065 |
| $NO_2 + H^+ + e \rightleftharpoons HNO_2$ | 1.07 |
| $IO_3^- + 6H^+ + 6e \rightleftharpoons I^- + 3H_2O$ | 1.085 |

续表

| 电极反应 | $E^{\ominus}$, V |
|---|---|
| $Br_2$（水溶液）$+2e \rightleftharpoons 2Br^-$ | 1.037 |
| $Cu^{2-}+2CN^-+2e \rightleftharpoons Cu(CN)_2^-$ | 1.12 |
| $IO_3^-+5H^++4e \rightleftharpoons HIO+2H_2O$ | 1.14 |
| $SeO_4^{2-}+4H^++2e \rightleftharpoons H_2SeO_3+H_2O$ | 1.15 |
| $ClO_3^-+2H^++e \rightleftharpoons ClO_2+H_2O$ | 1.15 |
| $ClO_4^-+2H^+e \rightleftharpoons ClO_3+H_2O$ | 1.19 |
| $IO_3^-+6H^++5e \rightleftharpoons \frac{1}{2}I_2+3H_2O$ | 1.20 |
| $ClO_3^-+3H^++2e \rightleftharpoons HClO_2+H_2O$ | 1.21 |
| $O_2+4H^++4e \rightleftharpoons 2H_2O$ | 1.229 |
| $MnO_2+4H^++2e \rightleftharpoons Mn^{2+}+2H_2O$ | 1.23 |
| $2HNO_2+4H^++4e \rightleftharpoons N_2O+3H_2O$ | 1.27 |
| $HBrO+H^++2e \rightleftharpoons Br^-+H_2O$ | 1.33 |
| $Cr_2O_7^{2-}+14H^++6e \rightleftharpoons 2Cr^{3+}+7H_2O$ | 1.33 |
| $ClO_4^-+8H^++7e \rightleftharpoons \frac{1}{2}Cl_2+4H_2O$ | 1.34 |
| $Cl_2$（气）$+2e \rightleftharpoons 2Cl^-$ | 1.3595 |
| $ClO_4^-+8H^++8e \rightleftharpoons Cl^-+4H_2O$ | 1.37 |
| $BrO_3^-+6H^++6e \rightleftharpoons Br^-+3H_2O$ | 1.44 |
| $Ce^{4+}+e \rightleftharpoons Ce^{3+}$（0.025mol/L $H_2SO_4$） | 1.44 |
| $ClO_3^-+6H^++6e \rightleftharpoons Cl^-+3H_2O$ | 1.45 |
| $HIO+H^++e \rightleftharpoons \frac{1}{2}I_2+H_2O$ | 1.45 |
| $PbO_2+4H^++2e \rightleftharpoons Pb^{2+}+2H_2O$ | 1.455 |
| $2NH_3OH^++H^++2e \rightleftharpoons N_2H_5^++2H_2O$ | 1.46 |
| $ClO_3^-+6H^++5e \rightleftharpoons \frac{1}{2}Cl_2+3H_2O$ | 1.47 |
| $Mn^{3+}+e \rightleftharpoons Mn^{2+}$（3.75mol/L $H_2SO_4$） | 1.488 |
| $HClO+H^++2e \rightleftharpoons Cl^-+H_2O$ | 1.49 |
| $MnO_4^-+8H^++5e \rightleftharpoons Mn^{2+}+4H_2O$ | 1.51 |
| $BrO_3^-+6H^++5e \rightleftharpoons \frac{1}{2}Br_2+3H_2O$ | 1.52 |
| $HClO_2+3H^++4e \rightleftharpoons Cl^-+2H_2O$ | 1.56 |
| $HBr+H^++e \rightleftharpoons \frac{1}{2}Br_2+H_2O$ | 1.59 |
| $2NO+2H^++2e \rightleftharpoons N_2O+H_2O$ | 1.59 |
| $H_5IO_5+H^++2e \rightleftharpoons IO_3^-+3H_2O$ | 1.60 |
| $HClO_2+3H^++3e \rightleftharpoons \frac{1}{2}Cl_2+2H_2O$ | 1.63 |
| $HClO_2+2H^++2e \rightleftharpoons HClO+H_2O$ | 1.64 |
| $PbO_2+SO_4^{2-}+4H^++2e \rightleftharpoons PbSO_4+2H_2O$ | 1.685 |
| $MnO_4^-+4H^++3e \rightleftharpoons MnO_2+2H_2O$ | 1.695 |
| $NO_2+2H^++2e \rightleftharpoons N_2+H_2O$ | 1.77 |
| $H_2O_2+2H^++2e \rightleftharpoons 2H_2O$ | 1.77 |

续表

| 电极反应 | $E^{\ominus}$，V |
|---|---|
| $Co^{2+}+e \rightleftharpoons Co^{2+}$ （3mol/L $HNO_2$） | 1.84 |
| $Ag^{2+}+e \rightleftharpoons Ag^{-}$ （4mol/L $HClO_4$） | 1.927 |
| $S_2O_3^{2-}+2e \rightleftharpoons 2SO_4^{2-}$ | 2.01 |
| $O_3+2H^{+}+2e \rightleftharpoons O_2+H_2O$ | 2.07 |
| $F_2+2e \rightleftharpoons 2F^{-}$ | 2.87 |
| $F_2+2H^{+}+2e \rightleftharpoons 2HF$ | 3.06 |

## 2. 在碱性溶液中

| 电极反应 | $E^{\ominus}$，V |
|---|---|
| $Ca(OH)_2+2e \rightleftharpoons Ca+2OH^{-}$ | -3.02 |
| $Sr(OH)_3 \cdot 8H_2O+2e \rightleftharpoons Sr+2OH^{-}+8H_2O$ | -2.99 |
| $Ba(OH)_2 \cdot 8H_2O+2e \rightleftharpoons Ba+2OH^{-}+8H_2O$ | -2.97 |
| $Mg(OH)_2+2e \rightleftharpoons Mg+2OH^{-}$ | -2.69 |
| $H_2AlO_3^{-}+H_2O+3e \rightleftharpoons Al+4OH^{-}$ | -2.35 |
| $HPO_3^{2-}+2H_2O+2e \rightleftharpoons H_2PO_2^{-}+3OH^{-}$ | -1.65 |
| $Mn(OH)_2+2e \rightleftharpoons Mn+2OH^{-}$ | -1.55 |
| $Cr(OH)_3+3e \rightleftharpoons Cr+3OH^{-}$ | -1.3 |
| $ZnO_2^{2-}+2H_2O+2e \rightleftharpoons Zn+4OH^{-}$ | -1.216 |
| $As+3H_2O+3e \rightleftharpoons AsH_3+3OH^{-}$ | -1.21 |
| $HCOO^{-}+2H_2O+2e \rightleftharpoons HCHO$ | -1.14 |
| $2SO_3^{2-}+2H_2O+2e \rightleftharpoons S_2O_4^{2-}+4OH^{-}$ | -1.12 |
| $PO_4^{2-}+2H_2O+2e \rightleftharpoons HPO_3^{2-}+3OH^{-}$ | -1.05 |
| $Zn(NH_3)_4^{2+}+2e \rightleftharpoons Zn+4NH_3$ | -1.04 |
| $CNO^{-}+H_2O+2e \rightleftharpoons CN^{-}+2OH^{-}$ | -0.97 |
| $CO_3^{2-}+2H_2O+2e \rightleftharpoons HCOO^{-}+3OH^{-}$ | -0.95 |
| $Sn(OH)_6^{2-}+2e \rightleftharpoons HSnO_2+3OH^{-}+H_2O$ | -0.93 |
| $SO_4^{2-}+H_2O+2e \rightleftharpoons SO_3^{2-}+2OH^{-}$ | -0.93 |
| $HSnO_2^{-}+H_2O+2e \rightleftharpoons Sn+3OH^{-}$ | -0.91 |
| $P+3H_2O+3e \rightleftharpoons PH_3$（气）$+3OH^{-}$ | -0.87 |
| $2NO_3^{-}+2H_2O+2e \rightleftharpoons N_2O_4+4OH^{-}$ | -0.85 |
| $2H_2O+2e \rightleftharpoons H_2+2OH^{-}$ | 0.8277 |
| $N_2O_2^{2-}+6H_2O+4e \rightleftharpoons 2NH_2OH+6OH^{-}$ | -0.73 |
| $Ag_2S+2e \rightleftharpoons 2Ag+S^{2-}$ | -0.69 |
| $AsO_2^{-}+2H_2O+3e \rightleftharpoons As+4OH^{-}$ | -0.68 |
| $SbO_2^{-}+2H_2O+3e \rightleftharpoons Sb+4OH^{-}$ （10mol/L KOH） | -0.675 |
| $AsO_4^{3-}+2H_2O+2e \rightleftharpoons AsO_2^{-}+4OH^{-}$ | -0.67 |
| $SO_3^{2-}+3H_2O+4e \rightleftharpoons S+6OH^{-}$ | -0.66 |

续表

| 电极反应 | $E^{\ominus}$，V |
|---|---|
| $HCHO + 2H_2O + 2e \rightleftharpoons CH_3OH + 2OH^-$ | -0.59 |
| $SbO_3 + H_2O + 2e \rightleftharpoons SbO_2^- + 2OH^-$ （10mol/L NaOH） | -0.589 |
| $2SO_3^{2-} + 3H_2O + 4e \rightleftharpoons S_2O_6^{2-} + 6OH^-$ | -0.58 |
| $Fe(OH)_3 + e \rightleftharpoons Fe(OH)_2 + OH^-$ | -0.56 |
| $HPbO_2^- + H_2O + 2e \rightleftharpoons Pb + 3OH^-$ | -0.54 |
| $S + 2e \rightleftharpoons S^{2-}$ | -0.48 |
| $NO_2^- + H_2O + e \rightleftharpoons NO + 2OH^-$ | -0.46 |
| $Bi_2O_3 + H_2O + 3e \rightleftharpoons 2Bi + 6OH^-$ | -0.46 |
| $CH_3OH + H_2O + 2e \rightleftharpoons CH_4$（气） $+ 2OH^-$ | -0.85 |
| $CrO_4^{2-} + 2H_2O + 3e \rightleftharpoons CrO_2^- + 4OH^-$ （1mol/L NaOH） | -0.12 |
| $CrO_4^{2-} + 4H_2O + 3e \rightleftharpoons Cr(OH)_3 + 5OH^-$ | -0.13 |
| $2Cu(OH)_2 + 2e \rightleftharpoons Cu_2O + 2OH^- + H_2O$ | -0.09 |
| $O_2 + H_2O + 2e \rightleftharpoons HO_2^- + OH^-$ | -0.076 |
| $AgCN^- + e \rightleftharpoons Ag + CN^-$ | -0.017 |
| $NO_2^- + H_2O + 2e \rightleftharpoons NO_2^- + 2OH^-$ | 0.01 |
| $SeO_4^{2-} + H_2O + 2e \rightleftharpoons SeO_3^{2-} + 2OH^-$ | 0.05 |
| $HgO + H_2O + 2e \rightleftharpoons Hg + 2OH^-$ | 0.098 |
| $Mn(OH)_3 + e \rightleftharpoons Mn(OH)_2 + OH^-$ | 0.1 |
| $Co(NH_3)_6^{3+} + e \rightleftharpoons Co(NH_3)_6^{2+}$ | 0.1 |
| $2NO_2^- + 3H_2O + 4e \rightleftharpoons N_2O + 6OH^-$ | 0.15 |
| $ClO_4^- + H_2O + 2e \rightleftharpoons ClO_3^- + 2OH^-$ | 0.17 |
| $Co(OH)_3 + e \rightleftharpoons Co(OH)_3 + OH^-$ | 0.17 |
| $IO_3^- + 3H_2O + 6e \rightleftharpoons I^- + 6OH^-$ | 0.26 |
| $PbO_2 + H_2O + 2e \rightleftharpoons PbO + 2OH^-$ | 0.28 |
| $Ag_2O + H_2O + 2e \rightleftharpoons 2Ag + 2OH^-$ | 0.342 |
| $ClO_3^- + H_2O + 2e \rightleftharpoons ClO_2^- + 2OH^-$ | 0.35 |
| $O_2 + 2H_2O + 4e \rightleftharpoons 4OH^-$ （1mol/L NaOH） | 0.41 |
| $IO^- + H_2O + 2e \rightleftharpoons I^- + 2OH^-$ | 0.49 |
| $IO_3^- + 2H_2O + 4e \rightleftharpoons IO^- + 4OH^-$ | 0.56 |
| $MnO_4^- + e \rightleftharpoons MnO_4^{2-}$ | 0.564 |
| $MnO_4^- + 2H_2O + 3e \rightleftharpoons MnO_2 + 4OH^-$ | 0.588 |
| $ClO_2^- + H_2O + 2e \rightleftharpoons ClO^- + 2OH^-$ | 0.59 |
| $BrO_3^- + 3H_2O + 6e \rightleftharpoons Br^- + 6OH^-$ | 0.61 |
| $ClO_3^- + 3H_2O + 6e \rightleftharpoons Cl + 6OH^-$ | 0.62 |
| $AsO_2^- + 2H_2O + 3e \rightleftharpoons As + 4OH^-$ | 0.68 |
| $2NH_2OH + 2e \rightleftharpoons N_2H_4 + 2OH^-$ | 0.74 |
| $BrO^- + H_2O + 2e \rightleftharpoons Br^- + 2OH^-$ | 0.76 |

续表

| 电极反应 | $E^{\ominus}$, V |
| --- | --- |
| $ClO_2^- + 2H_2O + 4e \rightleftharpoons Cl^- + 4OH^-$ | 0.76 |
| $H_2O_2 + 2e \rightleftharpoons 2OH^-$ | 0.88 |
| $ClO^- + H_2O + 2e \rightleftharpoons Cl^- + 2OH^-$ | 0.89 |
| $O_3 + H_2O + 2e \rightleftharpoons O_2 + 2OH^-$ | 1.24 |
| $C_7H_3O_4O_2 + H_2O + 2e \rightleftharpoons C_7H_3O_4(OH)_2$（抗坏血酸） | -0.136 |
| O=, O= (环) + 2H⁺ + 2e ⇌ HO—, HO (环)（邻苯二酚） | -0.792 |
| O=, O= (环)—$CH_2$—CH($NH_2$)—COOH + 2H⁺ + 2e ⇌ HO=, HO (环)—$CH_2$—CH($NH_2$)—COOH | -0.800 |
| O=, O= (环)—CH(OH)—$CH_2$—NH—$CH_3$ + 2H⁺ + 2e ⇌ HO=, HO (环)—CH(OH)—$CH_2$—NH—$CH_3$ (肾上腺素) | -0.809 |

# 附录8 标准缓冲液的pH

| t,℃ | 草酸三氢钾标准缓冲液（0.05mol/L） | 邻苯二甲酸氢钾标准缓冲液（0.05mol/L） | 磷酸盐标准缓冲液（pH，6.8 $KH_2PO_4$）（0.025mol/L）$Na_2HPO_4$（0.025mol/L） | 磷酸盐标准缓冲液（pH 7.4）$KH_2PO_4$（0.08695mol/L）$Na_2HPO_4$（0.03043mol/L） | 硼砂标准缓冲液（0.01mol/L） | 25℃饱和氢氧化钙 |
|---|---|---|---|---|---|---|
| 0 | 1.67 | 4.01 | 6.98 | 7.52 | 9.46 | 13.42 |
| 5 | 1.67 | 4.00 | 6.95 | 7.49 | 9.39 | 13.21 |
| 10 | 1.67 | 4.00 | 6.92 | 7.47 | 9.33 | 13.01 |
| 15 | 1.67 | 4.00 | 6.90 | 7.44 | 9.28 | 12.82 |
| 20 | 1.68 | 4.00 | 6.88 | 7.43 | 9.23 | 12.63 |
| 25 | 1.68 | 4.00 | 6.86 | 7.41 | 9.18 | 12.46 |
| 30 | 1.68 | 4.01 | 6.85 | 7.40 | 9.14 | 12.29 |
| 35 | 1.69 | 4.02 | 6.84 | 7.39 | 9.07 | 12.13 |
| 40 | 1.69 | 4.03 | 6.84 | 7.38 | 9.07 | 11.98 |
| 45 | 1.70 | 4.04 | 6.83 | 7.38 | 9.04 | 11.84 |
| 50 | 1.71 | 4.06 | 6.83 | 7.38 | 90.2 | 11.70 |

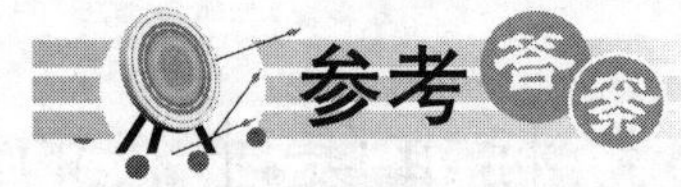


## 第一章　原子结构

### 一、单项选择题

1. B　2. B　3. C　4. A　5. C　6. A　7. D　8. C

### 二、填空题

1. 原子序数 = 质子数 = 核电荷数 = 核外电子数
2. 主量子数，副量子数，磁量子数，自旋量子数
3. $1s^2 2s^2 2p^6 3s^2 3p^5$
4. 4，2，+2 或 −2 或 +1 或 −1 或 0，+1/2 或 −1/2
5. 填写下表

| 原子序数 | 核外电子排布式 | 价电子构型 | 元素所在周期 | 元素所在族 | 元素所在区 |
|---|---|---|---|---|---|
| 17 | | $3s^2 3p^5$ | 3 | ⅫA | P |
| 20 | $1s^2 2s^2 2p^6 3s^2 3p^6 4s^2$ | | 4 | ⅡA | s |
| 23 | $1s^2 2s^2 2p^6 3s^2 3p^6 3d^3 4s^2$ | $3d^3 4s^2$ | | | d |
| | $1s^2 2s^2 2p^6 3s^2 3p^6 3d^{10} 4s^1$ | $3d^3 4s^2$ | 4 | ⅠB | $d_s$ |

### 三、判断题

1. ×　2. ×　3. √　4. ×　5. √

## 第二章　分子结构

### 一、单项选择题

1. D　2. A　3. A　4. D　5. C　6. C

### 二、填空题

1. 共用电子对、饱和性和方向性
2. $\sigma$ 键和 π 键，$\sigma$ 键 > π 键，一条 $\sigma$ 键和两条 π 键

3. 键能、键长、键角
4. 相近、直线、三角型、$sp^2$ 杂化
5. 极性、非极性
6. 取向力、诱导力和色散力

**三、判断题**

1. √　2. ×　3. ×　4. ×　5. ×　6. √　7. ×

**四、综合题**

1. 主要是 $H_2O$ 分子间存在氢键

2.（1）色散力；（2）诱导力和色散力；（3）色散力；（4）取向力、诱导力和色散力

3. $NH_3$ 和 $H_2O$ 分子间可以产生氢键

4.（1）$CO_2$ 分子 $sp^2$ 杂化；（2）$CCl_4$ 是 $sp^3$ 等性杂化；（3）$SO_2$ 是 $sp^3$ 不等性杂化；（4）$PCl_3$ 是 $sp^3$ 不等性杂化

## 第三章　化学反应速率

**一、单项选择题**

1. B　2. C　3. D　4. C　5. C　6. C

**二、填空题**

1. 增大；增大；不变
2. $\nu = kC_A^2$；480 $L \cdot mol^{-1} \cdot min^{-1}$；0.071 $mol \cdot L^{-1}$
3. （1）0.005 $mol \cdot L^{-1} \cdot s^{-1}$；（2）0.25 $s^{-1}$；（3）0.125 $L \cdot mol^{-1} \cdot s^{-1}$
4. （1）A；（2）B；（3）C

**三、判断题**

1. √　2. √　3. ×　4. ×　5. ×　6. √

**四、综合题**

1.（1）$\nu = 1/8\nu_0$；　（2）$\nu = 1/27\nu_0$；　（3）$\nu = 2\nu_0$

2.（1）为一级反应；　（2）$k = 0.0967$；$t_{1/2} = 7.166$（h）

3. t = 8.3 d

4.（1）$E_a = 85.327 kJ \cdot mol^{-1}$；　（2）t = 18.5（h）

## 第四章　化学平衡

### 一、单项选择题

1. C　2. A　3. B　4. B　5. C　6. B　7. D　8. B　9. B　10. A

### 二、填空题

1. （1）减小；（2）增大；（3）增大；（4）增大；（5）减小；（6）不变；（7）不变

2. （1）$K=\frac{[NH_3]^2}{[N_2]\cdot[H_2]^3}$；　（2）$K=\frac{[NH_3]^{\frac{2}{3}}}{[N_2]^{\frac{1}{3}}[H_2]}$；　（3）$K=\frac{[H_2]^4}{[H_2O]^4}$

3. （1）$\frac{a-c}{a}\times100\%$　（2）$\frac{3(a-c)}{b}\times100\%$　（3）2（a－c）mol
（4）b－3a＋3cmol/L

4. （1）3；60%　（2）6.5mol　（3）0.2mol·$L^{-1}$；0.15mol·$L^{-1}$；0.3mol·$L^{-1}$

### 三、判断题

1. √　2. ×　3. √　4. ×　5. ×　6. ×　7. √　8. ×　9. √　10. √

### 四、综合题

1. $NH_3\%=17c/(28a+2b)\times100\%$

2. （1）$K_c=7.32\times10^{-3}$；　（2）$\alpha=40\%$

3. （1）$[CO_2]=0.125$ mol·$L^{-1}$　$[H_2]=1.125$ mol·$L^{-1}$　$[CO]=[H_2O]=0.375$ mol·$L^{-1}$；
（2）$\alpha=75\%$；（3）$[CO_2]=0.07$ mol/L　$[H_2]=2.68$ mol/L　$[CO]=[H_2O]=0.43$ mol/L

4. $\frac{n_{co}}{n_{H_2O}}=1:2.4=5:12$

5. （1）$n(PCl_3)=n(Cl_2)=0.13$mol；　（2）$\alpha(PCl_3)=88.3\%$

## 第五章　氧化还原反应

### 一、选择题

1. A　2. C　3. C

### 二、填空题

1. 正；还原；负；氧化

2. 还原剂；氧化产物；氧化剂；还原产物

### 三、判断题

1. × 2. × 3. √ 4. × 5. ×

### 四、综合题

1. （1）向右；（2）$-0.125V$；向左

2. 正极反应为：$MnO_4^- + 8H^+ + 5e^- \rightleftharpoons Mn^{2+} + 4H_2O$

负极反应为：$2Cl^- - 2e^- \rightleftharpoons Cl_2$

电池反应为：$2MnO_4^- + 16H^+ + 10Cl^- \rightleftharpoons 2Mn^{2+} + 5Cl_2 + 8H_2O$

电池组成式：（－）Pt | $Cl_2$（p）| $Cl^-$（c）‖ $MnO_4^-$（$c_1$），$Mn^{2+}$（$c_2$），$H^+$（$c_3$）| Pt（＋）

3. $\varphi((Cr_2O_7^{2-}/Cr^{3+})) = 1.39V$

## 第六章 溶 液

### 一、单项选择题

1. D 2. A 3. B 4. D 5. D 6. D

### 二、填空题

1. （1）体积分数（2）物质的量浓度（3）质量浓度（4）质量分数（5）质量摩尔浓度

2. $14.8\ mol \cdot L^{-1}$；$18.4\ mol \cdot L^{-1}$；$13.2\ mol \cdot L^{-1}$

3. 溶液的蒸汽压下降；沸点升高；凝固点降低；渗透压

4. 有半透膜；膜的两侧液体存在浓度差

5. 小于

### 三、判断题

1. × 2. √ 3. × 4. × 5. × 6. √

### 四、综合题

1. $n_{K^+} = 13.4\ mmol$

2. $M_B = 59.9\ g \cdot mol^{-1}$

3. $m_B = 9.89g$

4. $M_B = 5.77 \times 10^4$

# 第七章 电解质溶液

## 一、单项选择题

1. D　2. C　3. C　4. A　5. A　6. C　7. B　8. D　9. A

## 二、填空题

1. (1) $HCO_3^-$、$NH_4^+$；$CO_3^{2-}$；$NH_3$；(2) $HCO_3^-$、$Ac^-$；$H_2CO_3$、HAc
2. $H_2PO_4^-$、$HPO_4^{2-}$
3. $H_3O^+$、$OH^-$
4. $H_3PO_4$、$HPO_4^{2-}$
5. $NH_4^+$、$NH_2^-$
6. $HAc + H_2O \rightleftharpoons Ac^- + H_3O^+$，左；降低；同离子效应
7. $0.1mol \cdot L^{-1}$ HCl > $0.1mol \cdot L^{-1}$ HAc > $0.01mol \cdot L^{-1}$ HAc
   $0.1mol \cdot L^{-1}$ HCl > $0.01mol \cdot L^{-1}$ HAc > $0.1mol \cdot L^{-1}$ HAc
8. 7.35 - 7.45；$H_2CO_3 - HCO_3^-$
9. $H_2PO_4^- - HPO_4^{2-}$；$HPO_4^{2-}$

## 三、判断题

1. ×　2. √　3. ×　4. √　5. ×　6. √

## 四、综合题

1. (1) 2.88　(2) 10.62
2. pH = 9.30
3. $Q = 9.6 \times 10^{-7}$，生成 $BaSO_4$ 沉淀
4. $V_{NaH_2PO_4} = 61.86ml$，$V_{Na_2HPO_4} = 38.14ml$，将 38.14ml 0.10 $mol \cdot L^{-1}$ $Na_2HPO_4$ 与 61.86ml 0.10 $mol \cdot L^{-1}$ $Na_2HPO_4$ 混合，就可配 100ml pH = 7.00 的缓冲溶液。

# 第八章 胶体溶液和表面现象

## 一、单项选择题

1. C　2. A　3. B　4. C　5. B

## 二、填空题

1. 胶粒带电；胶体粒子的溶剂化作用
2. 加入少量电解质；加热；加入带相反电荷的其他溶胶

3. 稳定性大；黏度大；盐析；溶解过程的可逆性
4. 极性基团；非极性基团

**三、判断题**

1. × 2. √ 3. ×

**四、综合题**

1. （略）
2. （略）。
3（略）

# 第九章 元 素

**一、单项选择题**

1. C 2. D 3. B 4. D 5. B 6. D

**二、填空题**

1. 离子载体；难溶无机化合物
2. 蛋白质；脂肪；糖类；矿物质；维生素；水和膳食纤维
3. 汞；砷；铅；镉；镍
4. Na、K、Ca、Mg、Cl、S、P
5. 肾脏、肝脏、脾脏

**三、综合题（略）**

# 第十章 配位化合物

**一、单项选择题**

1. B 2. D 3. D 4. C 5. D 6. A 7. B

**二、填空题**

1. 四碘合汞（Ⅱ）酸二氯·四氨合铂（Ⅳ）；$[Pt(NH_3)_4(OH)Cl]CO_3$

2. $[Co(NH_3)_4(H_2O)_2]^{3+}$；$SO_4^{2-}$；$Co^{3+}$；$NH_3$ 和 $H_2O$；N 和 O；6；硫酸·四氨·二水合钴（Ⅲ）

3. 同时；逐级稳定常数；相差不大

4. 填表

| 配合物或配离子 | 中心原子 | 配体 | 配位原子 | 配位数 |
|---|---|---|---|---|
| $H_2[PtCl_6]$ | $Pt^{4+}$ | $Cl^-$ | Cl | 6 |
| $[Co(ONO)(NH_3)_5]SO_4$ | $Co^{3+}$ | $ONO^-$、$NH_3$ | O、N | 6 |
| $[Ni(CO)_4]$ | Ni | CO | C | 4 |
| $[PtCl_5(NH_3)]^-$ | $Pt^{4+}$ | $Cl^-$、$NH_3$ | Cl、N | 6 |

## 三、判断题

1. × 2. × 3. × 4. × 5. √ 6. ×

## 四、综合题

1. （1）$K_{总} = 1.4 \times 10^{-4}$；反应逆向进行；（2）$K_{总} = 2.6 \times 10^{21}$；反应正向进行

2. $AgCl(s) + 2CN^- = [Ag(CN)_2]^- + Br^-$，$K_{总} = 6.74 \times 10^8$，平衡常数较大，向正向进行，AgCl 沉淀溶解；

$Ag_2S(s) + 2CN^- = [Ag(CN)_2]^- + S^{2-}$

$Ag_2S(s) \rightleftharpoons 2Ag^+ + S^{2-}$，$K_{总} = 1.06 \times 10^{-7}$，平衡常数很小，逆向进行，$Ag_2S$ 沉淀不溶解。

3. AgCl 溶解度为 3 $mol \cdot L^{-1}$

4. 溶液中游离 $Cu^{2+}$ 的浓度为 $8.5 \times 10^{-16}$ $mol \cdot L^{-1}$；$[Cu(NH_3)_4]^{2+}$ 的浓度约为 0.05 $mol \cdot L^{-1}$；剩余 $NH_3 \cdot H_2O$ 的浓度约为 2.8 $mol \cdot L^{-1}$；有 $Cu(OH)_2$ 沉淀生成。